Erwin H. Ackerknecht · Geschichte der Medizin

7. Auflage von Axel Hinrich Murken

ENKE REIHE ZUR AO [Ä]

GESCHICHTE DER MEDIZIN

von Erwin H. Ackerknecht

7., überarbeitete und ergänzte Auflage
von Axel Hinrich Murken

47 Abbildungen

Ferdinand Enke Verlag Stuttgart 1992

em. o. Prof. Dr. med., Dr. med. h. c., Dipl.-Ethnol. Erwin H. Ackerknecht †
em. Direktor des Medizinhistorischen Instituts der Universität Zürich

o. Prof. Dr. med. Axel Hinrich Murken
Direktor des Instituts für Geschichte der Medizin und des Krankenhauswesens
Medizinische Fakultät der Rhein.-Westf. Techn. Hochschule Aachen
Wendlingweg 2, D-5100 Aachen

Die Deutsche Bibliothek – CIP-Einheitsaufnahme

Ackerknecht, Erwin H.:
Geschichte der Medizin / von Erwin H. Ackerknecht. –
7., überarb. und erg. Aufl. / von Axel Hinrich Murken. –
Stuttgart : Enke, 1992
(Enke-Reihe zur AO, (Ä))
Einheitssacht.: A short history of medicine ⟨dt.⟩
ISBN 3-432-80037-1
NE: Murken, Axel Hinrich [Bearb.]

Ackerknecht, Kurze Geschichte der Medizin, 1. Auflage 1959
Übersetzt nach: A short History of Medicine
Übersetzung von Dr. med. J. Wieries

Ackerknecht, Kurze Geschichte der Medizin
Durchgesehene Ausgabe der 1. Auflage 1967

Ackerknecht, Kurze Geschichte der Medizin
2. deutsche Auflage 1975

Ackerknecht, Geschichte der Medizin, 3. Auflage 1977
3., überarbeitete Auflage von Kurze Geschichte der Medizin

Ackerknecht, Geschichte der Medizin
4., durchgesehene Auflage 1979

Ackerknecht, Geschichte der Medizin
5., durchgesehene und ergänzte Auflage 1986

Ackerknecht, Geschichte der Medizin
6., durchgesehene und ergänzte Auflage 1989

Satz und Druck: Calwer Druckzentrum GmbH, D-7260 Calw
Schrift: 9/10 p Times, System Compugraphic 8600

5 4 3 2 1

Inhalt

Einleitung

Als *Erwin H. Ackerknecht* im Sommer 1955 sein Lehrbuch „Kurze Geschichte der Medizin“ in englischer und 1959 in deutscher Sprache herausgab, fand es in Fachwie auch in Laienkreisen sofort eine ausgezeichnete Resonanz. Doch man konnte damals kaum vorhersehen, daß sich dieses Kompendium zu einem erfolgreichen medizinhistorischen Klassiker entwickeln würde. In den folgenden Jahren wurde er durch weitere Bücher wie „Kurze Geschichte der Psychiatrie“ (1957), über die „Geschichte und Geographie der wichtigsten Krankheiten“ (1963) und über „Rudolf Virchow. Arzt, Politiker und Anthropologe“ (1957), in der Neuen und in der Alten Welt sehr bekannt. *Ackerknecht* wirkte damals von 1947 bis 1957 als Medizinhistoriker in Madison an der Universität von Wisconsin in den USA. Anschließend übernahm er von 1957 bis zu seiner Emeritierung im Jahre 1971 den Lehrstuhl für Geschichte der Medizin an der Universität Zürich.

Von Anfang an lag ihm mit seiner wissenschaftlichen Publikationstätigkeit am Herzen, einem großen Leserkreis die Historie der Medizin zu erschließen, die er als einen bedeutsamen Teil der allgemeinen Kultur- und Sozialgeschichte ansah. Er empfand, wie er in der ersten Auflage 1959 schrieb, „die Notwendigkeit einer kurzen, systematischen Geschichte der Medizin, die sich nicht nur an den Medizinstudenten, sondern auch an den vielbeschäftigten Arzt und an die zahlreichen heute im Gesundheitswesen tätigen Personen ebenso wandte wie an den gebildeten Laien, der sich für Gesundheitsprobleme interessiert“. Der damals vorgelegte kurz gefaßte Überblick über die Geschichte der Medizin hat inzwischen im Laufe der vergangenen vierzig Jahre sechs Auflagen erlebt, welche von *Ackerknecht* bis zu seinem Tode 1989, soweit es ihm notwendig erschien, jeweils auf den neuesten Stand gebracht worden sind.

Als vor vier Jahren von *Erwin H. Ackerknecht* der Wunsch einer Neuherausgabe testamentarisch an mich herangetragen wurde, hatte ich trotz einer solchen ehrenvollen Aufgabe auch Bedenken, dieses so abgerundete Standardwerk der Medizingeschichte neu zu bearbeiten und zu ergänzen. Es stellte sich von vornherein die Frage, wieweit man die in sich geschlossene Konzeption und Ausgangsposition dieses im ersten Jahrzehnt der Nachkriegszeit geschriebenen Buches über die notwendig gewordenen Korrekturen hinaus verändern und erweitern sollte und durfte. Die Entscheidung fiel schließlich dahingehend aus, die ursprüngliche Überlegung *Erwin H. Ackerknechts*, die Geschichte der Medizin in überschaubaren, auf ihre wesentlichen Entwicklungszüge konzentrierten Kapiteln von der Prähistorie bis ins 20. Jahrhundert, anschaulich vor Augen zu führen, in den Grundzügen beizubehalten und dies auch auf die ergänzenden Abschnitte bis in die jüngste Gegenwart zu übertragen. Die seit Jahrzehnten erfolgreiche Intention des Lehrbuches, einen kompakten Leitfaden der historischen Entwicklung der Heilkunde mit ihren einzelnen historischen Etappen sowohl für Mediziner wie auch für Nichtmediziner zu schreiben, sollte beibehalten werden. Auf diese Weise bildet das Grundgerüst nach wie vor die konzentrierte Aufzeichnung und Kommentierung der entscheidenden Ereignisse mit ihren zentralen Ergebnissen. Gleichsam als roter Faden dient dazu die Darstellung des Wirkens bedeutender Ärzte, Naturwissenschaftler und Philosophen, die die Entwicklung der Heilkunde entscheidend mitgeprägt haben.

Im ersten Teil des Buches, das die Abschnitte von der Prähistorie bis zur Medizin im 18. Jahrhundert umfaßt, wurden im Vergleich zu den späteren Kapiteln nur wenige als notwendig erachtete Veränderungen, Ergänzungen und Korrekturen vorgenommen. Erst mit der Beschreibung der beginnenden naturwissenschaftlichen Medizin seit der Aufklärung sind, insbesondere mit der Entwicklung der klinischen Medizin, größere Passagen eingefügt worden, weil dies aus der heutigen Sicht erforderlich erschien. Zugleich wurden wesentliche neue Zweige in der Medizin wie die Entfaltung der Bakteriologie, die medikamentöse Therapie (Schlaf- und Schmerzmittel, Antibiotika, Kortisone), die Einführung neuer medizinisch-technischer Apparaturen (EKG, EEG, Künstliche Niere) und die Entwicklung des Krankenhauswesens ausführlicher behandelt. Daraus ergab sich die Notwendigkeit, einige Abschnitte der Medizingeschichte neu hinzuzufügen, um den Bogen von den zwanziger Jahren über die Etappe der Medizin unter der Diktatur des Nationalsozialismus bis zur Entwicklung seit der Nachkriegszeit zu schlagen. Bei der Neubearbeitung dieses medizinhistorischen Lehrbuches mußten eine Fülle von Namen, Daten und Sachworten ergänzt und eingefügt werden. Dies machte es notwendig, Personen- und Sachregister zu trennen, wobei die Lebensdaten nochmals mit aufgenommen worden sind. Die Darstellung der einzelnen Epochen wurde mit 47 Abbildungen illustriert, die die wesentlichen Stationen der Heilkunde besser dokumentieren helfen und veranschaulichen sollen.

Die Betrachtung der Heilkunde und ihre medizinhistorische Aufarbeitung kann heute, am Ende des 20. Jahrhunderts, sicherlich aus unterschiedlichen Gesichtspunkten und Vorstellungen erfolgen. In der Vergangenheit sind in der Heilkunde wie in der allgemeinen Geschichte überhaupt manche anfangs richtige theoretische und praktische Ansätze in Frage gestellt und wegweisende Entdeckungen und Erkenntnisse in ihrer unmittelbaren Anwendung am Krankenbett sicherlich verzögert worden. In diesem Zusammenhang sei hier nur an die früheren Erkenntnisse über den intuitiv gefundenen Einsatz der Suggestivtherapie durch *Franz Mesmer* vor zweihundert Jahren und über die Wirksamkeit antiseptischer Maßnahmen durch den genial weitsichtigen Arzt *Ignaz Philipp Semmelweis* Mitte des 19. Jahrhunderts erinnert. Es hat sich aber bei aller Skepsis und Kritik, die besonders verstärkt seit den 1968er Jahren der Entwicklung der westlichen Zivilisation und damit auch der naturwissenschaftlichen Medizin entgegengebracht worden sind, doch gezeigt, daß die moderne Heilkunde in Verbindung mit der öffentlichen Gesundheitsfürsorge echte Fortschritte zeitigen konnte. Dies gilt vor allem im Hinblick auf den Rückgang der Säuglingssterblichkeit und den Anstieg der Lebenszeit der Menschen seit dem 19. Jahrhundert um nicht weniger als dreißig Jahre. Durch die Errungenschaften und Ergebnisse der Bakteriologie, der Hygiene, der Pharmakologie, der Physiologie und der Endokrinologie ist das diagnostische und therapeutische Spektrum der Ärzte wie auch aller anderen Heilberufe in einem vor zwei Generationen noch unglaublichen Maße verbreitert und verbessert worden.

Die historische Entwicklung der Heilkunde vollzog sich nicht, wie *Theodor Mommsen* in bezug auf die allgemeine politische Geschichte meinte, nach unwandelbaren Gesetzen, und sie war auch kaum den menschlichen Leidenschaften, der Liebe und dem Haß, der Treue und Untreue oder dem Ehrgeiz und dem Verzicht unterworfen. Vielmehr steht vom Anbeginn der abendländischen Heilkunde der wohl tief in der menschlichen Seele wurzelnde Wille, dem kranken Menschen zu helfen und die Neugier, die Natur zu erforschen („curiositas naturae"). Allen Kulturen dieser Erde wohnt dieses Bestreben in mehr oder weniger starkem Maße inne, seit vor 10000 Jahren die Entwicklung der menschlichen Zivilisation ihren Anfang nahm. Die christliche Religion erweiterte dann schließlich am Beginn unserer Zeitrechnung die antike Humanität um die Barmherzigkeit.

Auf diesem Fundament konnte sich die abendländische Heilkunde mit Hilfe der Naturwissenschaften vor allen anderen Wissenschaftszweigen und Zivilisationsbestrebungen immer mehr zu einem unverzichtbaren Träger unserer gesellschaftlichen und individuellen Lebensbedingungen entwickeln. Bei der Beschäftigung mit der Geschichte der Medizin, wie sie in diesem Buch dargestellt wird, sollte besonders auch deutlich werden, daß es viele unterschiedliche Faktoren waren, die das Netz unseres heutigen komplexen Gesundheitswesens und der Gesundheitsfürsorge in der westlichen Welt gewoben haben. Es birgt im Vergleich zu den zurückliegenden Epochen eine Vielzahl von Möglichkeiten und Sicherheiten für den Einzelnen, es wirft zugleich aber auch in seiner alle Lebens- und Alltagsbereiche umfassenden Tendenz neue Probleme auf.

Aachen, im Juli 1992

Axel Hinrich Murken

1 Warum Medizingeschichte?

Es gibt viele Gründe und Wege, sich mit der **Geschichte der Medizin** zu beschäftigen. Manche setzen sich mit ihr auseinander, um die Geschichte ganz allgemein besser zu verstehen. Denn Medizin und Krankheit haben eine unleugbare Wirkung auf die allgemeine Kulturgeschichte. Das ärztliche Verhalten in einer Epoche kann auch ebenso als eine Art Spiegelbild der gesamten Kultur dieser Epoche angesehen werden. Wir erfahren viel mehr über eine Kultur, wenn wir wissen, wie sie ihre Kranken behandelte und was sie über die Krankheit dachte.

Jedoch der häufigste Grund für das Studium der Medizingeschichte ist wohl der Wunsch, die **Heilkunde** selbst zu verstehen und ihre Methoden, Organisation und Grundvorstellungen zu erfassen. Wunsch und Notwendigkeit, die Medizin zu verstehen, beschränken sich dabei nicht auf den ärztlichen Berufsstand. Sie sind auch für den Gegenstand der ärztlichen Praxis – den Patienten – ein persönliches Anliegen. Denn heute ist jeder Patient. Während dem Durchschnittsmenschen in der westlichen Welt gegenwärtig weit mehr ärztliche Aufmerksamkeit als in allen früheren Perioden zugewandt wird, liegen für ihn der Sinn der Krankheit und ihrer Behandlung paradoxerweise mehr im Dunkeln als für seine Vorfahren.

Die medizinischen **Konzepte** und **Praktiken** früherer Zeiten sind in ihren Ähnlichkeiten wie in ihren Verschiedenheiten zur heutigen Medizin lehrreich. Obgleich sich diese Systeme stark von unserem eigenen unterschieden, so muß doch daran erinnert werden, daß sie auf ihre Art und Weise weitgehend funktionierten. Wird die Medizingeschichte unter diesem Aspekt gesehen, kann sie uns viel Wissen, Erfahrung und aktuelle Bezüge vermitteln. Trotz ihrer ungewohnten Theorien und Methoden weist die Heilkunde früherer Zeitalter zahlreiche wesentliche ähnliche Merkmale mit den heutigen Methoden der **Diagnose, Therapie** und **Prognose** auf. Die meisten Probleme waren die gleichen. Das Studium dessen, wie in der Vergangenheit an Lösungen herangegangen, sie erzielt oder nicht erzielt wurden, trägt dazu bei, die Fragen unserer eigenen Zeit zu verstehen und vielleicht auch dadurch lösen zu können. In der Geschichte der Medizin läuft der Diskontinuität eine große Kontinuität parallel. Die Antworten auf die heutigen Probleme werden verständlicher, wenn sie als Fortsetzung der Antworten früherer Zeiten betrachtet werden.

Ein großes Hindernis zum Verständnis der modernen Medizin ist ihre Verzweigtheit, ihr unglaublicher Reichtum an scheinbar zusammenhanglosen Einzelheiten. Diese ständig größer werdende Differenzierung hat zur Spezialisierung geführt, was wiederum zu weiteren Verwicklungen führte. Es gibt keinen besseren Weg, um etwas Ordnung und Zusammenhang in die bedrückende Menge von Einzelheiten zu bringen, als sich die historische Entwicklung der Heilkunde von den ersten Anfängen bis heute vor Augen zu führen. Wenn die Einzelheiten historisch geordnet werden, beginnen die Grundgedanken, die das moderne ärztliche Denken und Wirken beherrschen, sich abzuheben, und der Beobachter kann sie zur Analyse der heutigen Situation anwenden. Der Medizinstudent muß z. B. die Rolle der **Anatomie** in der Entwicklung der Medizin seit *Andreas Vesal* (1514–1564) in der ersten Hälfte des 16. Jahrhunderts, die periodischen Siege des **naturwissenschaftlichen Standpunkts** und die Rolle des Labors in der **klinischen Medizin** seit der Mitte des vergangenen Jahrhunderts kennen. Ebenso muß ihm die sich wiederholende Vorstellung, daß die heilenden Kräfte der Natur durch die heilende Tätigkeit des Arztes ergänzt werden können, geläufig sein. Dann wird er auch ein klareres Verständnis für die wesentlichen Züge und Richtungen der heutigen Medizin gewinnen. Als einzige Disziplin, die die Medizin als Ganzes darstellt, ist die Medizingeschichte ein wertvolles Mittel gegen bestimmte Geisteshaltungen, die sich aus der unvermeidlichen, von den Ärzten selbst zu recht beklagten Spezialisierung ergeben.

Die Mediziner pflegen den menschlichen Organismus entwicklungsgeschichtlich mit Hilfe der **Embryologie** zu analysieren und den Zustand ihrer Patienten ebenfalls historisch, d. h. durch Krankengeschichten, festzulegen. Wenn es jedoch an das Verstehen ihres eigenen Berufes geht, so sind sie und auch die Laien, die ihnen notwendigerweise folgen, geneigt, die geschichtlichen Voraussetzungen zu vernachlässigen. Sie leben oft in der falschen Auffassung, daß jeder gute Gedanke und jede nützliche Methode erst gestern gefunden wurde, und daß die wichtigsten Probleme bald gelöst werden können. Das weitverbreitete Fehlen wirklichen Verständnisses spiegelt sich in dem ständigen Gebrauch von Ausdrücken wie „Wundermittel" oder „Wunderoperation" wider, was die Tatsache unterstreicht, daß viele unserer Zeitgenossen in ihrem Innersten glauben, von einem magischen Universum umgeben zu sein, ebenso wie es ihre Vorfahren in der Steinzeit oder im Mittelalter taten. In der historischen Perspektive verliert die Medizin diese Wundereigenschaften. Sie bleibt verwickelt und faszinierend, doch sie wird dadurch zu einem verständlichen Phänomen.

Die Medizingeschichte ist oft kritisch beurteilt worden, weil sie sich mit „alten Theorien" beschäftige. Dieser Vorwurf übersieht die Tatsache, daß auch die moderne Medizin von bestimmten weltanschaulichen Grundvoraussetzungen und wissenschaftlichen Theorien abhängt, wenn sie sie vielleicht auch nicht so deutlich formuliert wie ihre Vorgänger. Dies werden die „alten Theorien" von morgen sein. Die modernen Menschen sehen ebenso wie die aus früheren Zeiten nur das, was sie zu sehen bereit sind. Um etwas grundsätzlich Neues zu sehen, ist immer ein neuer Standpunkt, ein Überdenken des Althergebrachten erforderlich. Daher ist es sogar eine der wertvollsten Eigenschaften der Medizingeschichte, daß sie uns die wichtige Rolle der Theorien, seien sie gut oder schlecht, in allen Zeiten bewußt werden läßt. Die Kenntnis der alten Konzepte und Hypothesen bietet dem Arzt einen weiteren Vorteil: Er wird viele seiner Patienten besser verstehen, die immer noch mannigfaltigen Überlieferungen der Volksheilkunde und der Außenseitermethoden anhängen, die bis in die **Steinzeit**, bis zur **Antike** und dann auch bis zu den Gedankengebäuden **der Neuzeit** von *Paracelsus* (1493/94 – 1541) oder anderen berühmten Ärzten wie *Franz Anton Mesmer* (1734 – 1815) oder *Franz Joseph Gall* (1758 – 1828) zurückverfolgt werden können.

Die Medizingeschichte bedeutet dabei mehr als „geistige Gymnastik". Die Geschichte der klinischen Beobachtung und der Therapie, und besonders die Geschichte der Krankheiten, liefern Daten, die bei richtiger Anwendung immer noch neue Einsichten ergeben können. Doch selbst wenn der Medizingeschichte diese unmittelbar nützlichen Aspekte fehlten, wäre sie weit davon entfernt, wertlos zu sein. Die **wissenschaftliche Medizin** wurde nur durch Pflege des nicht unmittelbar Nützlichen möglich. Die rasche Entwicklung der Medizin in der westlichen Welt seit der Nachkriegszeit deckt sich weitgehend mit der umfassenden Einführung von Dingen, die in der Forschung und in der Lehre nicht von unmittelbarem Nutzen sind. Andererseits veraltet die „nützliche" Einzelheit oft schnell und wird aufgegeben.

Es muß ferner hervorgehoben werden, daß Krankheit mehr ist als der physiologische und psychologische Zusammenbruch eines Individuums. Mächtige soziale Faktoren bestimmten und bestimmen, ob Menschen krank werden oder nicht, und wie und mit welchen Ergebnissen sie behandelt werden. Ein Arzt kann nicht früh genug die Tatsache würdigen, daß sein Beruf Teil und Produkt der Gesellschaft ist, und daß dieser immer mit Religion, Philosophie, Wirtschaft, Politik und der ganzen menschlichen Kultur eng verbunden war und bleibt. Seine Ausbildung, seine gesellschaftliche Wertschätzung, seine Entschädigung – und leider auch seine Spezialisierung – hängen in letzter Instanz von der Einstellung und Entscheidung der Gesellschaft ab. Die Medizingeschichte ist gezwungen, ebenfalls diesen sozialen Hintergrund der Medizin zu behandeln. Sie dient daher wie keine andere medizinische Disziplin dazu, die Augen für jene sozialen Faktoren zu öffnen, ohne die die Probleme von Gesundheit und Krankheit nicht richtig verstanden werden können.

Die Medizin ist nicht nur eine Wissenschaft; sie ist auch eine hohe Kunst. Die Wissenschaft ist vorwiegend analytisch, die Kunst vorwiegend synthetisch. Die Medizin wird wahrscheinlich immer eine Heilkunst bleiben, so sehr wir auch versuchen mögen, ihren naturwissenschaftlichen Gehalt zu vervollkommnen. Denn die Medizin befaßt sich nicht mit unpersönlichen Atomen, Elementen, Pflanzen oder Tieren mit Instinktmechanismen, sondern mit Menschen mit einer „Seele" und „freiem Willen". Um seine Mission zu erfüllen, muß der Arzt mehr sein als ein reiner Techniker oder Wissenschaftler. Er muß human, barmherzig und ganzheitlich orientiert sein. In der Praxis behandelt er nicht gestörten Stoffwechsel, spezifische Infektionen oder Neoplasmen, sondern kranke Menschenwesen. Selbst die Wirkungen von Heilmitteln wie Digitalis oder Antibiotika werden teilweise von der menschlichen Beziehung zwischen Arzt und Patienten abhängen. Nicht zuletzt gilt dies für die Behandlung der psychosomatischen Krankheiten, die einen hohen Anteil der ärztlichen Praxis ausmachen.

Die Wissenschaft hat bisher zu diesem Aspekt des ärztlichen Wirkens wenig beigetragen. Tatsächlich hat die technisch-naturwissenschaftliche Ausbildung in die entgegengesetzte Richtung gezogen. Sie ließ ihre Erfahrung mit Labortieren zu stark auf die Betrachtung des Menschen abfärben. Sie hat die abstrakten Ergebnisse der Wissenschaft als Ersatz für die Kenntnis der menschlichen Natur angeboten. Es ist wahr, daß solches Wissen durch die tägliche Praxis, durch die Erfahrung erworben werden kann und erworben werden wird; doch das ist ein langer und kostspieliger Weg des Lernens. Die Kenntnisse, die die Geschichte der Heilkunde vermittelt, können zumindest dazu beitragen, die Zeit von tastenden Versuchen und Irrtümern abzukürzen, indem sie die Medizin als farbenprächtiges Produkt des Menschen in all seiner Kraft und seiner Schwäche darstellt. Selbst die Fragmente von allgemeinem Wissen über Geschichte und Verhalten des Menschen, die im medizingeschichtlichen Unterricht übermittelt werden, können dazu beitragen, ein tieferes Verständnis für die menschliche Natur, das der Arzt so sehr braucht, zu nähren und zu entwickeln.

Die medizinische Ausbildung ist aber erst vollständig, wenn sie dem zukünftigen Arzt auch bestimmte **moralische und ethische Werte** einpflanzt. Der Arzt ist schließlich auch ein Mensch, der Anspruch hat auf ein angemessenes Leben für sich und seine Familie und der gezwungen ist, in der Ausübung seines Berufes ein gesundes Gleichgewicht zwischen Aufopferung und berechtigtem Selbstinteresse zu finden. Die Versuchung, seinen Standard aus Geld- und Popularitätsgründen zu senken, mag darum oft groß für ihn sein. Auch hier kann die Medizingeschichte einen wertvollen Beitrag liefern. Die Integrität des ärztlichen Lehrers in der Vergangenheit bietet dafür häufig ein gutes Beispiel. Diejenigen, die die Lehren des *Hippokrates* (460 – 377 v. Chr.) und das Leben von Ärzten wie *Ambroise Paré* (1510 – 1590), *Ignaz Phillip Semmelweis* (1818 – 1865), *Joseph Lister* (1827 – 1912), *Louis Pasteur* (1822 – 1895) oder *William Osler* (1849 – 1919) kennengelernt haben, werden darin ausgezeichnete Vorbilder moralischer Stärke entdecken.

Wahrscheinlich kann jemand ein sehr kompetenter Arzt sein, ohne die Medizingeschichte zu kennen. Doch kann ihn ihre Kenntnis zu einem besseren, verständnisvolleren Arzt machen. Es ist kein Zufall, daß so viele der bedeutenden Ärzte der letzten hundert Jahre, ob sie *William Osler*, *William Stuart Halsted* (1852 – 1922), *William H. Welch* (1850 – 1934), *Harvey Cushing* (1869 – 1939), *Gabriel Andral* (1797 – 1876), *Rudolf Virchow* (1821 – 1902), *Carl Reinhold August Wunderlich* (1815 – 1877), *Sir Charles Scott Sherrington* (1857 – 1952), *Hans Zinsser* (1878 – 1940), *Charles Robert Richet* (1850 – 1935), *Claude Bernard* (1813 – 1878), *Jean Martin Charcot* (1825 – 1893), *Louis Pasteur*, *Emil v. Behring* (1854 – 1917) oder *Ernst Ferdinand Sauerbruch* (1875 – 1951) heißen, großes Interesse an der Medizingeschichte zeigten und auf diesem Gebiet oft wertvolle Beiträge lieferten.

Während die Auseinandersetzung mit der Medizingeschichte sich für jeden lohnt, wird darüber hinaus niemand mehr Nutzen daraus ziehen als der Medizinstudent. Es kann die Phase von „Versuch und Irrtum", die für ihn – und für seine Patienten – so schmerzlich ist, beträchtlich abkürzen. Die Medizingeschichte wird ihm zeigen, lange bevor er es selbst in seinem eigenen Berufsleben entdecken kann, wie Arzneimittel, Hypothesen und Handhabungen kommen und gehen, wie oft Suggestion tatsächlich die Heilung bringt, wie bald eine nützliche Sache von heute von einer besseren verdrängt wird und wie zuweilen sogar positive Errungenschaften aus irrationalen Theorien, Halbwahrheiten und reinem Empirismus herausgewachsen sind. Jeder, der erkannt hat, wie die Wahrheit von heute der Irrtum von morgen sein kann, wird eine selbständigere und kritischere Haltung gegenüber neuen Erkenntnissen einnehmen. Dies ist von größter Bedeutung; denn viele Glieder der Ärzteschaft haben in allen Zeiten eine seltsame Mischung von unvernünftigem Konservatismus und ebenso irrationaler Hingabe an die letzte Mode kultiviert. Nur diejenigen, die dem allmählichen und mühsamen Wachsen der ärztlichen Kunst und Wissenschaft gefolgt sind, nur diejenigen, die wissen, wieviel geleistet wurde und wieviel noch zu tun bleibt, nur diejenigen, die wissen, wieviele Jahrhunderte, ja Jahrtausende notwendig waren, ein Wissen aufzubauen, das heute als selbstverständlich hingenommen wird, können die Wissenschaft in ihrer Wirklichkeit erkennen. Sie können dem ärztlichen Beruf, dem vermutlich ältesten aller Berufe, Achtung entgegenbringen und zugleich die allen Menschen, Laien wie Ärzten, so notwendige Demut erwerben.

2 Paläopathologie und Paläomedizin

Die frühesten Dokumente der Heilkunde, die **ägyptischen Papyri**, erlauben uns, etwa viertausend Jahre zurückzugehen. Doch gibt es Forschungsmethoden, die uns einen Begriff auch von dem vermitteln können, was hunderttausend Jahre vor der Erfindung des Schreibens geschah. Die Methoden der Prähistoriker und Paläontologen können ebenfalls von den Medizinhistorikern, die etwas über die Anfänge der Krankheiten und ihrer Behandlung wissen möchten, angewendet werden. Der Medizinhistoriker kann versteinerte prähistorische Zähne und Knochen, kann Mumien und Kunstwerke untersuchen. Er kann ferner das immunologische Verhalten von Infektionskrankheiten beobachten, um etwas über deren Alter und Ursprung zu erfahren. Diese Methoden vermitteln natürlich nur äußerst bruchstückhafte Kenntnisse. Knochenveränderungen erzählen uns nichts über die Geschichte derjenigen Krankheiten, die auf Weichteile und Organe beschränkt sind. Nur eine sehr geringe Anzahl von Knochen überlebt Erosionsvorgänge und Verbrennungsgebräuche, die in vielen früheren Kulturen üblich waren; und viele Knochenbefunde lassen verschiedene Deutungen zu. Die Wissenschaft, die sich mit diesen paläontologischen und prähistorischen Aspekten der Krankheiten befaßt, wird **Paläopathologie** genannt.

So lückenhaft diese Befunde auch sind, so erzählen sie doch alle die gleiche Geschichte. Trotz der Legende eines goldenen, glücklichen, krankheitslosen Zeitalters in der fernen Vergangenheit – eine Legende, die in fast allen Kulturen gepflegt wird – begleiten Krankheiten den Menschen von Anbeginn an. Sie sind weit älter als die Menschheit, fast so alt wie das Leben auf der Erde. Darüber hinaus erzählen uns diese Fundstücke, daß die Krankheitsformen in Millionen von Jahren im wesentlichen die gleichen geblieben sind.

In geologischen Formationen, die 500 Millionen Jahre alt sind, wurden versteinerte Bakterien gefunden, die unseren heutigen Mikrokokken ähnlich sind. Ob diese Bakterien pathogen (krankheiterzeugend) oder nicht waren, ist natürlich unmöglich zu entscheiden. Der französische Bakteriologe *Charles Nicolle* (1866 – 1936) nahm an, daß die ältesten **pathogenen Bakterien** die grampositiven mit Sporen waren. Man nennt sie grampositive Bakterien, weil sie die Farbe behalten, wenn sie nach der Methode, die von dem deutschen Bakteriologen *Hans Christian Gram* (1853 – 1938) entwickelt wurde, gefärbt werden. Andererseits hielt *Nicolle* die **Viren** für die jüngsten pathogenen Organismen, weil sie höher spezialisiert sind und ihr Parasitismus fortgeschrittener ist.

Versteinerte Muscheln, 350 Millionen Jahre alt, offenbaren, daß schon zu diesem frühen Zeitpunkt lebende Tierformen durch Parasiten und Verletzungen zerstört wurden. Die Krankheiten der großen Reptilien vor 200 Millionen Jahren lassen sich an Hand erhaltenen gebliebener Knochen feststellen. Die Dinosaurier, Mososaurier und Krokodile dieser Perioden erlitten oft Frakturen, von denen viele mehr oder weniger gut heilten. Diese Urechsen weisen oft Zeichen **chronischer Arthritis** auf – eins der Hauptprobleme der heutigen medizinischen Praxis –, obgleich sie nicht dem Alkohol, Tabak oder diätetischen Zivilisationsirrtümern verfallen waren. Entzündliche Knochenprozesse, wie Osteomyelitis und Osteoperiostitis, sind ebenso bei ihnen zu finden wie gutartige Tumoren (Osteome, Hämangiome) und Zahnkaries.

Vor 60 Millionen Jahren begannen die Säugetiere auf der Erde zu dominieren. Die Pathologie der versteinerten Säugetiere ist im wesentlichen die gleiche wie die der großen Reptilien; auch hier finden sich Knochenbrüche, Osteoarthritis, infektiöse Knochenkrankheiten oder Tumoren. Die Knochen der Höhlenbären des Diluviums, die zu den ersten untersuchten pathologischen Knochen gehören, zeigen deutliche

Arthritisspuren. Die Folge war, daß diese Krankheit, die unter den prähistorischen Tieren sehr verbreitet war, **Höhlengicht** genannt wurde. Dies ist zweifellos eine Fehlbenennung, weil die Osteoarthritis auch bei Menschen und Tieren gefunden wird, die nicht in feuchten Höhlen, sondern in den trockensten und heißesten Gegenden der Erde lebten. Der deutsche Pathologe *Rudolf Virchow* hat als einer der ersten diese Höhlengicht bei Bären beschrieben. Er hob mit Recht die Tatsache hervor, daß ihre Schienbeine gelegentlich Veränderungen aufwiesen, die an den Knochen präkolumbianischer amerikanischer Indianer gewöhnlich als Zeichen einer Syphilis gedeutet werden.

Angesichts der Tatsache, daß viele prähistorische Tierarten ausgestorben sind, erhebt sich die Frage, ob dies nicht eher durch Krankheiten als durch klimatische Veränderungen oder andere, unbekannte Faktoren bedingt war. Die bisher beobachteten und beschriebenen **Knochenleiden** lassen einen solchen Schluß nicht zu. Diese chronischen Krankheiten waren zwar schmerzhaft und beschwerlich, doch nicht tödlich. Vielleicht ist das Aussterben auf Krankheiten anderer Art zurückzuführen. Eine mit Krankheiten durchsetzte Bevölkerung braucht aber durchaus nicht auszusterben. Diese Feststellung steht im Widerspruch zu einer weit verbreiteten Auslegung der Lehren *Charles Darwins* (1809 – 1882), wird aber durch Befunde an heute lebenden wilden Tieren gestützt. In dieser Richtung sind die aus heutiger Sicht grausamen Untersuchungen von *Adolph Schultz* (1891 – 1976), der in Malakka eine ganze Kolonie von Gibbons tötete und sezierte, besonders eindrucksvoll. Er fand bei diesen Affen nicht nur einen hohen Prozentsatz von Frakturen (viele gut geheilt), Arthritis und Ostitis, sondern entdeckte, daß 90 % von ihnen an Filariasis, 10 % an Malaria und 40 % an einer Art von Trypanosomiasis litten. Außerdem beobachtete er Karies, Sinusitis, Hernien, Kryptorchismus (nichtdeszendierte Hoden) und Spina bifida. Auf Grund der Verwandtschaft zwischen Mensch und Affen ist anzunehmen, daß die Verhältnisse bei den Vorfahren des Menschen ähnlich waren.

Der Mensch ist wohl immer ein Opfer von Krankheiten gewesen, seit seine Vorfahren vor etwa 500 000 Jahren im Eiszeitalter aus der Affendunkelheit auftauchten. *Eugéne Dubois*' (1858 – 1940) **Pithecanthropus,** 1891 in Java ausgegraben und jahrzehntelang die älteste bekannte frühmenschliche Art, zeigt eine große Exostose (krankhaftes Knochenwachstum) am Oberschenkel. Die älteste Gruppe einer frühen Seitenlinie des Menschen, die in der Altsteinzeit lebenden **Neandertaler,** die überall in Europa, Afrika und dem Nahen Osten gefunden wurden, weisen deutliche Spuren von Arthritis und Wunden, denen Eiterungen folgten, auf.

Während der rezente Mensch, der Homo sapiens, sich im neusteinzeitlichen Europa seit 40 000 Jahren v. Chr. verbreitete, litt er an verschiedenen Knochenkrankheiten, an Traumen, Rheuma, Hals-Nasen-Ohren-Erkrankungen, Tumoren, Spina bifida und angeborenen Hüftluxationen. Ein neusteinzeitliches Skelett aus Deutschland zeigt Spuren von Tuberkulose der Wirbelsäule (Pottsche Krankheit). Uneindeutig sind die Fälle von Rachitis, die in Skandinavien gefunden wurden und jene von Kinderlähmung aus England aus der Zeit der Jungsteinzeit.

Die umfassendsten Dokumente der Paläopathologie stammen zweifellos aus Ägypten, wo es möglich war, **neben Knochenmaterial auch Mumien** zu untersuchen. Englische Mumienforscher wie *Armand Ruffer* (1859 – 1917), *Grafton Elliot Smith* (1871 – 1937) und *Frederic Wood Jones* (1879 – 1954) studierten mit unermüdlicher Energie die Überreste von nicht weniger als 36 000 Individuen. Skelette aus der Zeit 4000 v. Chr. zeigen arthritische Veränderungen. Ein Skelett (3400 v. Chr.) läßt das Vorliegen von **Kinderlähmung** annehmen, andere wieder lassen auf **Tuberkulose des Hüftgelenks** (2700 v. Chr.) und **der Wirbelsäule** (2000 v. Chr.) schließen. Auch fand man viele, oft gut verheilte Frakturen. Häufig wurden Spuren entzündlicher Prozesse (**Mastoiditis**), **Tumoren** (**Osteome** und **Osteosarkome**) und **Klumpfuß** festgestellt. Zeichen von Syphilis oder Rachitis fanden sich an diesen ägyptischen Knochen nicht. Doch wurde

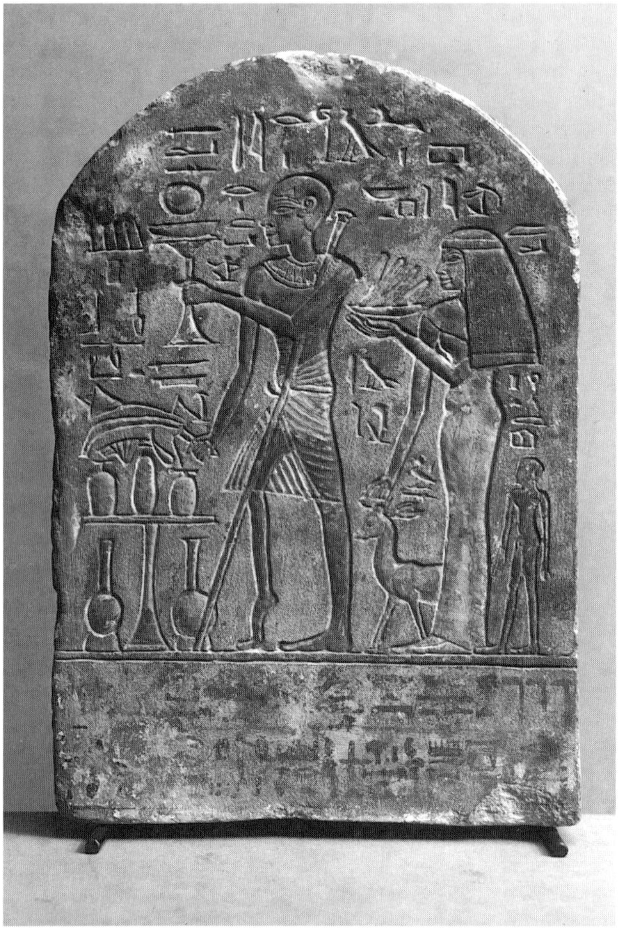

Abb. 1 Kalkstein-Stele mit der Darstellung eines jungen Mannes, dessen rechtes Bein und Fuß aufgrund einer Erkrankung (vermutlich Kinderlähmung) deutliche Verkürzung, Atrophie und Spitzfuß-Stellung (pes equinus) aufweisen.
Um 150 v. Chr., 18. Dynastie.
Ny Carlsberg Glyptothek, Kopenhagen

nicht selten **Osteoporose** (Brüchigkeit) des Schädels, ein unter modernen Europäern sehr seltenes Leiden, beobachtet. Diese Befunde am Knochen werden durch die bildende Kunst dieser Periode bestätigt. Sie stellt Menschen dar, die an den Folgen von Kinderlähmung, an Klumpfuß, Wirbelsäulenerkrankungen und an achondroplastischem Zwergwuchs litten (Abb. 1).

Unser Horizont wird beträchtlich durch die Untersuchung der Gewebe, die man Mumien entnommen hat, erweitert. Sie läßt auch erkennen, wie wenig das Knochenstudium allein über die Pathologie der Vergangenheit aussagt. Bei diesen Mumien wurden neben ausgedehnter **Arteriosklerose, Nierensteine, Gallensteine** und Zustände von **Lungen-, Brustfell- und Blinddarmentzündungen** gefunden. An dreitausend Jahre alten Nieren wurde Schistosomiasis, eine in Ägypten heute noch weit verbreitete parasitäre Wurmkrankheit, festgestellt. An einigen Mumien erkannte man Hautveränderungen, die von den erst im Mittelalter beschriebenen Pocken herzurühren scheinen (100 v. Chr.). Der Vorfall des Uterus und Darmes wie auch Folgen von Geburtsverletzungen wurden ebenfalls bei ägyptischen Mumien nachgewiesen.

Ähnlich ist die Lage in Amerika. Die reichhaltigsten Sammlungen von Überresten stammen von den peruanischen Indianern. Sie zeigen Spuren von **Arthritis, Sinusitis, Knochentumoren (Osteosarkome** und **multiple Myelome)** und **Osteoporose.** Die neuesten Funde von *Antonio Requena* und *William Thomas Ritchie* (1873 – 1945) lassen kaum daran zweifeln, daß bereits die präkolumbianischen Indianer an Wirbelsäulentuberkulose erkrankten. Veränderungen an den Knochen zahlreicher präkolumbianischer Indianer wurden für syphilitische Erscheinungen gehalten. Paläopathologische Forschungsergebnisse führten andererseits zu der Behauptung, daß die **Syphilis** auch in der Alten Welt bereits vor der Entdeckung Amerikas aufgetreten sei. Doch scheint es klüger zu sein und mehr den Tatsachen entsprechend, wenn wir uns darauf beschränken zu sagen, daß diese Knochen Spuren einer Ostitis unbekannter Ursache aufweisen. Die heutigen Methoden lassen keine besseren Schlüsse zu.

An den **peruanischen Mumien** finden sich ebenso wie an den ägyptischen arteriosklerotische Veränderungen. Die konservierten Leichen der „Korbflechter", eine prähistorische nordamerikanische Indianerkultur, zeigen **Bronchopneumonie-** und **Silikosebefunde.** Trotz ihrer Ubiquität ist die **Arthritis** in den verschiedenen Geschlechtern, Arten, Rassen und Zivilisationen unterschiedlich lokalisiert. Die Tatsache, daß Krankheiten von Zivilisation zu Zivilisation schwanken, macht das paläopathologische Material auch für die Untersuchung der Geschichte ganzer Völker wertvoll.

Soviel über die Pathologie des Menschen der Frühzeit. Taucht nun die Frage nach der Heilkunde dieser Menschen auf, so muß zugegeben werden, daß die Unterlagen mehr als spärlich sind. Viele Funde, die früher als Ausdruck der Paläomedizin gedeutet wurden – „Paläomedizin" wird hier gebraucht, um die Medizin des Menschen der Frühzeit zu kennzeichnen im Gegensatz zur „primitiven Heilkunde" der heute lebenden Naturvölker – haben sich nicht bestätigen lassen. Die auf Höhlenwänden dargestellten Fingeramputationen sind z. B. wahrscheinlich religiösen Ursprungs. Die sogenannten „bâtons de commande", die einst für das Zubehör prähistorischer Medizinmänner gehalten wurden, entsprechen wahrscheinlich den Bogenschärfern der heutigen Eskimos.

Das Vorkommen einwandfrei verheilter Frakturen prähistorischer Knochen beweist ebenfalls nicht, daß es erfahrene Kno-

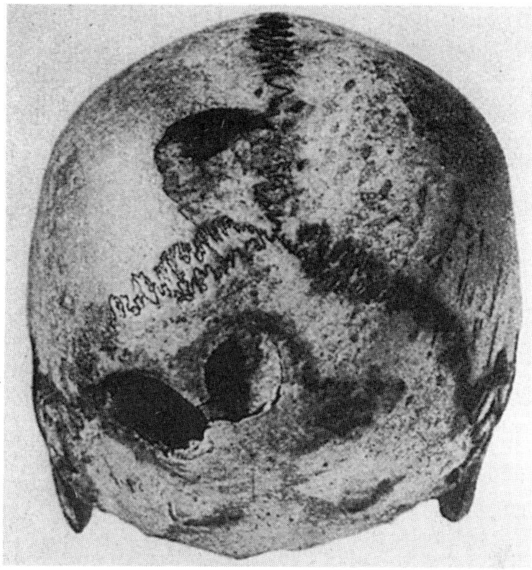

Abb. 2 Schädel mit mehreren Trepanationslöchern aus Patallacta, Peru. Links oben eine verheilte Fraktur nach einer Trepanation.
Aus: *Dominik J. Wölfel:* Vom Sinn der Trepanation.
Ciba-Zeitschrift 4 (1936), Nr. 39, S. 1329

chenchirurgen gab. Dieser unvermeidbare Schluß ergibt sich aus dem Affenmaterial von *Adolph Schultz*, das auch sehr reich an solchen gutgeheilten Knochen ist. Es bleibt eigentlich nur ein greifbarer Beweis prähistorischer ärztlicher Aktivität in Form der **Trepanation.** Überall in den neusteinzeitlichen Ablagerungen Europas hat man trepanierte Schädel ausgegraben (Abb. 2). Sie finden sich auch in Peru, wo der älteste vielleicht 2000 Jahre alt ist.

Als um 1870 der erste derartige Schädel entdeckt und beschrieben wurde, erschien es schwer zu glauben, daß der primitive Mensch in der Lage gewesen sei, mit einfachen Steinmessern eine Operation erfolgreich durchzuführen, die von den Chirurgen noch Ende des 19. Jahrhunderts sehr gefürchtet wurde. Einige der sogenannten Trepanationen konnten als Mißbildungen, Traumen oder Artefakte gedeutet werden. Doch die ständig zunehmende Menge an eindeutigem Knochenmaterial, verbunden mit Beobachtungen der gleichen Operation an Kindern, Frauen und Männern in Zentralafrika in den siebziger Jahren, führten zu dem unvermeidlichen Schluß, daß der Mensch im Neolithikum tatsächlich in großem Umfang erfolgreich trepaniert haben muß.

Zu klären bleibt noch, warum unsere Vorfahren aus der Steinzeit diese kühnen Operationen durchführten. Der große französische Chirurg und Anthropologe *Pierre Paul Broca* (1824 – 1880), der als erster die trepanierten Schädel und die wahrscheinlichen Operationsmethoden studierte, war geneigt, diesen Brauch vor allem aus dem Glauben an übernatürliche Krankheitsursachen herzuleiten. Er nahm an, daß der primitive Mensch diese Löcher in den Schädel gemacht habe, um böse Geister zu befreien, die seiner Meinung nach **Kopfschmerzen** oder **Epilepsie** verursachten. Die Tatsache, daß man die Knochenscheiben („Rondelles"), die bei der Operation herausgeschnitten wurden, als Amulette benutzte, bestärkte ihn in dieser Annahme. *Brocas* Erklärung wurde von späteren Forschern bestritten, die praktische und nicht übernatürliche Gründe für die Operation annahmen. Der österreichische Anthropologe *Dominik-Josef Wölfel* (1888 – 1963) stellte fest, daß Trepanationen am häufigsten in solchen Gegenden ausgeführt wurden, in denen Waffen in Gebrauch waren, die zu Schädelfrakturen führen können. Er glaubte, daß die Operation zur Entfernung von Knochenbruchstücken und zur Herabsetzung des intrakraniellen Druckes bei Kopfwunden diente.

Die Hoffnung, eine Lösung dieses Problems durch die Beobachtung heutiger Trepanationsmethoden bei entsprechenden Stämmen in Afrika (z. B. Kenia) zu finden, hat sich nicht erfüllt. Beide Bräuche, der übernatürliche und der naturalistische, sind beschrieben worden. Doch ist es wichtig festzustellen, daß die Trepanation unter denjenigen „Primitiven", die sie ausführten, eine völlig isoliert dastehende Leistung darstellte. Denn in anderen Dingen waren sie äußerst armselige Chirurgen. Auch wurde das Verfahren von den Völkern der Anden als strenges Geheimnis gewahrt. Diese Tatsachen sprechen zugunsten der alten *Broca*schen Hypothese eines übernatürlichen Ursprungs.

3 Die Heilkunde der Naturvölker

Wie wir gesehen haben, sind direkte Belege für die Heilkunde des Frühmenschen sehr spärlich. Doch gibt es indirekte Quellen, die, vorsichtig und unter Berücksichtigung ihres problematischen Charakters betrachtet, wertvolle Winke über das Wesen der Medizin in der grauen Vorzeit geben können: nämlich die **Heilmethoden** der heutigen sogenannten **Naturvölker** oder Primitiven, die „primitive Heilkunde".

Diese Materialien müssen mit Vorsicht herangezogen werden, da keiner dieser Völkerstämme genau jene medizinischen Methoden widerspiegeln kann, die vor sieben- oder achttausend Jahren üblich waren. Gewiß stehen oder standen die primitiven Völker, die heute noch in Zentralafrika oder in den Regenwäldern des südamerikanischen Amazonasgebietes leben, im wesentlichen noch immer auf dem Niveau der Steinzeit. Aber die Tatsache, daß ihre Technik, soziale Struktur und Gedankenwelt keine weitere Entwicklung aufweist, bedeutet nicht, daß sie statisch geblieben sind. Diese Völker besitzen keine aufgezeichnete Geschichte, doch sind sie ebenso historischen Veränderungen unterworfen gewesen wie jene Kulturen, aus denen sich unsere eigene entwickelt hat. Allerdings ist das Ausmaß der Veränderungen bei den primitiven Völkern bedeutend geringer als in den mehr dynamischen Kulturen der westlichen Zivilisation. So ist anzunehmen, daß sich hier auf dem Gebiet der Medizin wie auch auf anderen Gebieten viele Eigenheiten der prähistorischen Menschen erhalten haben.

Das Studium der primitiven Medizin wäre allein schon fruchtbar und aufschlußreich mit dem Ziel, diese historischen Einsichten zu gewinnen. Darüber hinaus gibt es jedoch noch einen weiteren Grund, sich mit ihr zu beschäftigen. Man stößt hier auf heilkundige Konzepte, die sich stark von unseren eigenen unterscheiden, in ihrer Art und Weise aber durchaus ihren Zweck zu erfüllen scheinen. Dieser Gesichtspunkt soll hier vor allem berücksichtigt werden.

Um eine Vorstellung von der Heilkunde der Primitiven zu gewinnen, ist es am einfachsten, eine typische ärztliche Behandlung zu verfolgen, wie sie heute in irgendeinem von der westlichen Kultur noch unberührten Volk durchgeführt wird. Ein **Apache**[1] wird krank. Er und seine Familie verhalten sich zunächst nicht anders als moderne Menschen. Über Art und Ursprung der „Indisposition" wird kaum nachgedacht. Der Patient ruht, Hausmittel werden angewandt. Erst wenn keine Besserung eintritt, denkt der Befallene wirklich an „Krankheit". Hier nun trennen sich die Wege der medizinischen Vorstellungen. Der kranke Apache nimmt an, daß seine Krankheit durch übernatürliche Einwirkung (tierischer Geist, Dämon oder Zauberer) verursacht worden ist. Deshalb ruft er nicht einen naturwissenschaftlich ausgebildeten Arzt, sondern einen Magier, den **Medizinmann.** Nicht einmal jeder Medizinmann ist brauchbar. Er ruft mit Bedacht einen Spezialisten – denjenigen Medizinmann oder **Schamanen,** von dem er weiß, daß er spezielle magische Kräfte gegen jene übernatürliche Erscheinung besitzt, von der er glaubt, sie sei Ursache seiner Krankheit.

Der Medizinmann, die Familie und die Freunde des Patienten versammeln sich um sein Bett und beginnen mit einer Zeremonie, die vier Tage und Nächte dauert. Die Zeremonie besteht aus Gebeten und magischen Formeln, aus Trommeln und Berühren des Patienten mit heiligen Gegenständen, wie Pollen, Federn und Türkis. Der Medizinmann versucht, eine Art Anamnese zu erhalten, indem er den Patienten seine Vergangenheit erzählen und mögliche Verletzungen der religiösen oder sozialen Ge-

---

[1] Die Apachen, ein Indianervolk im Südwesten der USA (Arizona, Neu Mexico, Texas). Sie lebten als kriegerische, nomadische Jäger.

setze seines Stammes gestehen läßt. Dann offenbart der Schutzgeist oder die „Kraft“ dem Medizinmann Ursache, Prognose und erforderliche Therapie der Krankheit. Wenn der Apache Opfer eines Zauberers geworden ist, „saugt“ der Medizinmann die krankheiterzeugenden „Pfeile“, wie z. B. kleine Knochen oder Kieselsteine, aus dem Körper des Patienten aus. In anderen Fällen ist die Behandlung einfacher. Es werden Heilmittel verschrieben; dem Patienten wird ein magisches Amulett gegeben oder ihm wird verboten, einen Schatten auf sich fallen zu lassen, bestimmte Speisen zu essen, d. h. ein **Tabu** wird auferlegt. (Aus der Sprache der Polynesier stammt der Begriff Tabu = festgelegtes Verhalten, das nicht verletzt werden darf.)

Ähnliche magisch-religiöse oder übernatürliche Vorstellungen über Krankheitsursachen sind bei allen primitiven Völkern zu finden. Alle diese Naturvölker nehmen an, daß die Mehrzahl der Krankheiten von **Dämonen, Geistern** oder **Göttern** geschickt wird, die durch **Tabuverletzungen** und dergleichen beleidigt worden sind; oder daß die Krankheit durch einen Zauberer, einen Menschen, der magische Kräfte besitzt, verursacht wurde. Ein solcher Mensch kann beauftragt worden sein, die Krankheit zu senden, oder er kann sie deshalb gesandt haben, weil er in irgendeiner Weise von dem Patienten oder seiner Familie verletzt worden ist.

Diese **magischen irrationalen Kräfte** erzeugen die Krankheit einmal durch Hineinhexen fremder Dinge in den Körper des Patienten, zum andern dadurch, daß Dämonen in ihn eindringen. So erklärt sich auch die Angst mancher einfacher, ungeschulter Menschen vor Injektionen. Die Angehörigen anderer, unzivilisierter Volksstämme glauben oft an die Existenz verschiedener Seelen in einem Körper und nehmen an, daß die Krankheit durch Entführung einer dieser Seelen aus dem Kranken verursacht wird. Übernatürliche Vorstellungen von Krankheitsursachen sind in ungebildeten Bevölkerungsschichten und in abgelegenen Bezirken auch zivilisierter Länder keineswegs ausgestorben. Wenn heute einer unserer Patienten seine Krankheit auf Zauberei zurückführt, so kann man darum nicht automatisch annehmen, daß er an Verfolgungswahn leide. Er äußert vielleicht nur, was in seiner Umgebung noch als gültige Erklärung der Krankheit gilt.

Es ist verständlich, daß Krankheiten, die man durch magische Einwirkungen verursacht sieht, auch durch übersinnliche Methoden diagnostiziert werden müssen. Daher besteht die Diagnostik bei primitiven Völkern primär aus der Anwendung einer der vielen magischen Handlungen, die vom Menschen im Laufe der Geschichte erdacht worden sind. Dazu gehört Beschauen von Kristallen, Deuten der Sterne oder Knochenwerfen (ein Vorgänger des Kartenspielens, welches ursprünglich zum Wahrsagen diente). Häufig versetzt sich der Medizinmann in einen Trancezustand.

Die Behandlung muß ebenfalls magischer Art sein. **Unsichtbare krankheitserzeugende Fremdkörper** müssen ausgesaugt oder durch **Schröpfköpfe** entfernt werden. Innerliche oder äußerliche Anwendung von Heilmitteln ergänzen dieses mechanische Verfahren. Einige dieser Heilmittel zeigen tatsächlich eine günstige Wirkung. Eingedrungene Geister müssen ausgetrieben werden durch **religiöse Zauberformeln,** Lärm, zuweilen sogar durch Schlagen des Patienten und schließlich durch Aderlaß. Die entführte Seele wird von der Seele des Medizinmannes gejagt, der die Macht besitzt, sich im Trancezustand von seiner eigenen Seele zu trennen. Liegt eine Tabuverletzung vor, so müssen die Schutzgeister besänftigt werden. Dies geschieht durch Beichte – die durchaus von psychologischem Wert ist –, durch Opfer oder Reinigungszeremonien, wie etwa künstlich herbeigeführtes Erbrechen, Purgieren, Bäder oder eine besondere Diät. Alle diese therapeutischen Maßnahmen, objektive wie subjektive, sind Teile eines magisch-religiösen Rituals, in dessen Mittelpunkt der Zauberspruch steht. Es ist kein Zufall, daß die ältesten Dokumente deutscher Sprache die zur Knochenheilung und Blutstillung bei Mensch und Tier bestimmten Merseburger Zaubersprüche (althochdeutsche Zauberformeln des 10. Jahrhunderts in der Merseburger Dombibliothek) sind, die auf alte germanische Kulthandlungen zurückgehen.

Die primitive vorbeugende Heilkunde ist wegen ihres magischen Charakters oft nicht als solche erkannt worden. Es besteht jedoch kein Zweifel, daß Amulette, rituelle Verstümmelungen, wie die **Beschneidung**, das **Tätowieren** und das Bemalen des Körpers Maßnahmen sind, die Krankheiten verhüten sollen. **Rituelle Skarifikationen** führen gelegentlich zu richtigen Impfungen gegen Pocken oder Schlangenbisse. Primitive beseitigen gewöhnlich ihre Exkremente in hygienischer Weise, wenn auch ihre Gründe keineswegs mit denen der modernen Zeiten übereinstimmen. Sie fürchten, daß ihre Exkremente von Zauberern in Besitz genommen und gegen den ursprünglichen Besitzer gebraucht werden könnten, um ihn zu verhexen. Abgeschnittene Nägel, Haare und andere abgetrennte Körperteile dienen ebenfalls bei solchen zu Heilzwekken eingesetzten Verzauberungen.

Die magische Ausrichtung ist ein grundlegendes Merkmal der primitiven Heilkunde und der Hauptgrund für die wesentlichen Unterschiede zwischen dem schamanistischen Standpunkt und den modernen naturwissenschaftlichen Methoden. Die Tatsache, daß die Menschheit während des größten Zeitraumes ihrer Existenz, praktisch bis zum Beginn der abendländischen Kultur, überwiegend an übernatürliche Kräfte mehr geglaubt hat als an Naturgesetze, macht das Studium der primitiven Medizin, so wenig vertrauenerweckend sie dem heutigen Beobachter auch erscheinen mag, nicht nur zu einer faszinierenden Sache, sondern zu einer unbedingten Notwendigkeit.

Wenn man sich fragt, warum die „Primitiven" zu diesen unrealistischen, übernatürlichen Erklärungen und Maßnahmen gegriffen haben, so darf man nicht die außerordentliche Dringlichkeitssituation unterschätzen, welche die Krankheit bei ihnen noch mehr als anderwärts darstellt. Unter diesem Druck wird zur nächstliegenden Erklärung gegriffen. Und diese ist für den im Gegensatz zum jungen Tier noch Jahre nach der Geburt hilflosen Menschen (die Bedeutung dieses Umstandes war schon den Philosophen *John Locke* (1632 – 1704) und *Jean-Jacques Rousseau* (1712 – 1778) im 17. und 18. Jahrhundert bekannt) nicht die Natur, sondern die Familie, die Gesellschaft! Eine fiktive übernatürliche Familie von Totemtieren, Geistern, Göttern verhängt Krankheiten willkürlich oder als Strafe für die Überschreitung von gesellschaftlichen Regeln. Die Krankheit erhält damit einen Sinn, den sie in den modernen Gesellschaften verloren hat.

Die Folgen der übernatürlichen Vorstellungen können in allen Zweigen der Medizin beobachtet werden. Die anatomischen Kenntnisse der Naturvölker sind sehr gering, wenn auch einige von ihnen häufig menschliche und tierische Körper öffnen. Anatomisches Wissen kann nur von Menschen erworben werden, die primär an natürlichen Krankheitsursachen interessiert sind. Auf primitiver Stufe lebende Volksgruppen, die **Autopsien** regelmäßig durchführen, öffnen die Körper lediglich, um die „Zauberprinzipien" zu entdecken. Ihre anatomischen Vorstellungen sind daher ebenso gering wie bei jenen Völkern, die keine menschlichen Leichen oder Tierkadaver sezieren.

Dieses Ausgehen von irrationalen Heilkonzepten erklärt auch die seltsamen Widersprüche der primitiven Chirurgie. Völkerstämme, die sonst keine komplizierteren Operationen entwickelt haben als ihre Nachbarn, führen häufig einige sehr schwierige chirurgische Eingriffe durch, wie z. B. **Trepanieren, Kaiserschnitt** oder **Subinzision des Penis.** Trotz der erfolgreichen Ausführung komplizierter Operationen wurde die Chirurgie bei diesen Völkern aber nicht weiter entwickelt. Diese Tatsache kann nur aus der Annahme heraus verstanden werden, daß solche Operationen mehr aus magischen als aus technischen Erwägungen erwachsen sind. Auch ist kaum zu verstehen, warum Völker, die **Amputationen** und **Verstümmelungen** aus religiösen Motiven oder strafrechtlichen Gründen durchführen, diese nicht auf das Gebiet der Medizin übertragen und z. B. ein hoffnungslos infiziertes oder zerstükkeltes Glied nicht abnehmen. Ein derartiges Verhalten kann nur dadurch erklärt werden, daß ihre Medizin magisch ist, d. h. keine rationale Vergleiche anstellt.

Der **Therapieschatz der Urvölker** ist eine seltsame Mischung von vielen unwirksamen und wenigen wirksamen Heilmitteln; letztere finden sich auch in unseren eigenen Arzneibüchern als durchaus wertvolle Elemente. Auch diese Tatsache erklärt sich aus dem Umstand, daß die Primitiven ihre Drogen weniger auf Grund einer empirischen Prüfung ihrer Wirksamkeit, sondern mehr nach dem Gesichtspunkt ihrer Zauberkraft auswählen.

Die primitive Heilkunde kennt die Denkschwierigkeiten nicht, die in der neuesten Zeit zur Entwicklung der psychosomatischen Medizin geführt haben. „Primitive" machen im allgemeinen keinen Unterschied zwischen organischen, funktionellen und Geisteskrankheiten. Für sie gibt es nur die Krankheit und ihre Behandlung, die immer **psychotherapeutische** wie auch objektive Elemente enthält. Dieser Ganzheits- oder Einheitscharakter ist eine der hervorragendsten Eigenschaften der magisch-animistischen Heilkunde. Diagnose ist zugleich Therapie; organische Behandlung wird bei Geisteskrankheit und geistige Heilmethoden werden bei organischen Krankheiten angewendet.

Für den modernen Menschen ist die Krankheit in der Regel eine biologische Erscheinung, die ihn lediglich als Individuum betrifft und keine moralischen Folgerungen einschließt. Wenn er an Influenza oder Tuberkulose erkrankt, so führt er dieses Ereignis niemals auf sein Fehlverhalten gegenüber der Familie oder der Gesellschaft zurück. Die bei den Naturvölkern und ihren magischen Theorien vorherrschenden moralischen Gesichtspunkte geben der Krankheit eine tiefere Bedeutung. Die Götter und Zauberer, die die Krankheit senden, sind gewöhnlich durch moralische Übertretungen des Individuums verärgert. Zuweilen können sie die schuldige Person selbst nicht treffen; dann übertragen sie die Krankheit auf eine Person ihrer Verwandtschaft oder ihres Stammes, die in die Verantwortlichkeit miteinbezogen wird. Krankheit, Verfehlungen, die eine Krankheit erzeugen können, und Heilung der Krankheit sind daher für die ganze Gruppe von vitalem Interesse. Krankheit als Sanktion gegen unsoziales Verhalten gehört zu den wichtigsten Ordnungspfeilern in diesen Gemeinschaften. Die Krankheit übernimmt häufig die Rolle, die in der modernen Gesellschaft von Polizei, Richtern und Priestern gespielt wird. Es wird an den Verhältnissen in primitiven Gesellschaften auch klar, daß die biologische oder psychologische Störung nur der Anlaß ist, eine Krankheit festzustellen. Ob dies geschieht, hängt vom Willen der Gesellschaft ab. Es gibt Gesellschaften, wo Eingeweidewürmer, Nabelbrüche, Malaria, bestimmte Hautkrankheiten oder verkrüppelte Füße als „normal" angesehen werden.

Das Studium der Tätigkeiten der heilkundigen Männer und Frauen der sogenannten Primitiven hat, abgesehen von den allgemeinen, oben angeführten Erwägungen, auch einen praktischen Wert. Arzneimittel der modernen Medizin, wie Koffein, Digitalis, Curare, Emetin, Strophantin, Serpasil und Kokain, wurden aus primitiven Pharmakopöen entwickelt. Ohne Zweifel bleiben weitere von gleichem Wert noch zu entdecken. Und es ist wahrscheinlich, daß die moderne Medizin den fundamentalen psychotherapeutischen Methoden der Heilkunde der Naturvölker – Beichte und Suggestion – bisher wenig hinzugefügt hat.

Der **Medizinmann** war im ganzen erfolgreich. Sein Erfolg beruhte auf seiner herausgehobenen sozialen Situation, psychotherapeutischer Behandlung, auf einigen wenigen Arzneimitteln und auf physikalischen Therapiemethoden, wie **Massage, Bäder** und **Schlammpackungen.** Es ist wichtig, sich auch an die Krankheitsarten zu erinnern, mit denen er zu tun hatte. Die epidemischen Krankheiten – Typhus, Masern, Diphtherie, Pocken, Gelbfieber und Cholera –, eins der Hauptprobleme der neueren Medizin, waren den Naturvölkern vor Ankunft europäischer Seefahrer und Kolonisatoren unbekannt. Die chronischen Infektionskrankheiten hatten einen gewissen Gleichgewichtszustand erreicht. Degenerative Krankheiten und Krebs waren ebenfalls selten in einer Bevölkerung, deren Lebenserwartung wegen der hohen Kindersterblichkeit und Unfallmortalität niedrig war. Der Medizinmann stand in erster Linie rheumatischen Erkrankungen, Verdauungsstörungen, Erkrankungen der Atemwege, der Haut, gynäkologischen Störungen sowie der ganzen Reihe von funktionellen, chirurgisch zu behandelnden Leiden gegenüber. Mit diesen fertig zu werden, war er relativ gut ausgerüstet.

Der Medizinmann wurde oft angeschuldigt, Schwindler oder Psychopath zu sein. Die erste Anschuldigung gründete sich hauptsächlich auf seine Praxis, krankheitserzeugende Steine oder sonst irgendwelche Fremdkörper auszusaugen; die letztere wurde aus seinen **Trancezuständen** hergeleitet. Anthropologische Untersuchungen der vergangenen zwei Generationen haben gezeigt, daß der durchschnittliche Medizinmann ebenso ehrenhaft ist wie der moderne Arzt. Wenn er selbst krank wird, beugt er sich willig der Behandlung durch einen anderen Medizinmann. Sein berühmtes Steinsaugeritual muß als eine der symbolischen Handlungen verstanden werden, die in allen religiös-magischen Kulten zu finden sind. Trance, die in unserer eigenen Kultur bis vor wenigen hundert Jahren geübt wurde, kann nicht als psychopathologisch in jenen Kulturen angesehen werden, in denen sie als normale religiöse Erfahrung entwickelt worden ist. Eine Person von dem sozialen Rang und dem Ansehen des Medizinmannes ist sicher kein Psychopath, d. h. ein sozial schlecht adaptiertes Individuum. Selbst die Medizinmänner, die in ihrer Vorbereitungszeit eine Psychose durchmachen, wie die sibirischen und die südafrikanischen **Schamanen,** sind offensichtlich ausgeglichene Persönlichkeiten, wenn sie das Stadium der Schamanenpraxis wirklich erreicht haben.

Das Interessen- und Einflußgebiet des Medizinmannes ist umfassender und zugleich spezialisierter als das des heutigen Arztes. Ist er ein **Magier,** so beschränkt er die Ausübung seiner Zaubermacht nicht ausschließlich auf die Heilung von Krankheiten, sondern übt seinen Zauber auch in den Bereichen von Krieg, Liebe, familiären Beziehungen und Jagd aus. Er ist spezialisiert in dem Sinne, daß er gewöhnlich nur einige magische Formeln – gelegentlich nur eine einzige – zur Bekämpfung von nur wenigen Krankheiten besitzt. Diese Spezialisierung ist im Gegensatz zur heutigen der Ausdruck zu geringer, nicht zu großer Kenntnisse. Da die Zauberformeln vererbt, um teuren Preis von einem Lehrer gekauft oder in Visionen enthüllt werden, ist verständlich, daß der Medizinmann im allgemeinen nur einige wenige dieser kostbaren Sprüche besitzt. Sein Spezialistentum erstreckt sich auch auf bestimmte Funktionen, die des Pflanzenkenners, Wundchirurgen und die des eigentlichen Medizinmannes (Arztes). Doch ist keine dieser heilkundigen Gruppen unter den Primitiven – selbst die Hebamme nicht – frei von der alles durchdringenden magischen Ausrichtung.

Die obigen Feststellungen sind natürlich Verallgemeinerungen. In jedem gegebenen, noch auf der Stufe der Steinzeitkultur lebenden Volk ist nur ein Teil der oben beschriebenen Phänomene zu finden, und sie werden selten genau unserem Schema entsprechen. Es hängt von der Gesamtstruktur einer gegebenen Kultur ab, ob **schamanistische Riten** eine wichtige Rolle spielen oder unbedeutend sind, ob emotionale oder empirische Elemente im Vordergrund stehen, ob die Medizinmänner hochgebildete Spezialisten oder einfache Stammesgenossen sind, die nebenbei zum Heilen verpflichtet werden. Zu den überraschendsten Ergebnissen der modernen ethnologischen Forschung gehört die Entdeckung, daß sogar der Begriff des Abnormen von einer Kultur zur anderen schwanken kann. Somit kann ein biologisches Phänomen, das in einer Kultur als normal angesehen wird, in einer anderen für abnorm und pathologisch gehalten werden.

4 Die Heilkunde der Hochkulturen

An wenigen von der Natur begünstigten Plätzen, den großen Flußtälern der Alten Welt und den Hochebenen der Neuen Welt, entwickelten sich aus wilden Stämmen Königreiche und Stadtkulturen. Die Einwohner dieser Gegenden erfanden etwa 3000 Jahre v. Chr. die Kunst des Schreibens. Ihre Aufzeichnungen auf **Tontafeln** (Keilschrifttexte der Babylonier) oder auf **Papyri** (Papierrollen der ägyptischen Hochkultur) werden durch reichhaltige archäologische Funde bestätigt und ergänzt. Mit der schriftlichen Überlieferung und den ersten städtischen Konturen beginnt die eigentliche Geschichte.

Es ist klar, daß die großen allgemeinen Veränderungen in sozialer Struktur, Technik und Ideologie, die in der Entwicklung dieser staatlich organisierten Hochkulturen auftraten, auch einen bemerkenswerten Wandel auf dem Gebiete der Medizin hervorbrachten. Im Rahmen dieses Buches kann der allgemeine Hintergrund nicht erörtert werden. Nur die Heilkunde soll betrachtet werden; und selbst hier ist es nötig, sich auf einige bedeutende Hochkulturen – das alte Ägypten, Babylonien, Mexiko und Peru – zu beschränken. Der Raum läßt eine Besprechung der alten Perser, Juden, Phönizier, Kreter und Etrusker nicht zu. Durch die sozialen Veränderungen ändert sich nicht nur die Medizin, sondern auch die Pathologie. Erst diese Reiche mit ihren dichtbesiedelten Städten machten die Dauer der akuten Infektionskrankheiten, die großen Seuchen, möglich, die nun die Menschen jahrtausendelang in Furcht und Schrecken versetzen sollten.

Das altägyptische Reich

Die **ägyptische Medizin** genoß im Altertum hohes Ansehen. *Homer* (um 800 v. Chr.) spricht von den Ägyptern als den besten Ärzten. *Herodot* (um 484 bis ca. 424 v. Chr.) erwähnt voller Begeisterung die ägyptischen Ärzte und die gute Gesundheit der ägyptischen Bevölkerung – ein erstaunlicher Gegensatz zu den Beobachtungen im Mittelalter und in neueren Zeiten. Inschriften aus der 5. Dynastie des ägyptischen Reiches (2700 v. Chr.) bezeugen die Existenz von Ärzten und Zahnärzten besonders am Hofe der Pharaonen. Einige von ihnen trugen sogar poetische Titel, wie „Hirt des Anus“. Der Anus war ein Hauptsitz pathologischer Prozesse, während das Herz als das Lebenszentrum galt. Ägyptische Ärzte waren an allen Höfen des Nahen Ostens vor Erscheinen der griechischen Ärzte im 5. Jahrhundert v. Chr. begehrt (Abb. 3).

Trotz der Existenz des ärztlichen Berufes in Ägypten dominierten auch dort übernatürliche, besonders religiöse Vorstellungen in den Theorien vom Wesen der Krankheit und ihrer Behandlung. In einer Kultur, deren König ein Gott war, deren Pyramiden und Mumien Zeugnis ablegen von der unablässigen Beschäftigung mit dem Leben nach dem Tode, deren Priester eine wichtige politische Rolle spielten, überrascht dies nicht. Die Ärzte wurden in Tempelschulen ausgebildet und blieben wahrscheinlich ihr ganzes Leben lang in der Art der späteren mittelalterlichen **Priester-Ärzte** des Abendlandes hauptsächlich religiös tätig. Geister und Dämonen verursachten auch in Ägypten die Krankheiten; magische Formeln und Amulette gegen sie waren üblich. Doch die Zaubersprüche wurden mehr und mehr durch Gebete ersetzt und die Dämonen von Göttern verdrängt. Bestimmte Götter gaben Schutz gegen bestimmte Krankheiten und erfanden neue Mittel zu ihrer Heilung, während andere Götter die Krankheit verursachten. Zuweilen sandte ein und derselbe Gott Krankheit und Heilung. Für jedes Körperglied war eine bestimmte Gottheit zuständig. Der Medizinhistoriker *Henry E. Sigerist* (1891 – 1957) spricht daher mit Recht von der „mythologischen Anatomie“ der Ägypter. Re, Thoth und Isis waren wichtige heilende Götter; Sekhmet, die

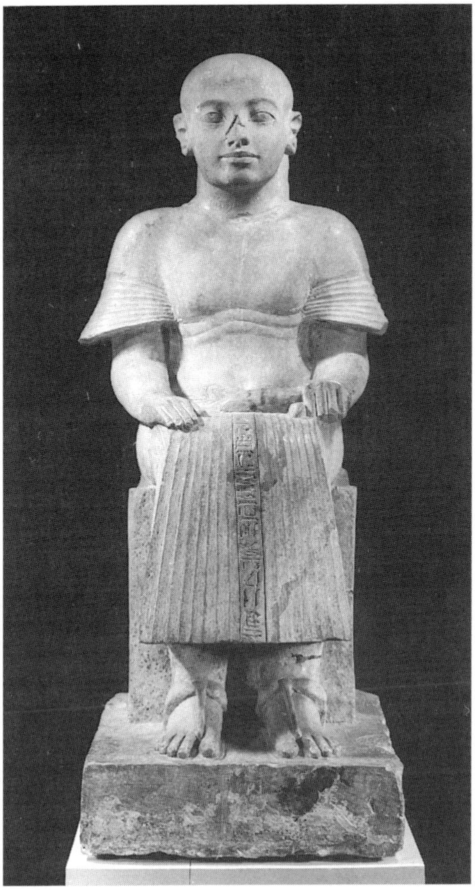

Abb. 3 Statue des ägyptischen Arztes *Iwti*. Er wirkte als Arzt am Hofe *Ramses II*. (1290–1224 v. Chr.).
Rijksmuseum van Oudheden, Leiden (Niederlande)

Göttin der Pest, sandte Epidemien und beseitigte sie.

In den letzten Jahrhunderten der altägyptischen Kultur wurden alle **heilenden Götter** in dieser Sphäre von einem neuen Gott verdrängt, von *Imhotep*. In seinen Tempeln kurierte man hauptsächlich durch den **Tempelschlaf.** *Imhotep*, Wesir des Pharao um 2600 v. Chr., ist eine historische Gestalt. Sein Name bedeutet „der, der in Frieden kommt". Ihm werden vielerlei Leistungen zugeschrieben (Architekt, Dichter, Staatsmann), zu denen auch die Tätigkeit als erfolgreicher Arzt gehört. Er ist einer der ersten Ärzte, deren Name aufgezeichnet ist. Wie später der griechische Heilgott **Asklepios** stieg er von der Rolle des ärztlichen Helden zur Gottheit der Medizin auf. Wie Asklepios heilte er durch **Inkubation,** durch den sogenannten **Tempelschlaf** (incubatio, lat. = das Brüten). Aber trotz dieser Ausrichtung auf das Übernatürliche ist die hochorganisierte Medizin Ägyptens andererseits in einem Maße empirisch, wie es in den primitiven Kulturen sonst völlig unbekannt blieb. In der ägyptischen Kultur treten erstmalig wissenschaftliche Theorien von Krankheit und Leben auf.

Unser Wissen über die ägyptische Medizin stammt aus bestimmten Papyri, d. h. Schreibmaterial in Blatt- oder Rollenform aus einem Stoff, der aus dem Stengelmark der Papyruspflanze angefertigt wurde. Da dieses Material, mit Rohrhalm und Tinte beschrieben, vergänglich ist, sind nur einige wenige medizinische Schriftrollen erhalten. Der jüngste Papyrus führt 3000 Jahre zurück und spiegelt die medizinischen Vorstellungen dieser Zeit wider. Die meisten dieser Bücher gehören wahrscheinlich einer beträchtlich älteren Periode an und ihre Ideen mögen 5000 oder 6000 Jahre alt sein. Jede Verallgemeinerung, die eine Spanne von mehr als 2000 Jahren umfaßt und auf solch spärlichen Zeugnissen basiert, muß natürlich Hypothese bleiben.

Der älteste bekannte Papyrus, der sogenannte **Kahun-Papyrus**[1] (um 2000 v. Chr.), handelt von Gynäkologie und Veterinärmedizin und stammt aus der sogenannten mittleren Reichsepoche Ägyptens (2100–1800 v. Chr.). Die beiden bedeutendsten Papyri sind der **Edwin Smith-Papyrus** (etwa 1600 v. Chr.), von chirurgischem Inhalt, und der **Ebers-Papyrus** (um 1550 v. Chr.), eine Art medizinisches Handbuch. Der **große Berlin-Papyrus** (1300 v. Chr.) und der **Hearst-Papyrus** (1500 v. Chr.) sind dem Ebers-Papyrus sehr ähnlich. Ihr Inhalt ist jedoch weitgehend auf Rezepte beschränkt. Auch enthalten sie mehr magische Elemente als der Ebers-Papyrus. Der **London-Papyrus** (1350 v. Chr.)

[1] Die Ägyptologen nennen einen Papyrus entweder nach dem Mann, der ihn zuerst erwarb, oder nach dem Ort, an dem das Manuskript aufbewahrt wird.

ist rein magisch im Ton. Dasselbe gilt für den **kleineren Berlin-Papyrus (Westcar)** und den **Berlin-Papyrus Nr. 3027 (Brugsch Minor),** der von Geburtshilfe handelt.

Die jüngeren Papyri weisen inhaltlich mehr magische Züge auf als die älteren. Diese Tatsache führte zu der Annahme, daß die ägyptische Medizin ursprünglich von einem verhältnismäßig rationalen Standpunkt ausging, jedoch mit Absinken der Kultur im jüngeren Reich (seit 1500 v. Chr.) zunehmend magischer wurde. Eine derartige Entwicklung ist durchaus möglich, wie Beispiele der späten Antike und des Mittelalters in Europa zeigen. Doch sind die Zeugnisse zu spärlich, um diese Schlußfolgerung sicher zu beweisen. Das magische Element mag in der frühen ägyptischen Medizin stark vertreten gewesen sein; wir erfahren es vielleicht nur deshalb nicht, weil durch Zufall lediglich die mehr empirischen Schriften überlebten.

Am aufschlußreichsten sind der Edwin Smith- und der Ebers-Papyrus (1862 und 1872 von ihren Namensträgern entdeckt und erworben). Beide zeigen erstaunliches Talent in der Darstellung von Krankengeschichten und in der Festsetzung eines allgemeinen Krankheitsbegriffes. In beiden Papyri findet sich folgende Betrachtungsweise des Krankheitsfalles (Abb. 4):

1. Vorläufige Diagnose;
2. Instruktionen für die Untersuchung des Patienten und die diagnostischen Zeichen, nach denen zu suchen ist;
3. Diagnose und Prognose des Falles;
4. Indikation der notwendigen therapeutischen Maßnahmen, wie Manipulationen, Arzneimittel, magische Formeln oder Gebete.

Dieses Schema geht aus folgendem Fall, der im Edwin Smith-Papyrus beschrieben wird, klar hervor.

Instruktionen für die Dislokation eines Halswirbels:

„Wenn du einen Mann untersuchst, der eine Dislokation eines Halswirbels hat, so solltest du ihn deswegen seiner Arme und Beine nicht bewußt finden, während sein Glied erigiert ist und ohne sein Wissen Samen aus seinem Glied tropft; sein Fleisch hat Wind empfangen; seine Augen sind blutunterlaufen; – dann solltest du von ihm sagen: Er hat eine Halswirbeldislokation; da er Arme und Beine nicht empfindet und sein Samen tropft. Eine Krankheit, die nicht behandelt werden kann."[2]

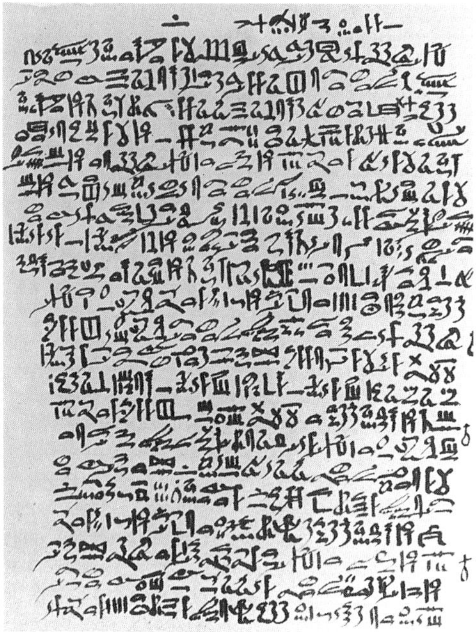

Abb. 4 Teil des Papyrus *Ebers*, der 1873 in Luxor von dem deutschen Ägyptologen *Georg Ebers* (1837 – 1898) gekauft wurde. Faksimile des von *Georg Ebers* 1875 herausgegebenen Papyrus

Die gleiche Sorgfalt in der Diagnose zeigt sich in folgendem Fall, der im Ebers-Papyrus aufgezeichnet ist:

„Wenn du einen Mann wegen seiner Krankheit seiner Cardia untersuchst und alle seine Glieder ihm schwer sind wie bei einem Schwächeanfall, dann solltest du deine Hand über seine Cardia legen; wenn du seine Cardia tympanitisch findest und unter den Fingern Gehen und Kommen ist, dann solltest du darüber sagen: Es ist eine Schwäche der Verdauung, die ihn vorher vom Essen abhielt. Du solltest eine gründliche Entleerung bewirken: ... von Datteln wird zerstampft mit Bier ..., dann bekommt er Appetit. Wenn du ihn untersuchst, nachdem dies geschehen ist, und du findest seine Brust warm und seinen Bauch kühl, dann solltest du sagen: Seine Schwäche (der Verdauung) ist untergegangen

[2] *J. H. Breasted* (Hrsg.): The Edwin Smith Surgical Papyrus. Chicago 1930, Bd. I, S. 324.

(d. h. geheilt). Du solltest ihn seinen Mund schützen lassen gegen alle."[3]

Der Edwin Smith-Papyrus ist ein Fragment, das 48 Fälle, in der Hauptsache **Kopfverletzungen,** enthält. Die Fälle sind nach einem Schema zusammengestellt, das von allen medizinischen Autoren bis zum Ende des 18. Jahrhunderts eingehalten wurde: **a capite ad calcem** (von Kopf bis Fuß). Das hohe Niveau klinischer Beobachtung offenbart sich in den Beschreibungen bestimmter Phänomene, wie etwa zu schwacher Puls, Lähmung und Taubheit nach Kopfverletzungen. Der Papyrus ist leider unvollständig und endet beim Brustraum. Obgleich er hauptsächlich von Chirurgie handelt, wird der Gebrauch des Messers, heute als Quintessenz der Chirurgie betrachtet, nicht erwähnt. Weder hier noch irgendwo sonst finden sich Hinweise auf Trepanationen bei den alten Ägyptern.

Der Chirurg der Vergangenheit beschränkte sich auf **Wundbehandlung** und **Knocheneinrichtung;** operatives Vorgehen blieb in der allgemeinen chirurgischen Praxis bis zur zweiten Hälfte des 19. Jahrhunderts selten. Nähen, Schienen von Knochenbrüchen und die Verwendung von Feuerbohrern werden erwähnt. An magischen Elementen enthält der Papyrus Beschwörungen gegen Pestwinde und zur Verjüngung. Hier findet sich auch erstmalig die Weigerung der Ärzte, hoffnungslose Fälle zu behandeln, eine Haltung, die bis zum 18. Jahrhundert durchaus als legitim und ethisch galt.

Der Ebers-Papyrus ist eine Art medizinisches Handbuch. Er beginnt mit drei Beschwörungsformeln, die bei Gabe von Arzneimitteln oder Lösen von Verbänden gebraucht werden sollen. Es folgen Bücher über innere Krankheiten, Augenkrankheiten – die die alten Ägypter ebenso heimgesucht zu haben scheinen wie ihre heutigen Nachfahren –, Hautleiden, Krankheiten der Extremitäten, Krankheiten verschiedener Organe, Frauenkrankheiten. Ein achtes Buch behandelt Anatomie und Physiologie und das neunte und letzte Buch ist der Chirurgie gewidmet. Hier wird die Chirurgie etwas aktiver als im Edwin Smith-Papyrus dargestellt. Die zahlreichen Namen für Krankheiten und Organe, die Versuche, alle verfügbaren Sinne für diagnostische Zwecke zu verwenden und die Konstruktion von Krankheitseinheiten auf der Basis klinischer Symptome, dies alles bezeugt die relativ hohe Entwicklung der Medizin in der Periode des Ebers-Papyrus um 1500 v. Chr. Einige der in diesem Papyrus beschriebenen pathologischen Zustände, wie Rheumatismus und Schistosomiasis, sind auch bei der Untersuchung von Mumien dieser Zeit nachgewiesen worden. (Schistosomiasis = chronische Erkrankung des Menschen durch Saugwürmer = syn. Bilharziose; nach dem deutschen Arzt und Zoologen *Theodor Bilharz*, 1825 bis 1862, benannt.) Ein Krankheitsbild, das dem Diabetes gleicht, wird beschrieben.

Eine führende Rolle spielen die verschiedenen Krankheiten, die durch Würmer hervorgerufen werden: Hakenwurm, Fadenwurm, Bandwurm und Spulwurm. Dies mag erklären, warum die Ägypter so viele Krankheiten als Wurmbefall deuteten. Der Papyrus enthält **876 Rezepte,** die aus mehr als 500 Substanzen hergestellt wurden, darunter Minerale, wie Blei und Kupfersalze, pflanzliche Stoffe, wie Enzian, Sennes und Rizinusölsamen, Granatapfel als Wurmmittel, Scilla und Bilsenkraut, sowie tierische Substanzen. Rohe Leber wurde gegen Nachtblindheit verschrieben. Die Rezepte sind meist aus zahlreichen Substanzen zusammengesetzt (Polypharmazie). Sie enthalten zahlreiche Elemente der sogenannten „Dreckapotheke" – dazu gehören Urin oder Exkremente von Mensch und Tier. Es ist überraschend, daß weder von Diät noch von Aderlaß die Rede ist.

Bei aller Anerkennung des ärztlichen Scharfblicks im Edwin Smith- und im Ebers-Papyrus sollte der Leser nicht die sehr beträchtlichen religiös-dämonistischen Elemente in der ägyptischen Medizin übersehen. In diesen Schriftrollen werden magische Formeln, Amulette und Geisterbeschwörungen erwähnt. Wenn auch **Reinlichkeit** und **Hygiene** in den Papyri ebenso wie in der ganzen ägyptischen Kultur betont werden, so beweist diese Tatsache doch keineswegs das Fehlen übernatür-

---

3 Ebers-Papyrus. Übers. v. *Ebbell*. Kopenhagen 1937, S. 47.

licher Vorstellungen. Im Gegenteil scheint die Reinlichkeit oft unverkennbar religiösen Ursprungs zu sein. Offenbar haben sich die Menschen in früheren Kulturen weniger aus praktischen Gründen sauber gehalten, sondern vielmehr, um in den Augen der Götter rein zu sein. Eine positive Beziehung zwischen Heiligkeit und Schmutz ist in nur wenigen Kulturen festgestellt worden.

Die ägyptische Anatomie, wie sie in dem Ebers-Papyrus dargestellt wird, beruht – wenn auch durchaus frei von Übernatürlichem – hauptsächlich auf spekulativer Basis. Es ist interessant festzustellen, daß diese Nation von den Einbalsamierern der Leichname kein sachlich fundiertes anatomisches Wissen erwarb. Anatomie und Physiologie beruhten im wesentlichen auf der Existenz des Herzens, auf 44 (oder 22) hypothetischen Gefäßen und der lebenspendenden Rolle des Atems. Die besondere Beachtung der Blutgefäße überrascht nicht in einem Lande, dessen Leben von Bewässerungskanälen abhing. Die Ägypter scheinen den Begriff der **vier grundlegenden Elemente** entwickelt zu haben – **Feuer, Wasser, Luft und Erde** –, ein Begriff, der in der Medizin bis in die Neuzeit eine sehr wichtige Rolle spielte.

Der griechische Historiker und Reiseschriftsteller *Herodot* erwähnt als eine der hervorragendsten Eigenarten der ägyptischen Medizin ihre außergewöhnliche Tendenz zur Spezialisierung. Schon das früheste uns bekannte Dokument der ägyptischen Medizin, der erwähnte Kahun-Papyrus, ist das Werk eines Spezialisten. Es ist daher anzunehmen, daß die medizinische Differenzierung hier kein Endprodukt war, sondern sich aus der primitiven Spezialisierung herleitete. Kompilationen, wie z. B. der Ebers-Papyrus, würden dann einen späteren, lobenswerten Versuch darstellen, die frühe Aufzweigung der Medizin zu überwinden. *Herodot* beschreibt die starre Tradition als ein bedeutendes Merkmal der ägyptischen Medizin; eine Ansicht, die durch die gesamte Ausrichtung der ägyptischen Kultur gestützt wird.

Drei Arten von Heilpersonen werden in ägyptischen Dokumenten erwähnt: Ärzte, Zauberer und die „Priester von Sekhmet", die als Chirurgen oder Spezialisten im Pulsfühlen und in der Behandlung von Gefäßkrankheiten angesehen werden. Am bekanntesten sind die Hofärzte, die besonders geehrt wurden und zusammen mit Beamten und Priestern eine strenge Hierarchie bildeten.

Das babylonische Reich

Die großen Kulturen, die in dem Land zwischen Euphrat und Tigris von 4000 bis 200 v. Chr. blühten, das jetzt politisch als Irak und geographisch als Mesopotamien bekannt ist, sind wohl ebenso alt wie die ägyptische Kultur. Das alte Mesopotamien besaß nicht die politische Einheit und Stetigkeit, die im Niltal gefunden wurde. Das südlich gelegene Reich der Sumerer besiegte um 4000 v. Chr. das nördliche Reich von Akkad, um seinerseits abgelöst zu werden von dem südlichen Reich der Babylonier, das wiederum dem nördlichen Reich der Assyrer feindlich gegenüberstand. Doch trotz dieser politischen Wirren und kriegerischen Auseinandersetzungen gibt es eine **mesopotamische Kultur,** die man mit ihren Stadtstaaten oft als babylonisch-assyrische bezeichnet.

Aus diesem Gebiet existieren weit mehr medizinische Dokumente als aus Ägypten. Die alten Mesopotamier schrieben auf **Tontafeln,** die sich besser als die Papyri erhalten haben. Jedoch sind die babylonischen Dokumente weniger übersichtlich geordnet und viel kürzer als die ägyptischen. Es ist anzunehmen, daß sie lediglich Aufzeichnungen waren, die eine ausgedehnte mündliche Tradition unterstützen sollten. **Ärztliche Siegel,** die auch als Amulette gedient haben mögen, bezeugen, daß es im Sumerer-Reich bereits um 3000 v. Chr. Ärzte als eigenen Berufsstand gegeben hat. Das älteste erhaltene Gesetzbuch, das des Königs Hammurapi von Babylon (1728 – 1686 v. Chr.), das wohl aus tausend Jahre älteren sumerischen Gesetzen abgeleitet ist, enthielt unter vielen anderen gesetzlichen Regeln auch Bestimmungen über die Bezahlung ärztlicher Tätigkeit und über Strafen für schlechte Praxisausübung.

„Wenn der Arzt einen Herrn behandelt und einen Abszeß mit dem Messer öffnet und das

Auge des Patienten erhält, so soll er 10 Shekel Silber erhalten. Ist der Patient ein Sklave, so soll sein Herr zwei Shekel Silber bezahlen. Wenn der Arzt einen Abszeß mit einem stumpfen Messer öffnen und den Patienten töten oder sein Augenlicht zerstören sollte, so soll seine Hand abgeschnitten werden."[4]

Im Falle eines Sklaven: „Er soll den Sklaven durch einen anderen Sklaven ersetzen."

Diese gesetzlichen Verordnungen zeugen von chirurgischen Eingriffen in frühesten Zeiten. Sie sprechen auch von „Rinder- und Eselsärzten", d. h. Veterinären. In Mesopotamien wie in Ägypten stand im Mittelpunkt der Heilkunde die Religion. Zahlreiche Götter und Göttinnen herrschten über Gesundheit und Krankheit. Offensichtlich gehörten alle Ärzte, Zauberheiler, Wahrsager und Chirurgen zur Klasse der Priester. Genaueres ist am ehesten über die Hofärzte zu erfahren, die in einer gut organisierten Hierarchie zusammengefaßt waren.

Die **Krankheitstheorie der Mesopotamier** war religiös. Krankheit galt als eine Bestrafung für Sünde, die einen Zustand der Unreinheit hervorrief. Alle vier Begriffe – Krankheit, Sünde, Bestrafung der Sünde und Unreinheit – lagen in ihrer Bedeutung so nahe beieinander, daß sie gelegentlich durch das gleiche Wort ausgedrückt wurden. Beging ein Sterblicher eine Sünde, verletzte er z. B. eins der zahlreichen Nahrungs- oder anderer Tabus, so zogen die Götter ihren Schutz von ihm ab. Er wurde Beute der unzähligen krankheitsbringenden Teufel und Dämonen, von denen es in Mesopotamien wimmelte. Auch ein Zauberer konnte seine Mitmenschen von Teufeln heimsuchen lassen.

Zuweilen wurde die Krankheit deutlich als Werk eines bestimmten Teufels erkannt, so daß man sich um eine weitere Diagnose nicht bemühte. In schwierigeren Fällen verlas der Priester dem Patienten eine lange Liste möglicher Sünden, damit der Patient hiervon eine Sünde wählen konnte, von der er seine Krankheit verursacht glaubte. Versagten beide Methoden, wurde mit der Wahrsagerei begonnen.

Die Zukunft erkennen zu wollen, scheint ein allgemein menschlicher Zug zu sein. Doch kaum eine andere Kultur ist von diesem Wunsch so besessen gewesen wie die der Babylonier. Fast unübersehbar ist die Zahl ihrer Weissagungsmethoden. Sie alle konnten auch zur Diagnose der Krankheit herangezogen werden. Nur wenige der wichtigsten können hier angeführt werden. In einem Lande mit hochentwickelter Astronomie stand die Astrologie natürlich an erster Stelle. Die **Hepatoskopie** (gr.: hepar, atis n. = die Leber), d. h. Wahrsagen aus Form und Konsistenz der Leber eines Opfertiers, veranlaßte die mesopotamischen Priester, für die Ausbildung der Novizen jene seltsamen, doch recht genauen Lebermodelle anzufertigen, die von Archäologen entdeckt worden sind. Doch führte diese genaue Kenntnis der Leber, da sie aus magischen Gründen erworben wurde, zu keiner Weiterentwicklung der anatomischen Kenntnisse (Abb. 5).

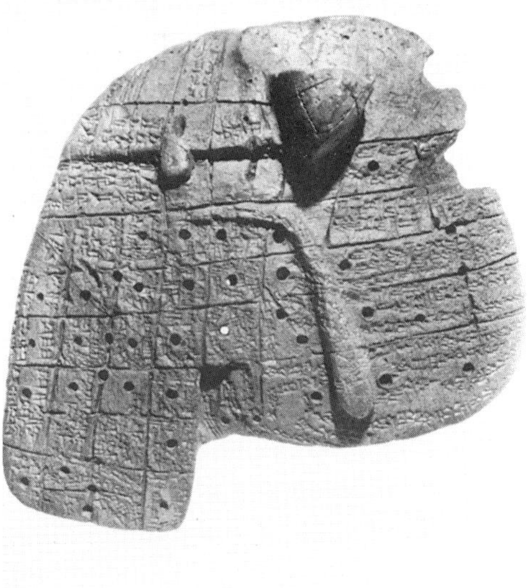

Abb. 5 Tonmodell von der Leber eines Schafes aus der Zeit 1900 bis 1800 vor Christus. Solche Lebermodelle benutzte man in Assyrisch-Babylonischer Zeit als Objekte zur Wahrsagung.
Britisches Museum, London

[4] *Charles Edwards*: The Hammurapi Code. London 1921, S. 77.

Träume, die auch in der heutigen Medizin wieder Bedeutung erlangt haben, wurden weitgehend für **Wahrsagungen** benutzt. Dem gleichen Zwecke dienten mißgebildete Neugeborene bei Mensch und Tier, eine Sitte, die der modernen Forschung einige frühe Daten über **Teratologie,** die Wissenschaft der Mißbildungen, geliefert hat. Auch das Verhalten von Tieren, Feuer, Flüssen, Pflanzen und von Öl auf einer wäßrigen Oberfläche galt dem Arzt-Priester als Offenbarung.

Die Therapie war durch diese religiösen Begriffe streng festgelegt. Zur Besänftigung der Götter waren Beichte und Opfer mit Gebeten notwendig. Amulette dienten als Prophylaktika. Magische Formeln, die zuweilen hochpoetisch waren, konnten die üblen Geister austreiben:

„Sieben sind es, sieben sind es,
Sieben sind es in der Tiefe des Ozeans,
Im Himmel weidend, sieben sind es.
In der Tiefe des Ozeans wuchsen sie auf.
Sie sind nicht Weib, nicht Mann,
sie gleichen dem umherziehenden Windstoß.
Sie haben kein Weib, sie zeugen keinen Sohn.
Sie kennen weder Gnade noch Mitleid,
Sie hören weder auf Bitten noch auf Gebete.
Sie gleichen den Pferden, die zwischen den Hügeln aufwachsen;
Die Bösen von Ea,
Thronträger der Götter sind sie.
Sie stehen an der Straße, den Weg zu besudeln.
Böse sind sie, böse sind sie.
Sieben sind es, sieben sind es,
Zweimal sieben sind es.
Bei Gott seid gebannt, bei der Erde seid gebannt.“[5]

Jedoch auch die babylonische Heilkunde ging einen Schritt über diese rein magisch-religiöse Medizin hinaus. Auf einigen Tafeln befindet sich eine kurze Beschreibung einer Krankheit, ihrer Diagnose und der gegen sie zu gebrauchenden Arzneimittel. Wenn auch diese Beschreibungen in ihrer Deutlichkeit die der Ägypter nicht erreichen, so ist der **empirische** Standpunkt doch ähnlich. In einigen Büchern kann man geradezu den Übergang vom **Omen zum Symptom** beobachten. Die Tafeln erwähnen Krankheiten der Leber und des Auges, Krankheiten der Atemorgane, Fieberkrankheiten und Gonorrhoe, zu deren Behandlung bereits ein Katheter benutzt wurde. Sie kennen bereits Nachtblindheit, Mittelohrentzündung, Nierensteine, Schlaganfall, Skabies. Die mesopotamischen Tafeln zeugen ferner von dem Vorhandensein einer umfassenden Pharmakopöe, zu der auch die „Dreckapotheke“ gehörte. Die Babylonier kannten Nieswurz, Bilsenkraut, Mandragora und Opium und setzten diese Heilkräuter erfolgreich zur Linderung von Schmerzen und Gebrechen ein.

Die Tugend der Reinlichkeit war weit verbreitet. Bewunderungswürdige **Abwässersysteme** und selbst 4000 Jahre alte Wasserklosetts sind von Archäologen ausgegraben worden. Die Begriffe von Ansteckung, Isolierung und **Lepra** sowie von regelmäßigen Ruhetagen, die die alten Juden in die moderne Kultur brachten, scheinen babylonischen Ursprungs zu sein.

Die Heilkunde in den Hochkulturen Mittel- und Südamerikas

Quellen über die Hochkulturen Zentral- und Südamerikas sind noch spärlicher als solche Zeugnisse aus der Alten Welt. Doch ist mit gutem Grund anzunehmen, daß diese Kulturen auch hinsichtlich der ärztlichen Leistungen von hohem Niveau gewesen sind, obwohl ihnen grundlegende Elemente des Abendlandes und des Orients fehlten, wie z. B. Haustiere und Fahrzeuge mit Rädern.

Berichte über diese Kulturen stammen vorwiegend von spanischen Chronisten und ihren indianischen Schülern. Die Maya-Hieroglyphen und die peruanischen Quipus sind noch nicht entziffert worden und die mexikanischen Azteken-Bilderschriften können nur in beschränktem Ausmaß gedeutet werden. Die spanischen Eroberer lobten die Medizin der unterworfe-

---

[5] Aus: *R. Campbell Thompson*: The Devils of Ancient Babylonia. London 1903, S. 77.

nen Azteken sehr, die um 1000 v. Chr. in Mexiko seßhaft geworden waren. So schrieb der spanische Eroberer *Hernán Cortés* (1485 – 1547), daß europäische Ärzte im neuen Lande nicht benötigt würden. Dieses Kompliment für die aztekische Heilkunde ist allerdings auch bezeichnend für die unergiebige Situation der praktischen Medizin im Europa des 16. Jahrhunderts. Der spanische König sandte seinen eigenen Leibarzt, *Francisco Hernández* (1517 – 1587), nach Mexiko, damit er die Medizin der Azteken studiere. Von seinen in sieben Jahren gewonnenen Ergebnissen ist leider nur ein Teil erhalten.

Die **altmexikanische Medizin** konzentrierte sich ebenso wie die ägyptische und mesopotamische auf die Religion. Der König war gleichzeitig Priester und politisches Oberhaupt. Es gab Krankheits- und Heilgötter. Die Vorstellung von der Sünde als der Ursache der Krankheit und der Beichte als Behandlung war weit verbreitet. Die **Astrologie** wurde zur Diagnostik herangezogen und Zauberei mit Amuletten und Beschwörungen bekämpft. Der Begriff der krankheitsbringenden Winde, ursprünglich rein religiös (die Windgötter bringen Krankheit), führte zu einer mehr verstandesgemäßen Einstellung. Zahlreiche Krankheitsnamen zeigen, daß ein gewisser Empirismus nicht fehlte.

Am eindrucksvollsten ist die Kenntnis von und das Interesse an Naturgeschichte im alten Mexiko. Die Azteken kannten **1200 medizinische Pflanzen.** Ihre Kenntnis erstreckte sich besonders auf das Gebiet der Narkotika. Der Aztekenkönig hatte seinen eigenen botanischen Garten, der überwiegend medizinische Pflanzen enthielt. Auf der anderen Seite ist bemerkenswert, daß genaue anatomische Kenntnisse im alten Mexiko fehlten, obgleich die religiösen Menschenopfer mit ihren Herzritualen reiche Gelegenheit zu anatomischen Studien boten. Die Chirurgie scheint besser entwickelt gewesen zu sein als bei den meisten primitiven Kulturen. Die Mexikaner nähten mit Haar und führten Embryotomien und andere Operationen aus. Ausräucherung, Baden, Aderlaß, Diät und sonstige physikalische Methoden wurden in weitem Umfange angewendet.

Den Zeugnissen nach war die mexikanische Medizin zum großen Teil spezialisiert. Neben den Allgemeinpraktikern gab es Wahrsager, Chirurgen, Bader, Apotheker sowie Ärzte, die für verschiedene Krankheiten spezialisiert waren. Einige dieser Spezialgebiete standen auch weiblichen Praktikern offen. Im allgemeinen ist die Spezialisierung wohl eher als Überrest primitiver Bräuche als das Ergebnis technischer Fortschritte anzusehen. Als eine wichtige Weiterentwicklung auf dem Gebiet der medizinischen Behandlung ist eine Art von Krankenhäusern im alten Mexiko zu erwähnen.

Die **alte peruanische Kultur,** von der das Inkareich (um 1100 n. Chr. – 1533, als es von den Spaniern zerstört wurde) nur ein relativ junger Sproß war, zeigt viele Parallelen mit der Hochkultur Mexikos und mit den alten Kulturen des Nahen Ostens. Wie bruchstückhaft die Überlieferung der Chronisten ist, wird im Falle Perus besonders augenfällig. Wir wissen z. B., daß die Chirurgie dort sehr hochentwickelt war; doch gibt es keine Aufzeichnung, die die Durchführung so eingreifender Operationen wie Trepanation und Amputation berichtet. Göttern und Zauberern wurden krankheitserzeugende Kräfte zugeschrieben; Beichte und Beschwörung galten als geeignete Gegenmaßnahmen.

Der **magische Ritus** der Übertragung der Krankheit auf Tiere, den viele primitive Kulturen kennen, scheint in Peru besonders weit verbreitet gewesen zu sein. Diese Übertragung wurde hauptsächlich auf das dort beheimatete Meerschweinchen vorgenommen, das in Peru seine ursprüngliche Herkunft hat und dort seine schmerzliche Laufbahn als Versuchstier in der Medizin begonnen zu haben scheint. Die Vorstellung der krankheitsbringenden Winde entwickelte sich zur Erkenntnis, daß bestimmte Erkrankungen in bestimmten Jahreszeiten auftraten; eine Einsicht, die einen ersten Schritt zur Erkennung der Naturgesetze bildet. Die alten Peruaner züchteten nicht nur eine der wichtigsten Früchte der Erde, die Kartoffel, sondern sie brachten auch so wertvolle Substanzen wie etwa das Kokain und den Perubalsam in unseren Arzneimittelschatz.

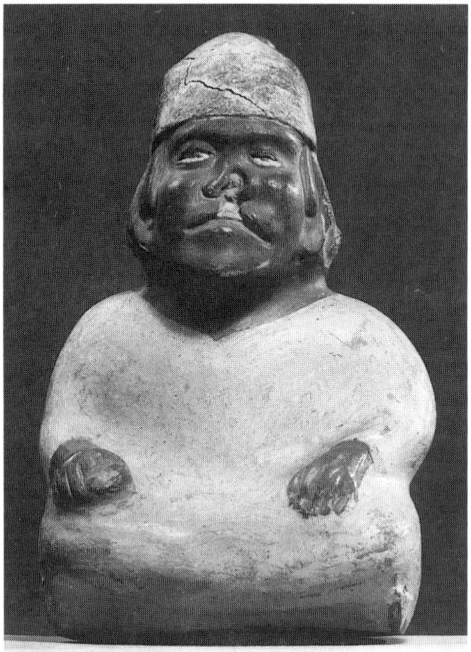

Abb. 6 Darstellung eines wahrscheinlich an Lepra oder Leishmaniasis erkrankten Menschen.
Alte peruanische Plastik aus dem Umkreis der Mochica-Kultur um 600 n. Chr.
Staatliches Museum für Völkerkunde, Berlin

Die großartigsten Leistungen der alten Peruaner lagen zweifellos auf dem Gebiet der Chirurgie. Sie kannten Trepanationen, Amputationen und Exzisionen von Tumoren, sogar Prothesen waren ihnen bekannt. Wie in anderen Teilen von Südamerika und in der Alten Welt wurden Ameisenköpfe als Klammern für Nähte benutzt. Unser Wissen über die peruanische Chirurgie beruht hauptsächlich auf tonkeramischen Plastiken. Die Keramik der Chimúperiode aus der Zeit des 12. bis 14. Jahrhunderts zählt zu den größten Kunstwerken aller Zeiten. Die morbide Neigung peruanischer Künstler, Krankheiten auf ihren Tongegenständen darzustellen, ist für den Medizinhistoriker von besonderem Vorteil. Die Gefäße zeigen chirurgische Eingriffe, Geburtsszenen und Organdarstellungen wie auch die Folgen von rituellen und gerichtlichen Verstümmelungen.

Sie vermitteln ein klares Bild von den furchtbaren Krankheitserscheinungen der Uta, der peruanischen Leishmaniasis (nach dem Pathologen *William Leishman*, 1865 – 1926, benannt), die durch eine Parasiteninfektion entsteht. Sie stellen ferner die gefährliche Rickettsien-Krankheit dar, die als „verruga peruana" oder „Carrións Krankheit" (nach dem peruanischen Bakteriologen *Daniel Carrión*, 1850 – 1885, benannt) bezeichnet wird. Eine Zeitlang wurde heftig über die Frage debattiert, ob auf einigen der Gefäße Fälle von Syphilis oder Lepra abgebildet seien (Abb. 6). Die Mehrzahl der Forscher hat sich für Leishmaniasis entschieden.

Es war natürlich, daß das **altamerikanische Hochkulturvolk der Inka** (1100 – 1533), das nichts dem Zufall überließ, besondere Leistungen auf dem Gebiet der **öffentlichen Gesundheitspflege** aufwies. Die jährliche Gesundheitszeremonie Citua bot, unter Führung des Inkakönigs, Gelegenheit zu gründlicher Reinigung aller Häuser. Vorkehrungen für angemessene Unterhaltskosten und Beschäftigung von Alten und Verkrüppelten wurden getroffen. Letzteren war das Heiraten verboten. Alkoholismus und Arzneimittelsucht wurden energisch bekämpft.

Wie in modernen diktatorischen Staaten praktizierten die alten Inkas Umsiedlungen von ganzen Bevölkerungsgruppen. Doch zeigten die Inkas bereits erstaunliche hygienische Einsichten bei ihren Bevölkerungsverschiebungen. Sie bemerkten, daß diejenigen ihrer Untertanen, die unter extremen Hochlandbedingungen aufgewachsen waren, eine Übersiedlung in die tropischen Tieflande nicht überlebten. Dementsprechend wurden Bevölkerungsgruppen nur in Orte umgesiedelt, die klimatisch ihren früheren Siedlungen entsprachen. Ebenso wurden Hochlandtruppen nie länger als wenige Monate unter Tieflandbedingungen stationiert. Die eindrucksvollen Ruinen von **Badeeinrichtungen** und **Kanalisationssystemen** bezeugen die Leistungen der Inkas auf dem Gebiet der öffentlichen Gesundheitspflege.

Besonders bemerkenswert erscheinen die Bemühungen der Inkas, das Spezialistentum in der Medizin zu überwinden.

Der Inka *Pachacutec* forderte, daß zukünftige Ärzte ebenso wie Chirurgen eine gründliche Ausbildung in Botanik erhalten sollten.

Die hier abgehandelte Medizin der drei alten amerikanischen Kulturen wird als Ausdruck eines bestimmten medizinischen Typs betrachtet, den der amerikanische Medizinhistoriker *Owsei Temkin* (geb. 1902) als *"archaische Medizin"* bezeichnet hat. Existiert ein solcher Typ wirklich? Lassen wir uns nicht vielleicht von unserer Begeisterung für diese Hochkulturen dazu verführen, ihre Medizin, die mit der primitiven Medizin so eng verwandt bleibt, mit besonderen Tugenden auszustatten, die in Wirklichkeit nicht existieren?

Zweifellos enthalten diese medizinischen Systeme nichts, das sich nicht in gewissem Umfange in der prähistorischen Heilkunde findet. Die vollständige Unabhängigkeit der Medizin vom Übernatürlichen wurde nicht erreicht. Die Ärzte blieben Priester; magisch-religiöse Vorstellungen und animistischer Glaube (lat. anima, ae f. = Seele, Glaube an die Beseeltheit der Natur) dominierten alle wissenschaftlichen und empirischen Ansätze. Dennoch ist auf Grund der dargestellten Zeugnisse festzustellen, daß der hohe Grad von **Empirismus,** wissenschaftlicher Systematisierung und praktischer Organisation – der sich z. B. in der Überwindung der primitiven Spezialisierung zeigt – es gerechtfertigt erscheinen läßt, von einer neuen und anderen Art der Medizin zu sprechen.

Tatsächlich zeigt dieser neue Typ mehr quantitative als qualitative Unterschiede. Er ist primär das Ergebnis allgemeiner Entwicklungen, nicht spezieller medizinischer Entdeckungen. Die einfache Tatsache, daß medizinische Erfahrungen jetzt von Priesterorganisationen niedergeschrieben, gesammelt und überliefert wurden, bedingte eine erhebliche Zunahme des Wissens wie auch eine rasche Verbreitung der Methoden und Zunahme der technischen Fähigkeiten. Jede einzelne Operation, die von peruanischen Chirurgen ausgeführt wurde, ist zumindest auch von irgendeinem primitiven Völkerstamm ausgeübt worden.

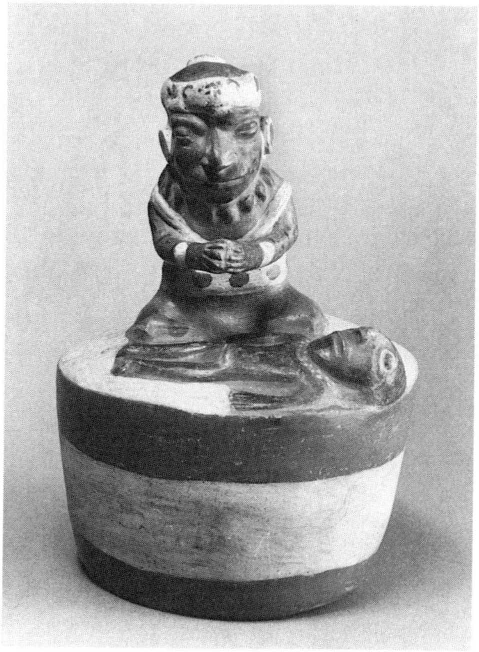

Abb. 7 Arzt und Patient – Darstellung auf einem Wasserkrug.
Mochica-Kultur, Peru um 600 n. Chr.
Staatliches Museum für Völkerkunde, Berlin

Doch während die Primitiven nur eine oder zwei besondere Operationen kannten, entwickelten die Peruaner durch die Kombination verschiedener chirurgischer Fähigkeiten und Geschicklichkeiten eine echte Chirurgie (Abb. 7).

Wiederum ergeben sich aus der Vereinigung weiter Bevölkerungsgruppen fast unvermeidlich Maßnahmen auf dem Gebiet der **öffentlichen Gesundheitspflege.** Während nichtprimitive Gemeinschaften ohne solche Regelungen bestehen können, würde jede große Bevölkerungskonzentration durch Krankheiten ausgelöscht werden, wenn sie keine aktive öffentliche Gesundheitspflege betriebe. Damit konnte sich eine allgemeine **Hygiene,** die von oben kontrolliert wurde, in den Hochkulturen entwickeln. Sie reifte zu einem wesentlichen Kennzeichen einer neueren, umfassenden Heilkunde heran.

5 Die Heilkunde im alten Indien und China

Während die Hochkulturen des Nahen Ostens und Amerikas ausgestorben sind, leben die orientalischen Kulturen der Flußtäler von Indien und China bis in die heutige Zeit fort. Und ihre medizinischen Systeme leben mit ihnen weiter. Tausende von Praktikern wenden noch die alten Methoden an Millionen Patienten an. Die Kenntnis dieser sehr eindrucksvollen medizinischen Gedanken- und Lehrgebäude und ihrer Geschichte ist somit von unmittelbarer praktischer Bedeutung; denn die erfolgreiche Einführung moderner wissenschaftlicher Medizin in diese Länder hängt von der geschickten und taktvollen Behandlung jener durchaus ernstzunehmenden alten Heilkunde ab.

In beiden Ländern entwickelte die Medizin sich über das Stadium der archaischen Priester-Medizin hinaus, um dann allerdings jede weitere Dynamik vermissen zu lassen. In beiden Ländern gelangte der ärztliche Beruf zu echter Unabhängigkeit. Dieser bedeutsame Wandel wurde leider mit einer Erniedrigung des sozialen Ranges des Arztes bezahlt, der das Niveau des naturwissenschaftlich ausgerichteten, abendländischen Mediziners nicht erreichte. Weitgehend einer dogmatischen Philosophie unterworfen, zeigt die indische und chinesische Heilkunde eine erstaunliche Ähnlichkeit mit der mittelalterlichen Medizin des Abendlandes, der sie aber eher überlegen ist.

Die Geschichte der **indischen Medizin** umfaßt zwei große Perioden. Berichte über Medizin der früheren Periode, der sogenannten **Weda-Periode,** die von 1200 v. Chr. bis 800 v. Chr. dauerte, stammen hauptsächlich aus den Wedas, den vier heiligen Sanskritbüchern der Inder. Eine spätere Periode, **die brahmanische,** umfaßt rund die Zeit von 800 v. Chr. bis zum Jahre 1000 n. Chr. Danach wurden große Teile Indiens der Herrschaft des Islam unterworfen, so daß arabische Ärzte an vielen Orten praktizierten. Diese zweite kulturelle Periode bestimmte ideologisch die Kaste der Brahmanen, die Kaste der Hindupriester.

Das wenige, das wir von der Medizin der Weda-Periode wissen, zeigt nahe Verwandtschaft mit der prähistorischen und der archaischen Medizin. Die schon vertrauten Vorstellungen tauchen wieder auf – Sünde als Ursache der Krankheit, Beichte als Heilungsritus und Dämonen, die durch Beschwörungen, Zaubersprüche und Hymnen bekämpft werden müssen. Das Vorkommen zahlreicher Krankheiten spiegelt sich in den Weda-Büchern wider. Wie zu erwarten, sind es vor allem Fieberkrankheiten; denn Indien ist noch immer das Land mit den häufigsten Malariaerkrankungen ebenso wie eine Brutstätte für Pest, Lepra und Cholera. Bereits in dieser frühen Periode zeigten die Hindus eine deutliche Vorliebe für die reinigende Behandlung mit Wasser. Sie gebrauchten bereits **Prothesen für amputierte Extremitäten,** was auf ein besonderes Geschick auf dem Gebiet der Chirurgie schließen läßt.

Die Ärzte der anschließenden **brahmanischen Periode** gehörten einer dritten Kaste an, die im Range unter den Priestern und Kriegern stand. Sie verwendeten Helfer aus noch niedrigeren Kasten. Sie dienten vor allem den Fürsten und einer dünnen Oberschicht. Die sorgfältig überwachte Ausbildung der Ärzte fand nicht in Priesterschulen statt, sondern durch Lehrjahre bei Praktikern. Man richtete sich in Diagnose und Therapie nach einem überwiegend rationalen Standpunkt. Im Unterricht wurde auf die gleichmäßige Verteilung von Theorie und Praxis sowie von medizinischem und chirurgischem Wissen großer Wert gelegt. Der zukünftige Arzt mußte an vielen Lehrmodellen üben. Er wurde durch eine feierliche Zeremonie in den Beruf eingeführt, in der ein Eid, ähnlich dem Eid des Hippokrates (vgl. S. 41), zu schwören war. Dies ist nur eine der vielen Parallelen zwischen der Medizin der Hindus und der Medizin der Griechen.

Die drei großen klassischen Werke der traditionellen indischen Medizin, die Bücher von *Charaka* (geschrieben zu Beginn der christlichen Ära), *Susruta* (etwa 500 n. Chr.) und *Vaghbata* (etwa 600 n. Chr.) basieren wahrscheinlich auf viel älterem, zuweilen wedischem Material. Soweit man indische Quellen überhaupt zu datieren vermag, kann man wohl annehmen, daß sich die Ideen der klassischen Hindumedizin zwischen 700 und 200 v. Chr. entwickelt haben.

Die übernatürlichen Elemente in der brahmanischen Medizin sind noch immer beträchtlich. Außer einer **Humoral-Pathologie** kennt man die Besessenheit durch Dämonen oder die auf der Seelenwanderung (Karma)-Theorie beruhenden Auffassungen, daß die Krankheit die Strafe für eine in einem früheren Leben begangene Sünde sei. Die Medizinbücher selbst sind mythologischen und göttlichen Ursprungs, sie sind teilweise in Versen geschrieben und mit Gebeten durchsetzt. Omina spielen noch immer eine große Rolle in der **Prognostik.** Auch die große religiöse Bewegung, welche die Lehren *Buddhas* (um 560 v. Chr. bis 480 v. Chr.) im 6. Jahrhundert v. Chr. hervorrief, beeinflußte stark die Medizin. Sie führte zur Gründung von hospitalähnlichen Einrichtungen in Indien, viele Jahrhunderte früher, ehe das Christentum seit dem frühen Mittelalter die gleiche Entwicklung in den abendländischen Kulturen fördern sollte. Die enge Beziehung zwischen Religion und Medizin spiegelt sich auch in der Tatsache, daß die „vier Fragen" des Hinduarztes an seinen Patienten den „vier edlen Wahrheiten" des *Buddha* weitgehend entsprachen.

Zwischen den wissenschaftlichen und den religiösen Elementen dieser Medizin stehen die halbwissenschaftlichen, vor allem die astrologischen Konzepte. Die Stellung des Kranken im Raum, die astrologische Bedingtheit der Tage, die Winde und die sechs Jahreszeiten (abnormale Jahreszeiten sind Folgen der Sünde) spielen eine große Rolle im Denken des indischen Arztes.

Dieses beruht dann aber außerdem, wie die griechischen oder chinesischen Vorstellungen, auf einer ausgedehnten spekulativen Wissenschaft, welche **fünf Grundprinzipien** (Erde, Wasser, Feuer, Luft und Himmel), zwei Grundqualitäten (heiß und kalt), drei Grundsäfte (Luft, Galle und Schleim), sechs Körperelemente (Chylus, Blut, Fleisch, Knochen, Mark, Samen) und ferner eine Lebenskraft kennt.

Nach diesem Lehrgebäude sind alle Krankheiten humoralen Ursprungs, die Symptome entstehen durch Verlust oder Überfluß von Säften oder Körperelementen. Dieselbe Veränderung der Säfte ruft aber nicht immer dasselbe Symptom hervor. Psychosomatische Gedankengänge werden häufig angetroffen. Sektionen werden empfohlen, aber die anatomischen Kenntnisse sind gering.

Eine von *Susruta* vorgenommene Unterteilung der Medizin berührt uns als fremdartig, ist aber in vieler Beziehung recht bezeichnend. *Susruta* unterscheidet folgendes:

1. Entfernung von Fremdkörpern;
2. Krankheiten oberhalb des Schlüsselbeins;
3. Allgemein-Erkrankungen (Fieber, Hysterie, Lepra etc.);
4. Durch Dämonen hervorgerufene Krankheiten;
5. Kinderpflege und Kinderheilkunde;
6. Giftlehre;
7. Verjüngungslehre;
8. Aphrodisiaka.

Wir dürfen nicht vergessen, daß den Ostasiaten, genau wie den Griechen, unsere christlich-jüdische Einstellung zu einem langen Leben und zur Sexualität unbekannt oder unverständlich war.

Als Krankheitsursache galten die folgenden: Fehler am Samen oder Ei, unzweckmäßiges Verhalten der Mutter während der Schwangerschaft, welches Taubheit, Blindheit und Schwachsinn bedingt; sogenannte idiopathische Krankheiten, welche sowohl körperlicher als auch seelischer Natur sein können; traumatische Erkrankungen; Saisonkrankheiten; durch Götter oder Dämonen hervorgerufene Krankheiten und schließlich „Spontankrankheiten" (Krankheiten bedingt durch Alter, Hunger, Durst etc.).

Die **Diagnostik** war in der altindischen Medizin hochentwickelt. Sie benutzte die

Befragung, die genaue Inspektion (z. B. wurde die Abmagerung bei der Schwindsucht festgestellt), die Berührung (hierzu gehörte auch die Pulsuntersuchung) und die Untersuchung mit allen Sinnen, zu denen auch der Geschmack gehörte. Der süße Geschmack des diabetischen Urins, der „Honigurin", war den Indern lange vor den Europäern bekannt. Die Diagnose verwendete auch eine genaue Untersuchung des Schmerzes, von dem man die verschiedenartigsten Sorten kannte.

Die brahmanischen Ärzte hatten eine ausgebildete **Konstitutionslehre.** Sie glaubten die äußeren Zeichen des langlebigen Menschen zu kennen. Sie legten großen Wert auf Körperproportionen und unterschieden sieben Temperamente. Auch das Alter war ein wichtiges Element in ihren Erwägungen. Außerdem spielten die Jahreszeiten eine Rolle in ihrem Denken, und sie unterschieden drei klimatische Regionen in Indien.

Wie die **Hippokratiker,** von denen noch zu sprechen sein wird, waren sie **prognoseorientiert.** Von der Zeichenlehre waren sie zu einer rationalen Prognostik vorgestoßen. Sie kannten bereits das hippokratische Zupfen an der Bettdecke beim Sterbenden. Auch auf Störung der Sinneswahrnehmung und gewisse äußere Zeichen, wie das Hereinschlüpfen des Penis (auch bei dem Wiener Arzt *Leopold Auenbrugger*, 1722–1809 im 18. Jahrhundert erwähnt und noch heute in Java als Korokrankheit gefürchtet), legten sie großen Wert. Sie wußten, daß die Prognose von Geschwüren bei Lepra, Diabetes und Tuberkulose schlecht war. Die Prognose war auch darum wichtig für den indischen Arzt, weil seine Schriften viele Warnungen, keine Unheilbaren zu behandeln, enthalten.

Die klinischen Kenntnisse der altindischen Ärzte waren sehr ausgedehnt. Bei der Schwindsucht sahen sie das Blutspucken als eindeutiges Symptom an. Die Lepra galt ihnen als ansteckend. Beim Diabetes mellitus kannten sie den Karbunkel, beim Aszites die Leberveränderungen.

Sie mußten sich natürlich sehr viel mit Fieberkrankheiten beschäftigen. Die verschiedenen Periodizitäten der Malaria waren ihnen wohlbekannt und einige buddhistische Schriften verraten eine Ahnung von der Rolle der Mücken bei der **Malaria.** Auch daß der **Pest** ein Massensterben von Nagetieren vorausgeht, war ihnen nicht verborgen geblieben. Recht gut sind auch die Beschreibungen von Epilepsie und anderen Krampfzuständen, von Tetanus, Hemiplegie, Elephantiasis, Erysipel. Unter „Abszessen" werden auch das Kindbettfieber und die Osteomyelitis analysiert und eine Differentialdiagnose zwischen Tumor und Abszeß versucht. Skrofulose und Kropf konnte man unterscheiden. Alkoholismus und Geisteskrankheiten behandelte man körperlich ebenso wie seelisch. Geschlechtskrankheiten werden ausführlich abgehandelt.

Wir beobachten bei den altindischen Ärzten eine wahre Besessenheit mit Klassifikationen. *Susruta* unterscheidet z. B. 66 Krankheiten der Mundhöhle, 5 Krankheiten der Ohrläppchen und dergleichen mehr. Infolgedessen hat sich bei ihnen, auch ohne Latein und Griechisch, eine außerordentlich üppige Nomenklatur entwickelt.

Zur Therapie gehören Gebete und Beschwörungen, sogar zur Chirurgie. Tempelschlaf wird gegen schlechte Träume verschrieben. Im Zentrum der Therapie steht aber die **Diätetik.** Die Nahrungsmittel und ihre Eigenschaften werden außerordentlich genau untersucht. Auf die Unverträglichkeit gewisser Nahrungsmittel wird hingewiesen. Bei Wassersucht wird salzfreie Diät verschrieben. Der spirituellen und humoralen Reinigung des Patienten dienen zahlreiche Emetika (lat./gr. emeticum, i n. = das Erbrechen), Abführmittel und Aderlaß, zu dem man Lanzette und Blutegel benutzte. Daß der Mißbrauch von Abführ- und Brechmitteln zu Krankheit führen kann, ist bekannt, so daß in der altindischen Heilkunde nicht weniger als 15 solcher Folgekrankheiten unterschieden werden.

Trotz der Betonung der Diät gibt es auch eine sehr ausgedehnte **Arzneimittellehre.** Gewisse Bodensorten werden danach unterschieden, wie sie auf das Wachstum der Arzneipflanzen wirken. Die Arzneipflanzen können nach ihren Eigenschaften klassifiziert werden, nach den fünf Elementen oder nach ihrem Geschmack und ihrer Wirkung. Die Arzneimittel entstammen dem Mineralreich, dem Pflanzenreich und dem Tierreich. Die hauptsächlichen flüssigen Drogen sind Wasser, Milch, Wein und der Urin der Elefantenkuh. Die Rezepte sind stark zusammengesetzt (Polypharmazie) und quacksalberhafte Behauptungen über ihre unfehlbare Wirkung, z. B. Eisen gegen Lepra, oder eine Panazee (Allheilmittel) gegen Diabetes, werden bisweilen aufgestellt. Die Mittel können auch als Umschläge, Räucherungen, Schnupfpulver, Gurgelwasser angewendet oder in das Rektum, die Blase oder Vagina eingeführt werden.

Die indischen Arzneimittel waren seit jeher als wertvoll bekannt. Sie wurden darum bereits von den Ägyptern, Griechen, Arabern und schließlich unseren eigenen Vorvätern übernommen. Diese zeigten darüber hinaus eine außerordentliche Neigung für indische Gewürze, welche im 15. Jahrhundert durch *Vasco da Gama* (um 1469 – 1524) 1497/1498 sogar zur Entdeckung des Seeweges nach Indien führte. Im 16. Jahrhundert wurden die Produkte der indischen **Rauwolfia serpentina** (benannt nach dem Renaissance-Arzt *Leonhard Rauwolf*, 1540 – 1596) dem europäischen Arzneimittelschatz mit großem Erfolg einverleibt und als Beruhigungsmittel verwandt.

Auch das Wissen um die Gifte aus dem Mineral-, Pflanzen- und Tierreich war bei den Indern hoch entwickelt. Sie hatten viel mit Schlangenbiß, vergifteten Pfeilen, Insekten- und Rattenbissen zu tun. Sie verfügten bereits über gewisse chemische Kenntnisse und unterschieden Säuren und Alkalien.

Wichtiger ist vielleicht doch noch der Geist, in dem diese Heilmittel angewendet werden. *Susruta* macht die bemerkenswerte Feststellung, daß das Medikament nicht stärker sein solle, als die Krankheit oder der Patient. Er unterscheidet vier Elemente der Behandlung: den Arzt, den Patienten, die Heilmittel und die Pfleger. Typisch ist, daß er sich mit großer Energie gegen alle Neuerungen, gegen alle Suche nach neuen Heilmitteln wendet. Die Tradition genügt.

Zweifellos am glänzendsten entwickelt war bei den Indern die Chirurgie, die sogenannte **„Entfernung von Fremdkörpern“**. Die Operation wurde eingeleitet durch ein Gebet, durch Legen des Patienten in die passende Himmelsrichtung und durch astrologische Feststellungen. Dann wurde eine der folgenden acht Maßnahmen durchgeführt: einschneiden, ausschneiden, auskratzen, punktieren, sondieren, extrahieren, Flüssigkeiten ablassen und nähen. Der hohe Stand der indischen Chirurgie geht nicht zuletzt daraus hervor, daß ausführlich die Folgen fehlerhafter Operationen erörtert wurden. Etwa hundert chirurgische Instrumente standen dem Arzt zur Verfügung. Als das wichtigste galt aber seine Hand. Er mußte verstehen, den Patienten sowohl zu erheitern als auch einzuschüchtern. Unter den Instrumenten befanden sich Zangen, Rektal-Spekula, Bougies, Haken für Nasenpolypen und der Magnet.

Auch **Kauterisation** mit dem Glüheisen oder Chemochirurgie mit ätzenden Salben wurde geübt. Vielfache Verbände und Verbandsmittel standen zur Verfügung. Beim Schröpfen wurden je nach der zu schröpfenden Flüssigkeit das Horn, die Kalebasse oder Blutegel verwendet. Venesektion und Skarifikation wurden ebenfalls geübt. Zur Anästhesie diente der Wein. Um 1840 brachte der britische Chirurg *James Esdaile* (1808 – 1859) auch die Hypnose als Anästhesietechnik bei Operationen von Indien nach Europa. Da aber um diese Zeit (1846 – 1847) auch die chemischen Narkotika entdeckt wurden, hielt sich diese Methode nicht.

Nicht zufällig beginnen die *Susruta*schen Beschreibungen von Operationen mit dem Durchbohren der Ohrläppchen, einer typisch magischen Handlung. Den Gipfel erreicht die indische Chirurgie zweifellos bei den **plastischen Operationen** an Ohr und Nase. Gerichtlich angeordnete Verstümmelungen dieser Organe boten reichlich Gelegenheit, solche Plastiken durchzuführen. Es besteht wenig Zweifel, daß die europäische plastische Chirurgie, die zuerst im mittelalterlichen Italien blühte, ein direkter Ausläufer der Operationskunst der Hindu war. Bemerkenswert waren auch die Leistungen der indischen Chirurgen auf dem Gebiet der Star- und Blasensteinoperation, so wie der Darmnaht, die mit Ameisenköpfen durchgeführt wurde. Die häufigen Kriege brachten es mit sich, daß sich eine hochentwickelte Technik zum Auffinden und Ausziehen von Splittern, besonders von Geschossen, entwickelte. Die indische Chirurgie unterschied über zehn Methoden dieser Art, wozu auch der Einsatz von Magneten gehörte. Sie beschäftigte sich besonders mit dem Studium der Stellen des Körpers, welche von lebenswichtiger Bedeutung sind. Bei Verbrennungen unterschied sie vier Grade, sie war natürlich auch in der Behandlung von Wunden und Frakturen und Luxationen erfahren. Indische Chirurgen behandelten Tumoren, Erysipel, Mastitis, Skrofulose, Kropf, Hydrozele des Hodens und Leistenhernien. Sie waren besonders interessiert an der chirurgischen Behandlung von Hämorrhoiden und Nasenpolypen, an Analfisteln, dem Blasenstein und Darmobstruktion. Auch die Behandlung der Krankheiten von Augen, Ohren, Nase war hoch entwickelt.

Die indische Geburtshilfe bietet uns eine merkwürdige Mischung von Anweisungen, wie man ein männliches Kind zeugt, von pseudoembryologischen Daten, Schwangerschaftszeichen und Schwangerschaftsdiät.

Außerordentlich wichtig waren den Altindern **Hygiene** und **vorbeugende gesundheitliche Maßnahmen.** Es handelte sich vor allem um die individuelle Vorsorge. Empfohlen wurden unter anderem Zähne putzen, Betel kauen, sich salben, kämmen, gymnastische Übungen, Massage, Bäder, Frömmigkeit, richtiges Essen, Perioden der Untätigkeit, Geschlechtsverkehr (einmal in 4 Tagen), Höflichkeit, nicht Zeuge oder Bürge sein, nicht an Kreuzwege gehen, nicht zwischen älteren Leuten und Kühen durchgehen, nicht in Gegenwart von Vorgesetzten, Kühen oder gegen den Wind urinieren, nicht am Tage schlafen und nicht mit Fliegen besetzte Nahrung zu sich nehmen. In **Epidemiezeiten** soll man kein Wasser trinken oder rohes Gemüse essen, man soll davonlaufen und beten. Bevor man zu stark über diese merkwürdige Mischung indischer hygienischer Maßnahmen lächelt, sollte man sich besser in Erinnerung rufen, daß den Indern bereits seit Jahrtausenden eine Technik, die **Variolation** (Einimpfung von Pockenviren) zur Verhütung der Pokken bekannt war. Erst im 18. Jahrhundert führte erstmals ein europäischer Arzt, *Charles Maitland* (1668 – 1748), 1721 eine solche Impfung, die er in der Türkei gesehen hatte, durch (vgl. S.101).

Die Physiognomie der indischen Medizin gibt Anlaß zu interessanten Vergleichen und Parallelen. Sie erinnert durchaus an die archaische Medizin, ist aber doch bereits viel wissenschaftlicher. Außerordentliche Ähnlichkeiten bieten sich mit der griechischen Medizin hinsichtlich ihrer wissenschaftlichen Prinzipien und ihrer Technologie an. Die Inder waren häufig sogar die besseren Praktiker. Dafür hatten die Griechen ihre Medizin völlig von der Religion getrennt und nie in ein derartig systematisches Korsett gepreßt. Andererseits zeigen sich Übereinstimmungen mit der mittelalterlichen Medizin, in ihrer Vermischung von Religion und schematisierter Wissenschaft. Nur daß die Inder ungleich bessere Empiriker waren und gerade auf dem Gebiet der Chirurgie, das im Mittelalter sehr darniederlag, so außerordentliche Erfolge erzielten.

Es ist äußerst unwahrscheinlich, daß die Inder ihre Medizin von den Griechen unter *Alexander dem Großen* (356 – 323 v. Chr.) im 4. Jahrhundert erlernt haben, da sie um diese Zeit wohl bereits weitgehend entwikkelt gewesen ist. Sie hatte sich teils vor der griechischen, teils unabhängig von derselben entfaltet, aber es war ihr nie gelungen, sich von der Religion zu trennen. Die Griechen ihrerseits erhielten sicher zahlreiche Anregungen von Indien via Persien, so wie die Inder auch einige griechische Anregungen auf diesem Wege bekamen. Es war die besondere Eigenart der Griechen, überall Kulturelemente aufzunehmen, sie dann dynamisch weiterzuentwickeln, anstatt statisch zu bleiben. Als Europa in der Renaissance den griechischen Geist wiederbelebte, legte es den sterilen Geist des Mittelalters, der auch die indische Medizin kennzeichnete, ab. Die Araber, die Griechen und sonstige Europäer waren nicht die einzigen, die von den Indern lernten. Die indische Kultur und ihre Heilkunde breiteten sich auch weit östlich von Indien in Indochina und Tibet aus.

Die altchinesische Heilkunde

China ist zweifellos die jüngste der alten Kulturen, wenn auch neuere archäologische Funde der frühen chinesischen „Knochenkultur“ die traditionellen chinesischen Geschichtsdaten heute glaubhafter erscheinen lassen, als es vor wenigen Jahrzehnten noch der Fall war. Trotz ihres offensichtlich statischen Charakters hat die chinesische Kultur viel technische Erfindungsgabe gezeigt. Die Chinesen kannten offenbar den Kompaß bereits 1100 v. Chr.. Sie besaßen Seide und Porzellan; die Kunst des Druckens war in China weit früher als im Abendland bekannt. Es war eine Kultur der Gelehrten, in der selbst die Götter durch Briefe angeredet wurden. Auch in der Verwaltung arbeiteten Gelehrte. Der Arzt gehörte – zumindest in den späteren Perioden der chinesischen Geschichte – nicht zu dieser Gruppe und hatte nicht teil an der allgemeinen Achtung, die den Gelehrten gezollt wurde.

Die **medizinische Literatur** der Chinesen ist sehr umfangreich. Die Anfänge der Medizin werden drei legendären Kaisern zugeschrieben: *Fu-Hsi* (nach der chinesischen Tradition um 2900 v. Chr.), der die fundamentale Philosophie von **yang** und **yin** erfand, das männliche und das weibliche Prinzip in der Natur; *Shen-Nung* (um 2700 v. Chr.), Erfinder der Arzneimittellehre und Akupunktur; und *Huang-ti* (um 2600 v. Chr.), von dem angenommen wird, daß er der Autor des **Neiching** ist, des klassischen Buches über innere Krankheiten.

Die anatomischen und physiologischen Begriffe sind weitgehend phantastisch und deduktiv. Die ganze Medizin wird von einer extrem formalisierten und ausgearbeiteten Naturphilosophie beherrscht. Gleichzeitig existiert, besonders für die niederen Bevölkerungsschichten, eine Art **magische Priestermedizin,** oder **Schamanismus,** die auf der archaischen Theorie des Seelenraubes basiert.

Gemäß der chinesischen Philosophie und Wissenschaft wird das ganze Universum in zwei Prinzipien eingeteilt, yang (hell, männlich) und yin (dunkel, weiblich). Es gibt fünf Grundelemente (Holz, Feuer, Erde, Metall, Wasser), die verbunden sind mit fünf Planeten,fünf Jahreszeiten, fünf Farben, fünf Tönen und fünf Organen im menschlichen Körper. Charakteristischerweise wird die Musik als Wissenschaft der Wissenschaften angesehen. Krankheit gilt als Disharmonie zwischen den fünf fundamentalen Organen; eine Disharmonie, die ihrerseits verbunden ist mit Störungen der Planeten, Jahreszeiten, Farben und Töne, den einzelnen Organen entsprechend.

Die Diagnose gründet sich vorwiegend auf der Beobachtung des Pulses und der Besichtigung der Zunge. Es gibt nicht weniger als 51 verschiedene Pulsarten; und 37 verschiedene Schattierungen der Zunge werden beschrieben. Dieses medizinische Lehrgebäude enthält manche zutreffende klinische Beobachtung. So ist z. B. die Krätzemilbe bereits bekannt; Diabetes, Pocken, Dysenterie, Masern und Cholera werden gut beschrieben. Doch das System ist ebenso wie das der Inder überspitzt und übertrieben ausgearbeitet und dadurch beeinträchtigt. Um nur ein Beispiel zu nennen: Der chinesische Arzt mußte unter nicht weniger als 42 Formen von Pocken unterscheiden. Auch den Chinesen waren die **Pockenprophylaxe** durch Inokulation (Einimpfen von Flüssigkeit aus den Pokkenpusteln) und der Zusammenhang zwischen Rattensterben und Pest bekannt.

Ihre Pharmakopöe ist seit altersher sehr hoch entwickelt. Sie enthält 1800 Arzneimittel. In neueren Zeiten sind wertvolle Mittel, wie Ephedrin, Chaulmoograöl und Buffagin von der abendländischen Medizin übernommen worden. Rhabarber und Kampfer kamen wahrscheinlich bereits viel früher aus China in die europäische Pharmakopöe. Weiterhin verwendeten die Chinesen auch Lebertran und Mineralien wie Eisen, Arsen und Quecksilber. Die Rezepte der Ärzte werden in regelrechten Apotheken angefertigt.

Auf Grund einer tiefverwurzelten Abneigung gegenüber dem Blutvergießen, verbunden mit dem Glauben, daß Verstümmelungen des Lebenden nach dem Tode bestehen bleiben, wurde die Chirurgie unter den Chinesen niemals gepflegt, wenn sie auch ein beachtliches Wissen über Schmerzmittel besaßen und sonst viele medizinische Bräuche der Hindus übernahmen. Dagegen ist die **Physiotherapie** sehr hoch ausgebildet worden. Zu den überall bekannten Methoden – wie Trockenschröpfen, Massage und Gymnastik – erfand der Chinese zwei eigene Methoden, nämlich die **Akupunktur** und **Moxa.** Die Technik der Akupunktur mit langen Nadeln gründet sich auf die Vorstellung, daß der Körper voller kanalähnlicher Röhrchen ist, deren Verstopfung beseitigt werden muß; dem Chinesen eine natürliche Vorstellung, da Kanalbewässerung die Grundlage seiner Landwirtschaft ist. Die Akupunktur ist in der abendländischen Medizin während der letzten drei Jahrhunderte periodisch immer wieder einmal zur Mode geworden. Ihre Wirkung beruht wahrscheinlich größtenteils auf der **Suggestion.** Die Moxatherapie hat die europäischen Praktiker und Patienten nicht angesprochen; hierbei wird die Haut des Kranken mit Kegeln getrockneter Kräuter (Beifußkraut) gebrannt (Moxabrennen).

Es ist charakteristisch für die chinesische Kultur, daß bereits im 13. Jahrhundert eine gutorganisierte **Gerichtsmedizin** existierte. Viele der angewendeten Untersuchungsmethoden waren sehr einfallsreich. Es wurden aber auch bereits Fingerabdrücke zur Identifizierung Krimineller benutzt. Die **öffentliche Gesundheitspflege** war nicht gut entwickelt. Der Schmutz der chinesischen Städte ist sprichwörtlich. Die ursprünglichen dreizehn medizinischen Spezialfächer früherer Zeiten wurden im Laufe der Zeit auf neun reduziert. Das Verfahren der Pokkenimpfung wurde wahrscheinlich aus Indien eingeführt.

Die indische wie auch die chinesische Medizin erstarrten relativ früh im **Dogmatismus** und verharren bis heute in dieser statischen Form. Die kommunistische Regierung setzt angesichts der Unterversorgung des sehr ausgedehnten Landes mit wissenschaftlichen Ärzten auf die traditionellen Heilpraktiker, besonders in der Präventivmedizin und auf dem Lande.

Es ist interessant festzustellen, daß die Japaner, die die chinesische Medizin zusammen mit der chinesischen Kultur im neunten Jahrhundert übernahmen, nicht den gleichen Konservatismus zeigten. Während des 16. Jahrhunderts, wahrscheinlich unter dem Anreiz ausländischer Kontakte, entwickelten sie einen mehr direkten klinischen Standpunkt und ein größeres Vertrauen auf die heilenden Kräfte der Natur. Der Arzt *Nagata Tokuhon* (gest. 1630), bekannt als der „japanische Hippokrates", spielte bei dieser Entwicklung eine wichtige Rolle. Unter westlichem Einfluß machten die Japaner im 17. Jahrhundert in der Chirurgie und im 18. Jahrhundert in Geburtshilfe und Anatomie große Fortschritte. In der zweiten Hälfte des 19. Jahrhunderts erreichten sie Anschluß an die abendländische Medizin, der sie sich mit Leichtigkeit und Geschick anpaßten.

6 Die Heilkunde der griechischen Welt: Ärzte, Priester, Philosophen

Die alte griechische Heilkunde steht der modernen Medizin wesentlich näher, indem sie im 5. Jahrhundert vor Christus die Grundlagen für das **Handeln, Denken und Fühlen des Arztes der Neuzeit schuf.** Man kann mit Recht sagen, daß es die Medizin des 20. Jahrhunderts ohne die griechischen Vorläufer gar nicht geben würde. Es ist kein Zufall, daß die moderne klinische Terminologie weitgehend auf dem Griechischen basiert. Natürlich gibt es zahlreiche Unterschiede zwischen der heutigen und der griechischen Medizin, ebenso wie es solche in ihrer eigenen historischen Entwicklung gibt, da sie einen Zeitraum von etwa tausend Jahren umfaßt. Und weit davon entfernt, statisch zu sein, befand sie sich vielmehr ständig in Bewegung und fortgesetztem Wandel. Die aufeinanderfolgenden Epochen der griechischen Heilkunde haben aber alle eins mit der modernen Medizin gemeinsam: Die Krankheit wurde nicht mehr als übernatürliche Erscheinung angesehen; sie wurde von einem **rationalen, naturalistischen** und **wissenschaftlichen Gesichtspunkt** aus betrachtet.

Es ist noch immer nicht klar, warum plötzlich, vor mehr als 2500 Jahren, eine kleine Völkergruppe im östlichen Mittelmeerraum diesen entscheidenden und radikalen Schritt im menschlichen Denken tat. Doch verschiedene Faktoren, die dazu beigetragen haben, können aufgezählt werden. Die Griechen waren auf Grund ihrer geographischen Lage den verschiedensten kulturellen Einflüssen ausgesetzt: ägyptischen, mesopotamischen, phönizischen und kretischen. Alle diese Kulturen enthielten gewisse Elemente eines gewandelten Ansatzes des Denken und Handelns, dessen große Mannigfaltigkeit zusammen mit den dazugehörigen Widersprüchen zu einem neuen Ausgangspunkt führte. Geistig und körperlich zeigten die Griechen schon in ihrer archaischen Zeit eine auffallende Flexibilität und Dynamik. Die extreme politische Teilung Griechenlands während seiner Geschichte, die schließlich sein Unglück wurde, verhinderte die Entwicklung einer starken und gutorganisierten Priester-Bürokratie, die in anderen Kulturen Denken und Handeln beherrschte. Individualismus und kritisches Denken konnten sich, zumindest in den oberen Klassen, zu einem in den orientalischen Ländern unerreichten Grade entwickeln.

Religiöse Medizin war den Griechen dabei nicht unbekannt. Sie trat in früheren Zeiten stark hervor und blieb für viele, besonders für die Armen und Unheilbaren, die einzige zugängliche Form der Medizin. Auch die griechischen weltlichen Ärzte, die die oberen Klassen behandelten, waren keine Ungläubigen; doch waren sie Naturalisten, die ihre Praxis von ihrem religiösen Glauben trennten.

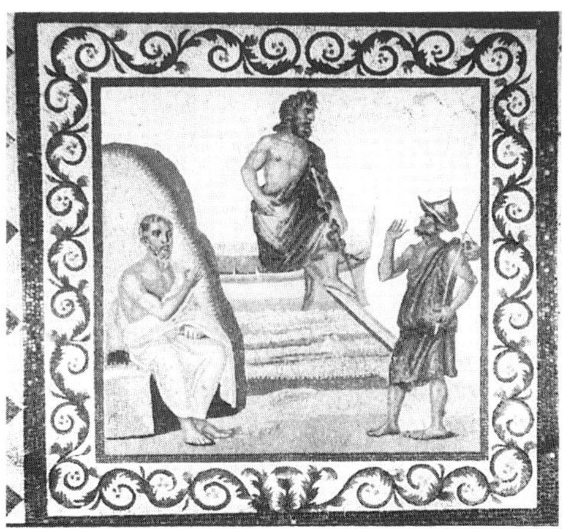

Abb. 8 *Asklepios* landet auf der griechischen Insel Kos. Das Mosaikbild zeigt den Heilgott mit Äskulap-Natter umschlängeltem Wanderstab, wie er aus dem Boot steigt und von *Hippokrates* (links) und einem koischen Bauern begrüßt wird.
Mosaikfußboden aus dem 2. Jahrh. nach Christus. Museum Kos, Griechenland

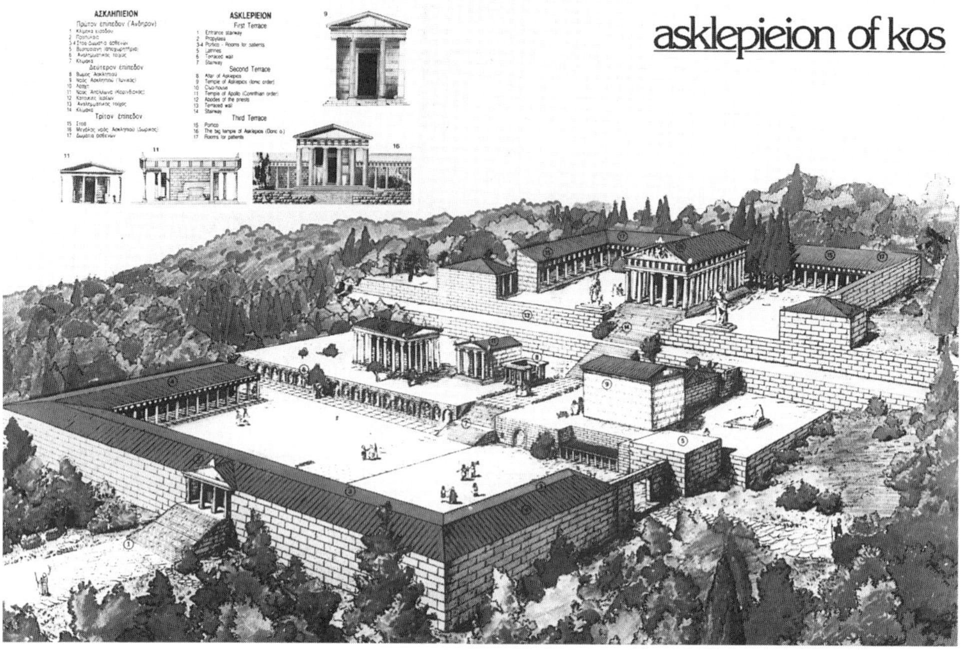

Abb. 9 Das Asklepios-Heiligtum der griechischen Insel Kos, das seit dem 4. Jahrh. v. Chr. unweit der 323 v. Chr. neugegründeten Hafenstadt Kos terrassenförmig am Westhang des Koischen Dikeos-Gebirges angelegt worden ist.
Aquarellierte Zeichnung nach einem Rekonstruktionsplan des deutschen Archäologen *Rudolf Herzog* (1871 – 1953), der die Anlage von 1901 bis 1903 freigelegt hat. (1926)
Privatbesitz

Die Griechen hatten viele Götter, die Krankheit verursachten und heilten. Im Laufe der Zeit trat vor allem *Apollo* als Gott von Krankheit und Heilung in den Vordergrund, bis er im 5. Jahrhundert v. Chr. durch den Heilgott *Asklepios* ersetzt wurde, dessen Wanderstab und heilige Schlange noch heute Symbole des ärztlichen Berufes sind (Abb. 8). Überall in der Alten Welt wurden dem *Asklepios* Tempel und Kultanlagen errichtet, zuerst in Griechenland und Kleinasien, später in Rom und den römischen Kolonien. Der Patient wurde hauptsächlich durch „Tempelschlaf", aber auch durch Bäder auf psychosomatische Art und Weise behandelt. Dafür gab es langgestreckte Liegehallen, wie man sie auf Kos um 1901 – 1903 ausgegraben hat (Abb. 9). Während seines Schlafes erschien dem Patienten *Asklepios* und ließ ihn seine Verordnungen wissen. Die zahlreichen Votivtafeln und Inschriften, die man in den Asklepieien ausgegraben hat, zeugen heute noch von dieser Form des Heilens.

Es gab somit einen ausgedehnten Abschnitt der griechischen Medizin, der eng mit der Religion verbunden war. Heute wird allgemein angenommen, daß *Asklepios*, ursprünglich ein legendärer Arzt und Schutzherr der Ärztegilde aus Thessalien, erst im 5. Jahrhundert v. Chr. zwischen 475 und 425, zur Gottheit wurde. Die griechische Tempelmedizin war demnach nicht Vorläufer, sondern Zeitgenosse der klassischen griechischen Medizin. Denn *Hippokrates*, der als Sohn einer Ärztedynastie um 460 v. Chr. in der alten koischen Hauptstadt Astypalaea geboren wurde, lebte wahrscheinlich bis 377 v. Christus. Die Abhandlungen der nach ihm benannten Schriften, das **Corpus Hippocraticum,** sind wahrscheinlich zwischen 420 v. Chr. und 100 n. Chr. geschrieben worden. Die Ansicht, daß die hippokratischen Ärzte Nachfolger und Schüler der Asklepios-Priester waren, und daß die Tempelinschriften als die ersten **Krankengeschichten** anzusehen sind, ist deshalb nicht länger aufrechtzuerhalten. Als *Asklepios* zum Range eines Gottes aufstieg und sein Heilkult überall verbreitet war, gab es bereits unabhängige Ärzte und Philosophen. Der Titel Asklepiaden, den einige der Ärzte gebrauchten, hat viel Verwirrung hervorgerufen. Es erscheint jetzt klar, daß sich dieser Titel nicht auf den Gott oder auf eine religiöse Vereinigung bezog, sondern auf bestimmte Gilden oder Familien von Ärzten.

In den Schriften *Homers* (8. Jahrhundert v. Chr.) werden weltliche Ärzte, jedoch keine Priester-Ärzte, erwähnt. Bei *Homer* sind alle Ärzte unabhängige, geachtete Handwerker. *Asklepios* selbst und seine Söhne *Machaon* und *Podalirius* werden als Stammesführer dargestellt und verstehen, wie viele andere ihrer Art, geschickt die Wundbehandlung. Die Medizin bei *Homer* besteht fast gänzlich aus **Militärchirurgie,** da seine Epen meist von Kriegen handeln (Abb. 10).

Um das 7. Jahrhundert scheint eine **medizinische Tradition in Knidos,** einer griechischen Siedlung in Kleinasien gegenüber der Insel Kos, die wenig später durch die koische Ärzteschule berühmt wurde, entstanden zu sein. Die Namen *Euryphon* und *Ktesias* sind uns als bedeutende Repräsentanten dieser Schule überliefert. Anscheinend beschäftigte sich die Schule von Knidos besonders mit der Diagnostik; sie entwickelte ein ziemlich ausgearbeitetes System der Klassifikation. Die knidischen Ärzte unterschieden z. B. nicht weniger als zwölf Formen der Blasenentzündung. Die Behandlung der Knidier war aktiv und hauptsächlich lokal.

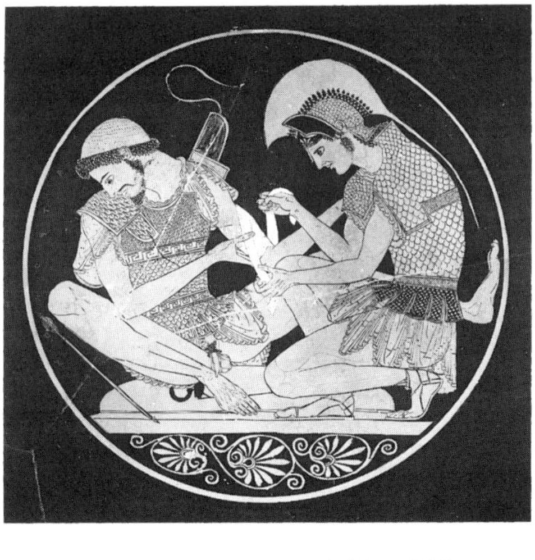

Abb. 10 Der griechische Held *Achilles* verbindet seinen Kampfgefährten *Patroklos.* Innenseite einer rotfigurigen Trinkschale des Sosias-Meisters um 500 v. Chr.
Staatliche Museen Preußischer Kulturbesitz. Antikenmuseum, Berlin

Die Schule, die auf der Insel Kos während des 6. Jahrhunderts wuchs und die durch den Namen von *Hippokrates* unsterblich geworden ist, war dagegen weniger operationsfreudig, sondern vielmehr an der Prognose und Allgemeinbehandlung interessiert. Eine dritte medizinische Gruppe entwickelte sich im 5. Jahrhundert in Kroton auf Sizilien. Blühende Medizinschulen gab es wahrscheinlich auch in Rhodos und Kyrene.

Es ist bemerkenswert, daß alle diese frühen Zentren nicht auf dem griechischen Festland wuchsen, sondern in den Kolonien an der Peripherie der griechischen Kultur. Diese Tatsache stützt die Theorie, daß ausländische Einflüsse eine wichtige Rolle in der Entwicklung des griechischen Denkens spielten. Die hier erwähnten „Ärzteschulen" waren keine Unterrichtsinstitutionen, sondern Gruppen, die durch die gleiche Tradition zusammengehalten wurden. Der griechische Arzt war in erster Linie Handwerker. Deshalb wurde er nicht in einer Schule ausgebildet, sondern ging bei einem Meister in die Lehre. Er war allerdings in Anbetracht des beinah hypochondrischen Gesundheitsinteresses der Griechen der höchstgeschätzte Handwerker. Falls er nicht von einer Stadtverwaltung besoldet wurde, mußte er von Stadt zu Stadt wandern und sein ärztliches Gewerbe ambulant ausüben. Denn die Oberschicht, von der er hauptsächlich lebte, war zu dünn, um ihn an einem Ort dauernd in Brot halten zu können.

Das große Interesse der Griechen am Sport führte zur Gründung von **Gymnasien,** d. h. Stätten zur Pflege der Leibesübungen. Den Lehrern an diesen Gymnasien, den Gymnasten, bot sich reichlich Gelegenheit, durch ihre Erfahrung mit Unfällen medizinische Kenntnisse zu erwerben. Durch ihren Beruf mußten sie sich auch mit Verstauchungen, Verzerrungen und rheumatischen Beschwerden befassen, so daß sie besonders auf dem Gebiet der **Massage** und **Balneologie** ein ausgezeichnetes Können ausbildeten.

Von entscheidender Bedeutung für die Entwicklung der griechischen Medizin war der wechselseitige Einfluß von Philosophie und Medizin. Die **griechische Naturphilosophie** ist einer der großen Marksteine in der Entwicklung des menschlichen Denkens. Aber auch das systematische Denken des Menschen als solches bedeutete einen großen Schritt vorwärts. Seltsamerweise konzentrierten sich die ersten systematischen Gedanken nicht auf irdische Dinge, sondern auf Geister und Götter. Damals, im 7. Jahrhundert v. Chr., machte sich der Mensch zum ersten Male vom **magischen Denken** frei und versuchte, die Welt auf einer natürlichen Grundlage zu verstehen. Solches Denken war noch unvollständig und spekulativ; doch enthielt es bereits erstaunliche Einsichten, von denen einige noch immer grundlegend für das menschliche Handeln sind.

So unreif auch die ersten Theorien waren, so brachten sie doch Ordnung in eine unendliche Verschiedenheit von Phänomenen. Jedes Gefühl der Überlegenheit gegenüber diesen Spekulationen sollte durch die Feststellung gemäßigt werden, daß selbst heute grundlegende wissenschaftliche Behauptungen, wie z. B. die Theorie über die Entstehung der Erde oder der Evolution, immer noch hypothetischer Natur sind. Von besonderer Bedeutung ist die Tatsache, daß diese frühen Überlegungen ständig der Kritik unterworfen waren und nicht in religiöser Dogmatik erstarrten. Die frühe griechische Philosophie hatte ebenso wie die frühe Medizin ihren Ursprung am geographischen Rand der griechischen Kultur. Auch hier spielten Reize von außen eine wichtige Rolle für die Bildung des griechischen Denkens.

Über die Vorstellungen der frühen griechischen Philosophen sind nur wenige Fragmente überliefert worden. Diese erwecken den Eindruck, daß diese spekulativen Wissenschaftler vor allem ein Grundelement zu finden suchten, aus dem die Funktionen der materiellen Welt zu erklären sind. *Thales von Milet* (639 – 544 v. Chr.), der die Sonnenfinsternis vom 28. Mai 585 vorausgesagt hatte, betrachtete die Feuchtigkeit als fundamentales Element. *Anaximenes von Milet* (570 – 500 v. Chr.) schrieb diese Rolle der Luft zu. *Heraklit von Ephesus* (556 – 460 v. Chr.) wählte das Feuer. *Pythagoras von Samos* (580 – 489 v. Chr.), ein vielseitiges Genie, bekannt wegen seiner mathematischen Leistungen und der Entdeckung der ersten akustischen Gesetze, überschritt Philosophie und Wissenschaft in Richtung von Mystizismus und Religion. Dieser Aspekt seines Denkens spiegelt ägyptischen Einfluß wider. Sein Betonen der symbolischen Bedeutung von Zahlen ist vielleicht teilweise verantwortlich für die Lehre von den „kritischen Tagen“ in der griechischen Medizin. Die Vorstellung der „kritischen Tage“ bedeutet, daß die Krankheiten am vierten, siebenten, elften, vierzehnten oder siebzehnten Tage in ein entscheidendes Stadium treten. *Pythagoras* lehrte in Kroton in Unteritalien, am westlichen Ende der griechischen Welt. Aller Wahrscheinlichkeit nach besaß er einen starken Einfluß auf die medizinischen Schulen Siziliens.

Empedokles von Agrigent (504 – 433 v. Chr.) wirkte ebenfalls auf Sizilien. Von ihm stammt offenbar die Theorie, die das eine fundamentale Element der früheren Philosophen durch vier ersetzte: Feuer, Wasser, Luft und Erde. *Empedokles* stellte sich anscheinend vor, daß die Elemente durch eine Kombination der vier grundsätzlichen mentalen Eigenschaften: heiß, trocken, feucht und kalt (siehe nebenstehendes Diagramm) entstehen. Ein weiterer Schritt war die Identifizierung der vier Grundelemente mit den **vier Körpersäften: Blut, Schleim, gelbe Galle und schwarze Galle.** Die vier Säfte entsprangen in Herz, Gehirn, Leber und Milz. Diese Theorie wurde durch Aufnahme in die hippokratischen Schriften und Weiterentwicklung durch *Aristoteles* (384 – 322 v. Chr.) und *Galen* (um 130 – 200) zur herrschenden me-

Schematische Darstellung der Vier-Säfte-Lehre, die sich im Laufe der antiken griechischen Medizin entwickelte

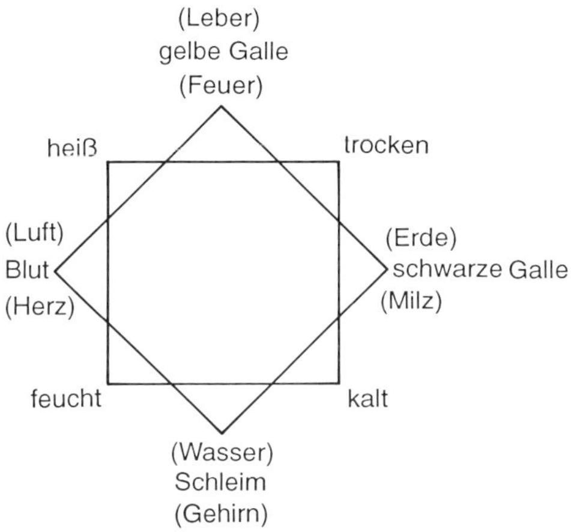

dizinischen Theorie des Mittelalters und der folgenden Jahrhunderte. Sie lieferte die „Begründung" für die bereits bekannten **Evakuationstechniken:** Aderlassen, Schröpfen, Abführen, Erbrechen, Niesen, Schwitzen und Urinieren. Ihre Popularität muß ihrer Einfachheit zugeschrieben werden. Eine Krankheit der schwarzen Galle zum Beispiel, die „trocken" und „kalt" war, würde logischerweise durch „heiße" und „feuchte" Mittel behandelt werden.

Die Idee der Zusammensetzung des Menschen aus denselben Elementen wie das Universum spiegelt die Auffassung, daß er als „Mikrokosmos" ein Abbild desselben, des „Makrokosmos", ist. Diese Vorstellung geht durch die ganze abendländische Philosophie von den Vorsokratikern bis zu *Paracelsus* (1493 – 1541), *Gottfried Wilhelm Leibniz* (1646 – 1716) und den Romantikern und wurde die Quelle zahlreicher, meist problematischer Analogieschlüsse.

Während des 5. Jahrhunderts verlagerte sich das Interesse der griechischen Philosophen von der Natur- zur Moralphilosophie. Einer der letzten Naturphilosophen, *Alkmeon von Kroton* (um 500 v. Chr.), ist einer der ersten Griechen, von dem wir wissen, daß er über Medizin geschrieben hat. *Alkmeon* verfocht die Theorie, daß Krankheit ein Zustand mangelnden Gleichgewichtes unter den Eigenschaften der Körperbestandteile sei. Gleichzeitig war *Alkmeon* stark an **Anatomie** und **Embryologie** interessiert. Er beschrieb den Sehnerven, zwei Arten von Blutgefäßen und die Trachea. Er bezeichnete das Gehirn als Zentralorgan der höheren Fähigkeiten des Menschen. Viele alte Autoren betrachteten es nur als eine Drüse, die Schleim absondert.

Ein anderer Philosoph des 5. Jahrhunderts, *Demokrit von Abdera* (um 460 v. Chr.), verdient wegen seiner Atomtheorie erwähnt zu werden. Atome sind für ihn winzige Körper, die die letzte Einheit der physikalischen Welt darstellen. Diese Theorie wurde nicht nur in die moderne Wissenschaft einbezogen, sondern sie übte auch auf viele alte medizinische Autoren großen Einfluß aus.

Am stärksten von den späteren griechischen Philosophen hat wohl *Aristoteles*, der Schüler *Platon*s (427 – 347 v. Chr.) und Erzieher *Alexander des Großen*, auf Medizin und Naturwissenschaften von der Antike bis zur Renaissance gewirkt. Sein universales Wissen war ausgeprägt bestimmt durch seine Neigung zur deskriptiven enzyklopädischen Erfassung der gesamten Natur- und Menschenwelt. Er gilt als Begründer der **wissenschaftlichen Logik.** Gleichzeitig bildete er ein **naturphilosophisches Gedankengebäude** aus, das gewisse Grundprinzipien beinhaltete: alles strebt vom Stoff, der Materie, vom Potentiellen zur Form, dem Aktuellen, der Entelechie. Alles Werden hat einen Zweck und ist **teleologisch** ausgerichtet. Der Mensch ist der Zweck der Natur. Alles natürliche Sein ist Bewegung in Raum und Zeit. Die vollkommenste Bewegung ist die Kreisbewegung. Weder im allgemeinen noch im besonderen war dieser Einfluß auf die abendländische Naturphilosophie, der den Menschen als das vollkommenste Tier, als Sinn der Natur ansah, glücklich.

Die Hippokratische Medizin

Die griechische Medizin stand zwar unter starkem philosophischen Einfluß, entwickelte sich im wesentlichen jedoch nicht aus theoretischen Erwägungen, sondern durch die **klinische Beobachtung.**

Der Name des *Hippokrates* – des „Vaters der Medizin“ – ist zum Symbol der ersten schöpferischen Periode der griechischen Medizin geworden. Darüber hinaus verkörpert sein Name noch heute Schönheit, Wert und Würde der Medizin aller Zeiten. Über Leben und Gedanken des *Hippokrates von Kos* ist nur sehr wenig bekannt. Wahrscheinlich entstammt er einer alten Arztfamilie von „Asklepiaden“, die seit Generationen in der alten, im Westen gelegenen Hauptstadt der griechischen Insel Kos, Astypalaea, ansässig war. Er ist viel in Griechenland herumgereist in jener klassischen Epoche, in der dieses Land die Philosophie des *Sokrates* (um 470 – 399 v. Chr.), die Staatskunst des *Perikles* (um 500 – 429 v. Chr.), die historischen Schriften des *Thukydides* (um 460 – 400 v. Chr.), die Tragödien des *Sophokles* (um 496 – 406 v. Chr.) und die Skulpturen des *Praxiteles* (4. Jahrh. v. Chr.) hervorbrachte. *Hippokrates* wirkte in der glänzenden Periode zwischen dem Sieg von *Salamis* (480 v. Chr.), der die Griechen vor der Gefahr der persischen Invasion rettete und dem Beginn des peloponnesischen Krieges (431 v. Chr.), in dem die Selbstzerstörung Griechenlands begann.

Hippokrates gilt als Verfasser von 50 bis 70 Büchern, die im 3. Jahrhundert v. Chr. in Alexandria im schon erwähnten **Corpus Hippocraticum** zusammengefaßt wurden. Es ist nicht bekannt, welches dieser Bücher, wenn überhaupt eins, tatsächlich von dem großen Arzt geschrieben wurde. Die Gedanken, die *Platon* und *Xenophon* (um 430 – 355 v. Chr.) in ihren Schriften *Hippokrates* zuschreiben, sind in keinem dieser Bücher enthalten. Einige Bücher sind Handbücher, einige Monographien und einige lediglich Aufzeichnungen. Man findet in ihnen nicht selten sich widersprechende Ansichten. Daraus scheint hervorzugehen, daß sie nicht das Werk eines einzigen Arztes und seiner Schüler sind. Vermutlich sind sie zwischen 420 v. Chr. und 100 n. Chr. geschrieben worden. Die Mehrzahl der Bücher bringt allerdings die Ansichten der Schule von Kos; in anderen finden sich die Lehren der Knider und Sizilier.

Diese Werke von vielen unbekannten Autoren wurden in der Bibliothek von Alexandria unter den Ptolemäern gesammelt. Den Namen *Hippokrates* hat man ihnen vermutlich deshalb beigelegt, weil er damals als der größte der alten Ärzte galt. Warum man gerade diese medizinischen Schriften in der berühmten Bibliothek von Alexandrien im dritten Jahrhundert zu sammeln begann und ihnen den Namen des großen koischen Arztes *Hippokrates* gab, mag wohl auch daraus erklärt werden, daß *Ptolemaios II.* Philadelphos (308 – 246 v. Chr.) auf Kos geboren worden ist. Trotz ihrer Verschiedenheit haben die hippokratischen Bücher so viel gemeinsam, daß wir uns berechtigt fühlen, im folgenden vom „hippokratischen Arzt“ und der „hippokratischen Medizin“ zu sprechen.

Das **Corpus Hippocraticum,** dessen sorgfältigste Gesamtausgabe von dem Franzosen *Emile Littré* (1801 – 1881) erst 1839 herausgegeben worden ist, verdiente eine ausführliche Betrachtung; jedoch läßt der Rahmen dieses Buches nur eine Charakterisierung von einigen der wichtigsten Bücher dieser Sammlung zu. Das Buch „Über alte Medizin“ ist ein typisches Beispiel hippokratischer Schriften, indem es die ganze Kunst der Medizin von diätetischen Beobachtungen und Bräuchen ableitet. Der Autor dieses Buches war offensichtlich ein altmodischer Empiriker und Handwerker, der die Anwendung der Theorien von den vier Eigenschaften der Elemente, die von der Philosophie in die Medizin gebracht worden waren, aufgriff. Die besondere Bedeutung der Diät wird auch in verschiedenen anderen Büchern des Corpus Hippocraticum unterstrichen, die ausschließlich diesen Gegenstand behandeln. Diät wird oft in einem weiteren Sinn als Regelung der gesamten Lebensführung, nicht nur der Nahrungsaufnahme, verstanden.

Die berühmten „Epidemischen Krankheiten“ bezogen sich in der Hauptsache auf Krankheiten der griechischen Insel Thasos. Das ausgezeichnete Buch „Über die Prognose“ zeigt die genaue Kenntnis von Symptomen, die der hippokratische Arzt besaß. Scharf durchdachte Einzelheiten bringt die Beschreibung „Über Luft, Wasser und Orte", die dem Arzt die Krankheiten angibt, die er in einer Stadt mit bestimmten klimatischen Umweltfaktoren antreffen wird. In einem zweiten Teil des Werkes werden verschiedene Länder Europas und Asiens und ihre Einrichtungen von den Wetterverhältnissen und von den Jahreszeiten her gesehen. Dieses Buch wurde darum auch als erster klassischer Beitrag zur **medizinischen Geographie** oder **Anthropologie** bezeichnet. Sein „Klimatismus" ist weitaus vernünftiger als die Klimamedizin der folgenden 2000 Jahre. Der Autor stellte bereits fest, daß die Wirkung der klimatischen Bedingungen durch soziale Einrichtungen verändert werden kann.

Die chirurgischen Bücher, die Frakturen, Dislokationen, Kopfwunden, Ulzera, Fisteln und Hämorrhoiden behandeln, sind in ihren Beschreibungen ausgezeichnet, betonen jedoch mehr den konservativen als den operativen Standpunkt. In dem Buch **„Über die heilige Krankheit"** wird eine natürliche gegen die übernatürliche Erklärung der Krankheiten verteidigt. Dem Verfasser ist die gefürchtete „Morbus sacer" (**Epilepsie**) nicht heiliger als irgendeine andere Krankheit. Das Buch hebt die Bedeutung des Gehirns vor anderen Organen, wie z. B. dem Zwerchfell (gr. phren = Seele oder Zwerchfell), hervor. Eine anatomische und physiologische Abhandlung „Über die Natur des Menschen" geht von den hippokratischen Schriften in der Annahme der Theorie der vier Säfte am weitesten.

Der berühmte „Eid des Hippokrates", war von den philosophischen Lehren der Pythagoräer, die in der Nachfolge des griechischen Philosophen *Pythagoras* (570–496 v. Chr.) in Unteritalien lebten, beeinflußt. Er behandelt Berufsgesinnung und ethische Verpflichtung des Arztes.

„Ich schwöre bei *Apollon*, dem Arzte, bei *Asklepios, Hygieia* und *Panakeia* und bei allen Göttern und Göttinnen, indem ich sie zu Zeugen mache, daß ich diesen meinen Eid und diese meine Verpflichtung erfüllen werde nach Vermögen und Verständnis, nämlich denjenigen, welcher mich in dieser Kunst unterwiesen hat, meinen Eltern gleichzuachten, sein Lebensschicksal zu teilen, ihm auf Verlangen dasjenige, dessen er bedarf, zu gewähren, das von ihm stammende Geschlecht gleich meinen männlichen Geschwistern zu halten, sie diese Kunst, wenn sie dieselbe erlernen wollen, ohne Entgelt und ohne Schein zu lehren und die Vorschriften, Kollegien und den ganzen übrigen Lernstoff meinen Söhnen sowohl wie denen meines Lehrers und den Schülern, welche eingetragen und verpflichtet sind nach ärztlichem Gesetze, mitzuteilen, sonst aber niemand.

Diätetische Maßnahmen werde ich treffen zu Nutz und Frommen der Kranken nach meinem Vermögen und Verständnisse, drohen ihnen aber Fährnis und Schaden, so werde ich sie davor zu bewahren suchen. Auch werde ich keinem, und sei es auf Bitten, ein tödliches Mittel verabreichen, noch einen solchen Rat erteilen, desgleichen werde ich keiner Frau ein abtreibendes Zäpfchen geben. Lauter und fromm will ich mein Leben gestalten und meine Kunst ausüben. Auch will ich bei Gott keinen Steinschnitt machen, sondern ich werde sogar diese chirurgische Verrichtung denjenigen überlassen, in deren Beruf sie fällt. In alle Häuser aber, in wie viele ich auch gehen mag, will ich kommen zu Nutz und Frommen der Patienten, mich fernhaltend von jederlei vorsätzlichem und Schaden bringendem Unrechte, insbesondere aber von geschlechtlichem Verkehr mit Männern und Weibern, Freien und Sklaven. Was ich aber während der Behandlung sehe oder höre oder auch außerhalb der Behandlung im gewöhnlichen Leben erfahre, das will ich, soweit es außerhalb nicht weitererzählt werden soll, verschweigen, indem ich derartiges für ein Geheimnis ansehe.

Wenn ich nun diesen Eid erfülle, ohne ihn zu brechen, dann möge mir ein glückliches Leben und eine glückliche Kunstausübung beschieden sein und ich bei allen Menschen für immer in Ehren stehen, wenn ich ihn aber übertrete und meineidig werde, möge das Gegenteil geschehen!"

Die Ausführungen des Eides zeigen die lebenswichtige Rolle, die die Lehrlingsunterweisung als Grundlage der medizinischen Ausbildung spielte. Die „Aphorismen" erörtern alle Aspekte der ärztlichen Praxis und beschäftigen sich eingehend mit dem Thema der „kritischen Tage" in der Entwicklung der Krankheit.

Trotz ihrer Widersprüche haben alle hippokratischen Bücher einige Grundzüge gemeinsam. Zum ersten betonen sie alle den realistischen Standpunkt, wie er sich in der berühmten Absage der Medizin an irrationale oder religiöse Ursachen in den ersten Zeilen des Buches „Über die heilige Krankheit" niedergelegt findet:

„Mit der sogenannten heiligen Krankheit verhält es sich folgendermaßen. Sie scheint mir in keiner Beziehung einen mehr göttlichen Ursprung zu haben als die übrigen Krankheiten, auch nicht heiliger zu sein, sondern dieselbe Beschaffenheit zu besitzen, aus welcher heraus sie sich entwickelt, wie die übrigen Krankheiten. Die Menschen aber haben infolge ihrer Unerfahrenheit und Verwunderung geglaubt, ihre Beschaffenheit wie ihre Veranlassung seien etwas Göttliches, weil sie in keinem Punkte den anderen Krankheiten gleicht."[1]

Zum zweiten heben die meisten dieser Bücher den praktischen Wert der Beobachtung des Krankheitsprozesses hervor. Diese Konzentration auf die Beobachtung des Verlaufes anstelle der Ursache einer Erkrankung läßt wenig Raum für reine Theorie. Bei den hippokratischen Ärzten feierte die Methode der Induktion ihren ersten Triumpf in der Wissenschaft. Das heißt, das Studieren der einzelnen Symptome liefert erstmals die Grundlage für das Erkennen allgemeiner Gesetzmäßigkeiten bei Krankheitsprozessen. Die folgenden Ausführungen aus den hippokratischen Schriften zeigen die starke Beobachtungsgabe des hippokratischen Arztes und den Umfang empirischer Einsichten, die hierbei gewonnen werden konnten. Darin wird ein lebensbedrohlicher Zustand beschrieben, bei dem sich die **„Facies Hippocratica"** ausbildet:

„Die Sachlage muß man aber bei akuten Krankheiten auf folgende Art prüfen. Zunächst muß man das Gesicht des Patienten betrachten, ob es wie das von gesunden Personen, vorzüglich aber ob es wie gewöhnlich aussieht. In diesem Falle stünde es nämlich am besten, würde es sich hingegen bezüglich seines Aussehens weit davon entfernen, so wäre die größte Gefahr vorhanden. Das wäre aber folgendes: eine spitze Nase, hohle Augen, eingefallene Schläfen, kalte und kontrahierte Ohren, abstehende Ohrläppchen, eine harte, straffe und trockene Stirnhaut, eine gelbe, schwarze oder bleiche Färbung des ganzen Gesichts. Sieht nun das Gesicht zu Beginn der Krankheit so aus und kann man auch aus den anderen Symptomen noch keinen Schluß auf das Wesen der Krankheit ziehen, so muß man fragen, ob der Patient nicht eine schlaflose Nacht gehabt hat, ob sein Stuhlgang sehr feucht war oder ob er nichts gegessen hat. Gibt er eine dieser Ursachen zu, so hat man die Krankheit für weniger gefährlich zu halten; denn die Entscheidung tritt in einem Tage und in einer Nacht ein, wenn das Gesicht aus einer der vorgenannten Veranlassungen so aussieht. Räumt der Patient hingegen keine dieser Veranlassungen ein und kehrt er in der vorgenannten Zeit nicht zu seinem früheren Zustande zurück, so muß man ihn als einen dem Tode fast schon Verfallenen betrachten."[2]

Die zahlreichen Einzelheiten in der folgenden Beschreibung lassen nicht daran zweifeln, daß die Einwohner von Thasos an Mumps litten:

„Auf der Insel Thasos gab es während des Herbstes zur Zeit der Tag- und Nachtgleiche und der Pleiaden reichliche Regengüsse, mild und anhaltend, weil Südwind herrschte. Südlicher Winter, ein wenig Nordwind, Trockenheit; im Ganzen gestaltet sich die Winterzeit wie der Frühling. Das Frühjahr war hingegen reich an Südwind und Frost, wenig Regen. Der Sommer war größtenteils wolkenreich; Regenlosigkeit; die Passatwinde wehten selten, schwach, mit Unterbrechungen.

Nachdem der Zug (der Jahreszeit) auf südliche Temperaturerscheinungen und Trockenheit gerichtet war, entstanden, als zu Beginn des Frühjahrs auf die frühere Witterung die entgegengesetzte, d. h. nördliche, gefolgt war, bei einigen Personen Brennfieber, und zwar mit durchaus ruhigem Verlaufe; bei einigen wenigen entstand Nasenbluten, doch starben sie nicht daran. Anschwellungen neben den Ohren aber entstanden bei vielen, entweder an einer Seite oder an beiden Seiten, bei den meisten verliefen sie ohne Fieber, und sie brauchten das Bett nicht hüten, bei einigen stellte sich aber auch ein wenig Hitzegefühl ein. Bei allen ließen sie nach, ohne irgendwelchen Schaden anzurichten, auch bildete sich bei keinem Eiter, wie es bei Schwellungen, welche aus anderen Veranlassungen entstanden sind, vorkommt. Der Art nach waren sie weich, groß, diffus, frei von Entzündung und Schmerz; bei allen verschwanden sie, ohne eine Spur zu hinterlassen. Das trat ein bei Knaben, Jünglingen und Leuten in der Blüte der Jahre, zumal bei denjenigen von ihnen, welche sich auf dem Ringplatze und in dem Gymnasion übten, selten hingegen trat es bei Frauen ein. Viele von ihnen hatten einen trockenen Husten, sie husteten, ohne daß sie etwas ausschieden, die Stimme war rauh. Bald darauf, bei anderen wieder nach dem Verlaufe einiger Zeit stellte sich eine mit

---

[1] *Fuchs, Robert* (Hrsg.): Hippokrates. Sämtliche Werke. München 1895, 2. Band, S. 546

[2] *Fuchs, Robert* (Hrsg.): Hippokrates. Sämtliche Werke. München 1895, 1. Band, S. 452

Schmerzen verbundene Entzündung im Hoden ein, bei den einen nur auf einer Seite, bei anderen hingegen auf beiden. Die einen hatten Fieber, die anderen nicht, und zwar war dieser Zustand meistenteils von Schmerzen begleitet. Was die übrigen Krankheiten anlangt, welche in der ärztlichen Werkstätte behandelt zu werden pflegen, so blieben die Leute von ihnen verschont."[3]

Schließlich einige Beispiele aus den „Aphorismen" des *Hippokrates*:

„Wohlbeleibte Leute sterben eher eines schnellen Todes als magere" (II, 44).

„Diejenigen, welche ohne ersichtlichen Grund häufig in Ohnmacht fallen, sterben einmal plötzlich" (angeborene Herzfehler?) (II, 41).

„Wenn nach Empfang einer Wunde Konvulsionen auftreten, so ist das höchst gefährlich" (Tetanus?) (V, 2).

„Diejenigen, welche infolge von Asthma oder Husten vor der Geschlechtsreife bucklig werden, gehen zu Grunde" (VI, 46).

„Wenn bei einem Phthisiker Durchfälle hinzukommen, so führt das den Tod herbei" (V, 14).

In der hippokratischen Periode erstreckte sich die Beobachtung und Untersuchung vorwiegend auf **Inspektion** und **Palpation.** Auch der Geruchssinn wurde benutzt und eine primitive Art der **Auskultation** angewendet, wie z. B. bei der sogenannten **Succussio Hippocratis**, die aus Schütteln des Patienten und dem Hören auf Plätschergeräusche durch Flüssigkeiten bestand. Die hippokratischen Schriften handeln in der Hauptsache von akuten, leicht identifizierbaren Krankheiten, die heute als Pneumonie, Schwindsucht, Kindbettfieber, Milzbrand, Mumps und Malaria bekannt sind. Obwohl alle diese Krankheiten beobachtet und beschrieben wurden, finden wir nur sehr wenige von ihnen in den hippokratischen Schriften mit einem Namen versehen. Die Krankheiten wurden auch nicht auf anatomische Veränderungen bezogen, und es wurde keine Diagnose im heutigen Sinne gestellt. Sie wurden nur in akute und chronische, epidemische und endemische Krankheiten eingeteilt. Diese Haltung des hippokratischen Arztes beruhte nicht auf Mangel an Geisteskraft, sondern war vielmehr Ausdruck seines grundlegend andersartigen Standpunktes. Der hippokratische Arzt war primär nicht an der Diagnose, sondern an der Prognose und Behandlung interessiert. Sein erstes Interesse galt nicht der Krankheit als solcher, sondern dem Patienten, dem Träger derselben. Er beschäftigte sich mehr mit dem Körper als ganzem als mit Veränderungen einzelner Teile. Häufig machte er dabei aus der Not eine Tugend. Denn er besaß keine genügende Wissensgrundlage, um eine erfolgreiche Diagnostik und spezifische Behandlung betreiben zu können.

Die Betonung der **Prognose,** der zweite wichtige Bestandteil der hippokratischen Medizin, erklärt sich zu einem großen Teil durch die eigentümliche, schutzlose soziale Stellung des griechischen Arztes. Wenn auch höher geschätzt als andere Berufe, war er doch nur ein reisender Handwerker und mußte schnell das Vertrauen des Volkes durch wunderbare Prognosen gewinnen. Da er sich ein Versagen nicht leisten konnte, war es für ihn äußerst wichtig zu wissen, ob er die Behandlung eines Kranken übernehmen sollte oder nicht – gelegentlich sogar, ob oder wann er die Stadt wegen Mißerfolgen in der Therapie zu verlassen hatte. Ohne Zweifel bildeten diese sozialen Faktoren eine bedeutende Rolle in der Bildung der Ansichten und Praktiken des griechischen Arztes. Es ist auch möglich, daß andere Faktoren, wie beispielsweise das starke Interesse aller alte Kulturen an Vorzeichen, zur Entwicklung seiner Haltung beitrugen.

Wenn der hippokratische Arzt auch primär Handwerker war, so besaß er doch ein Basiswissen in Philosophie und Rhetorik und baute die schriftliche Überlieferung aus. Damit verfügte er über Grundlagen, die er als Gerüst für seine Heilkunst brauchte. Im Gegensatz zum heutigen Arzt, den die im Mittelalter inaugurierte Doktorwürde umgibt, mußte er nicht nur seine Handlungen den philosophisch gebildeten Patienten der höheren Klasse erklären, sondern es wurde von ihm erwartet, daß er in ihrer Gegenwart Diskussionen über seine Heilkunst mit anderen Arzt-Handwerkern oder mit medizinisch interessierten Philosophen führte.

[3] *Fuchs, Robert* (Hrsg.): Hippokrates. Sämtliche Werke. München 1895, 2. Band, S. 99

Die Therapie des hippokratischen Arztes spiegelt seine Grundeinstellung wider. Es war die **Behandlung eines Individuums,** nicht einer Krankheit, die **Behandlung des ganzen Körpers,** nicht irgendeines Teiles. Die Therapie ging von der grundlegenden Voraussetzung aus, daß die Natur (physis) selbst eine starke heilende Kraft besitzt, und daß es die Hauptrolle des Arztes ist, der Natur in ihrem Heilprozeß zu helfen, nicht aber ihr Gewalt anzutun. Die Gesundheit war ein Zustand der harmonischen Mischung der Säfte: **Eukrasie** (gr.: eukrasia = krasis = Mischung, eu = gut). Krankheit bildete einen Zustand der falschen Mischung der Säfte: **Dyskrasie.** Die gestörten Säfte befanden sich in einem Zustand der Apepsis (= des „Nichtverdauenkönnens"), und die Natur selbst versuchte, das Gleichgewicht durch einen Prozeß der Pepsis (pepsis, is f. gr. = die Kochung, die Verdauung) oder Coctio (coctio, ionis f. lat. = die Kochung, die Verdauung) durch die „eingepflanzte Wärme" wiederherzustellen. Diese Coctio – die einfach Kochung bedeutet – endete gewöhnlich mit einer **„Crisis"** am „kritischen Tage", wenn der Krankheitsstoff als Endprodukt des „Kochungsprozesses" ausgeschieden wurde. Gelegentlich klang die Krankheit langsam in **Lysis** (lysis, is f. gr. = die Lösung) statt in Crisis aus.

In der Unterstützung der Natur in diesem Prozeß war die Diät im weitesten Sinne der wichtigste Verbündete des Arztes. Stärkere Methoden zur Ausscheidung, wie z. B. Purgieren, Brechen und Aderlaß wurden von den Hippokratikern selten angewendet. Nur wenn die Diät versagte, wurden Arzneimittel verordnet. Die Chirurgie galt als letztes Hilfsmittel. Trotz des im allgemeinen konservativen Charakters der hippokratischen Chirurgie wurden ziemlich gefährliche Operationen durchgeführt, einschließlich Schädeltrepanationen und Eröffnung von Eiterhöhlen.

Die Störungen der Säfte, die als Grundursache der Krankheit angenommen wurden, werden in den meisten hippokratischen Schriften nicht klar von den Störungen des Pneuma getrennt, einer reichlich mysteriösen Substanz, die in modernen Ausdrücken irgendetwas vom Sauerstoff bis zur Seele bedeuten könnte. Krankheiten konnten durch Exzesse und Anstrengungen, die der Kranke durchgemacht hatte, durch klimatische Einflüsse (epidemische Konstitution) oder durch die körperliche, mehr oder weniger geerbte Konstitution des Patienten verursacht werden.

Die hippokratischen Krankheitstheorien waren durch die mangelnden technischen Kenntnisse der damaligen Zeit bedingt. Die Vier-Säfte-Physiologie bildete nicht einmal eine chemische Theorie, sondern, wie der Begriff „Coctio" aussagt, eine aus Beobachtungen in der Speisenzubereitung abgeleitete Vorstellung. Der überragende Einfluß von Klima und Wetter auf den Körper zeigt die Probleme des Seefahrers, der so stark vom Wetter abhängt und des Landwirts, für den der menschliche Körper einem Felde gleicht, das den Launen der Jahreszeiten ausgesetzt ist.

Hohe ethische Ideale bestimmen alle hippokratischen Schriften. Der hippokratische Verfasser der „Epidemien" zum Beispiel bietet ein seltenes Beispiel wissenschaftlicher Ehrlichkeit in der Wiedergabe von 42 Fällen, von denen 25 tödlich waren. Güte („Wo Menschenliebe ist, da ist auch Liebe zur Kunst") und Würde werden ebenso hervorgehoben wie die mehr technischen Tugenden von Reinlichkeit und Geschicklichkeit. Mehr noch als andere Teile der hippokratischen Schriften zeigen die ethischen Vorschriften eine tiefe Weisheit. Die gefühllos klingenden Gebote, Unheilbare nicht zu behandeln, müssen im Lichte der damaligen Epoche und ihres Zeitgeistes verstanden werden. Denn die unsichere berufliche Stellung und der niedere soziale Stand der hippokratischen Ärzte zwangen ihn, das Stigma des Versagens zu vermeiden. Vom Standpunkt des Handwerkers ist die Ablehnung, etwas nicht Reparierbares zu reparieren, sogar durchaus ethisch.

Die Heilkunde in der Epoche des Hellenismus

In der überlieferten Literatur der griechischen Medizin findet sich eine Lücke von 300 Jahren zwischen dem Corpus Hippo-

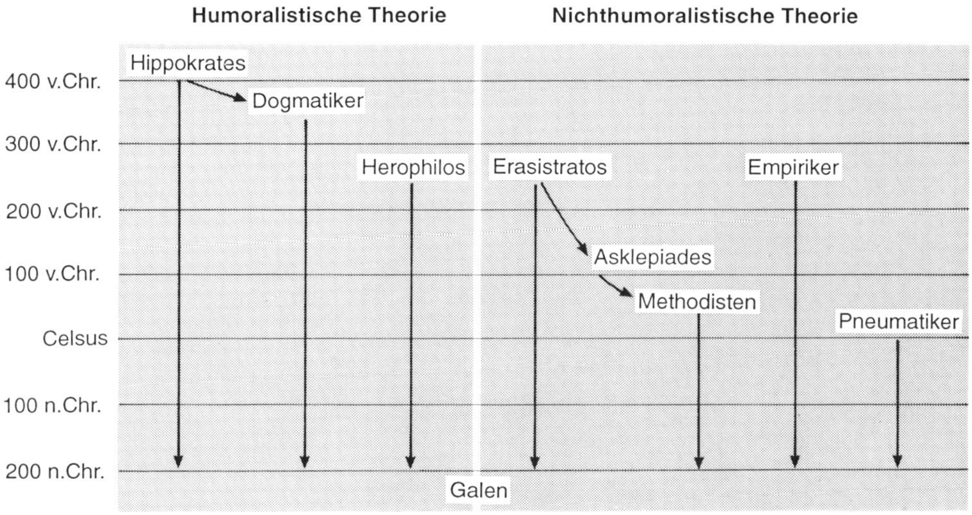

Abb. 11 Übersicht über die Entfaltung der griechischen Schulen in der hellenistischen und römischen Epoche nach *Hippokrates* (300 v. Chr. – 200 n. Chr.)

craticum und den Werken des römischen Enzyklopädisten *Aulus Cornelius Celsus*, der im 1. Jahrhundert n. Chr. lebte. Die zahlreichen Wandlungen der posthippokratischen Periode sind uns lediglich aus seinem achtbändigen Werk „De Medicina" und späteren griechischen medizinischen Autoren bekannt. Wenn schließlich die griechische Medizin in den Seiten des *Celsus* wieder auftaucht, so hat sie viel von ihrer ursprünglichen Einfachheit verloren und viel müßige Spekulationen hervorgebracht; aber sie hat auch zahlreiche Fortschritte gemacht.

Die Tatsache, daß nur wenige medizinische Originalschriften aus der Zeit zwischen dem Corpus Hippocraticum und dem enzyklopädischen Werk des *Galen* – in beiden bildet die Humoralpathologie die Grundlage – erhalten geblieben sind, erklärt wahrscheinlich den Mythos vom ausschließlichen Humoralismus der griechischen Medizin während der tausend Jahre ihrer schöpferischen Existenz. Doch selbst die beschränkten verfügbaren Quellen lassen einen solchen Schluß nicht zu. Eine Medizinschule folgte der anderen. Die Zentren wechselten ständig in der antiken Kulturwelt des Mittelmeeres. Das Diagramm (Abb. 11) zeigt die große Mannigfaltigkeit der entwickelten Theorien; diejenigen, die auf der rechten Seite der zentralen Linie dieses Diagrammes aufgeführt werden, waren nichthumoralistisch. Erst nach *Galen*, der der in der Heilkunde alles beherrschende Repräsentant des griechischen Erbes wurde, begann am Ende der Antike die humorale Theorie der Krankheiten ihre fast unwidersprochene Herrschaft, die bis ins 18. Jahrhundert anhielt.

Die unmittelbaren Nachfolger des *Hippokrates* wurden **Dogmatiker** genannt; eine Bezeichnung, die sterile Imitation des großen Vorbildes bedeuten könnte. Dies gilt sicher nicht für die besten Dogmatiker, wie z. B. *Diokles* (um 360 v. Chr.) aus Karystus und *Praxagoras* (um 340 v. Chr.) aus Kos. *Diokles* führte ausgedehnte anatomische Untersuchungen durch, die ihn jedoch nicht davon abhielten, das Herz als Zentralorgan des Körpers und als Sitz von Geisteskrankheiten anzusehen. *Praxagoras* lebte auf der Insel des Hippokrates. Er scheint der erste griechische Arzt gewesen zu sein, der nähere Untersuchungen über **Pulsveränderungen** bei Krankheiten machte (Abb. 12).

Im 3. Jahrhundert v. Chr. verschob sich das Zentrum der griechischen Kultur und Medizin von den alten griechischen Sied-

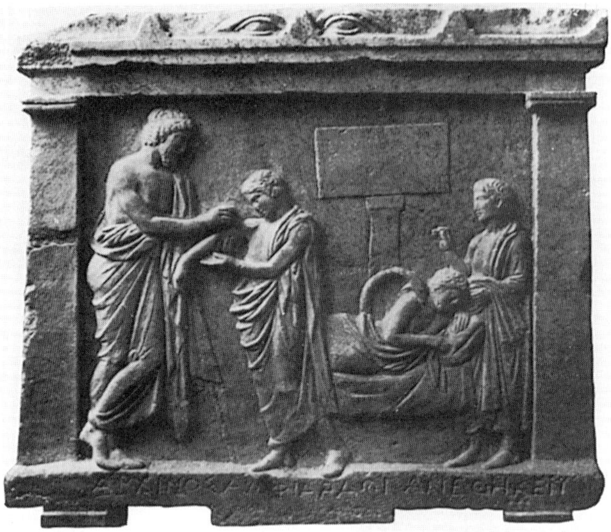

Abb. 12 Relief auf einem marmornen Votivstein (um 400 v. Chr.) aus dem Amphiareion bei Oropos (Attika). Die Darstellung zeigt den als Heilgott verehrten Amphiaros bei der Behandlung eines Patienten mit einer kranken Schulter. Rechts liegt der schlafende Kranke; eine Schlange leckt die schmerzhafte Schulter. Ganz rechts steht der geheilte Patient Archinos, der auf die von ihm geweihte Relieftafel weist.
Archäologisches Nationalmuseum, Athen

lungen nach der neuägyptischen Stadt Alexandria. Diese Stadt verdankte ihren Namen dem mazedonischen König *Alexander dem Großen*, der sie 332/331 v. Chr. gegründet hat und die griechische Kultur an die Grenzen der damals bekannten Welt trug. In dem seltsamen Kultur-Schmelztiegel Alexandria brachte die griechische Wissenschaft einige ihrer größten Leistungen hervor, und umgekehrt gewann dort der orientalische Mystizismus Einfluß auf das griechische Denken.

Kunst und Philosophie erreichten in Alexandria zwar nicht die alte Höhe. Andererseits führte eine auf dem Nützlichkeitsprinzip beruhende Geisteshaltung zu großen Fortschritten in den Wissenschaften – Astronomie, Geographie, die Mathematik des *Euklid* (um 300 v. Chr.) und *Archimedes* (um 287 – 212 v. Chr.) – wie auch auf dem Gebiet der Technik. Es sei nur an die Mechanik von *Archimedes* erinnert. Die fortschreitende Technik zeigte einen unvermeidbaren Zug zur Spezialisierung. Die hervorragenden Bibliotheken Alexandrias und sein Museum, eine Kombination von Gelehrtenheim und Universität, boten einzigartige Möglichkeiten für ein üppiges Wachsen der Gelehrsamkeit. In der frühen alexandrinischen Periode war als der einzigen in der Geschichte der griechischen Medizin sogar die **Sektion** menschlicher Leichname erlaubt. Dies führte zu einer Erweiterung der anatomischen und chirurgischen Kenntnisse.

Die Namen *Herophilos* und *Erasistratos* sind zu Symbolen der alexandrinischen Medizinschule der frühen Periode geworden. *Herophilos* aus Chalkedon (um 300 v. Chr.) lieferte wichtige Beiträge auf allen Gebieten der Anatomie. Von ihm stammen gute Beschreibungen von Auge, Gehirn, Gefäßen, vom Zwölffingerdarm, dem er den Namen **Duodenum** gab, und den männlichen und weiblichen Geschlechtsorganen. Er beobachtete, daß sensorische und motorische Lähmungen nicht unbedingt in einem Körperbezirk gleichzeitig auftreten. Dieser geniale ärztliche Forscher verfolgte eine objektivere Beobachtung des Pulses, den er mit einer Wasseruhr zählte. Ursprünglich Hippokratiker, geriet er, wie der Medizinhistoriker *Fridolf Kudlien* (geb. 1928) gezeigt hat, unter den Einfluß der skeptischen Philosophen. Dies hinderte ihn, sowohl radikal mit der Säftelehre zu brechen als auch die letzten theoretischen Schlußfolgerungen aus seinen Experimenten zu ziehen. In der Praxis vertraute er mehr als die Hippokratiker den Arzneimitteln, den „Götterhänden“ und dem Aderlaß. An Chirurgie und Geburtshilfe war er stark interessiert. Seine ärztliche Philosophie spricht aus seinem berühmten Aphorismus:

„Der beste Arzt ist derjenige, der das Mögliche vom Unmöglichen unterscheiden kann.“

Von den 62 Büchern des *Erasistratos* aus Keos hat ihn keins überlebt. *Erasistratos* wurde um 330 v. Chr. geboren und soll um 250 v. Chr. wegen eines unheilbaren Krebses Selbstmord begangen haben. Auch er war ein bedeutender Anatom, der sensorische und motorische Nerven unterschied und viele Einzelheiten über den anatomischen Aufbau des Großhirns und Kleinhirns, von Herz, Venen und Arterien beschrieb. Er versuchte, dem Rätsel des Stoffwechsels durch Wiegen von Einfuhr und Ausscheidung bei Geflügel näherzukommen und stellte den Stoffverlust durch **„unmerkliche Transpiration“** fest. Von *Erasistratos* stammen die ersten pathologisch-anatomischen Beobachtungen. Er erkannte das Hartwerden der Leber beim Aszites (Bauchwassersucht) und sah die Veränderung der Leber als Ursache für die pathologische Ansammlung von Flüssigkeit in der Bauchhöhle an.

Erasistratos zog die Konsequenz aus den Erkenntnissen seiner anatomischen Forschung, indem er die hippokratische **Humoralpathologie** zugunsten einer **Solidarpathologie** (solidum, i lat. = etwas Festes, dichter Körper) aufgab. Er betrachtete als wesentliche Körperelemente die Atome, die durch die äußere Luft („pneuma“), welche in den Arterien zirkulierte, belebt wurden. Die Verdauung war für ihn ein rein mechanischer Vorgang; die Krankheit wurde nach ihm in der Hauptsache durch einen lokalen Blutandrang verursacht, der die Zirkulation des „pneuma“ störte. Die Solidarpathologie ist somit eine alexandrinische Erfindung. In späteren Jahrhunderten teilte sie das Schicksal des heliozentrischen Systems des Alexandriners *Aristarchos* von Samos (um 310 – 230 v. Chr.), einem Astronomen, da ihr Konzept völlig vergessen wurde.

In therapeutischer Hinsicht war *Erasistratos* gegen Aderlaß und Polypragmasie, d. h. eine Behandlung mit vielen Arzneimitteln (polypragmon, gr. = vielgeschäftig). Beide, *Herophilos* und *Erasistratos*, waren Gründer von neuen Medizinschulen, die bis ins 2. Jahrhundert nach Christus bestehen blieben.

Gegen Ende des 3. Jahrhunderts v. Chr. entwickelte sich in Alexandria eine dritte medizinische Gruppe oder Sekte, deren Glieder sich selbst als **Empiriker** bezeichneten. Pioniere dieser Bewegung waren *Philinos* aus Kos (um 250 v. Chr.), *Serapion* aus Alexandria (um 220 v. Chr.) und *Glaukias* aus Tarent (um 170 v. Chr.). Der bedeutendste Empiriker war vielleicht *Heraklides* aus Tarus, der zu Beginn des 1. Jahrhunderts v. Chr. lebte. Seine Versuche mit Arzneimitteln bildeten wertvolle Beiträge auf dem Gebiete der Pharmazie.

Die Empiriker lehnten sich im wesentlichen gegen philosophische Spekulationen und wissenschaftliche Experimente ihrer Vorgänger, die ihnen für die medizinische Praxis bedeutungslos erschienen, auf. Sie leiteten die Medizin von eigenen Beobachtungen ab, die sie durch die Überlieferung alter Autoren ergänzten. Außerdem war ihre Therapie auf Analogien, auf Gleichheitsgrundsätzen, die auf Studien der Krankheitsverläufe und der Natur beruhten, gegründet. Diese empirische Reaktion war die erste vieler ähnlicher Bewegungen in der Geschichte der Medizin.

Diese Sonderentwicklungen, die psychologisch leicht zu verstehen sind, jedoch früher oder später wegen ihres beschränkten Standpunktes in eine Sackgasse geraten, haben der Medizin gewöhnlich wertvolle Beiträge geliefert. So stellte der Empirizismus zwar keinen dynamischen Faktor in der Weiterentwicklung der Medizin dar; dennoch bereicherte er sie, besonders auf den Gebieten der **Symptomatologie, Pharmakologie** und **Chirurgie.** Die Chirurgie nahm in Alexandria im Zusammenhang mit dem Solidismus, den physikalischen, anatomischen und technologischen Entdeckungen einen außerordentlichen Aufschwung, der sich bis in die Römerzeit fortsetzte. Wir hören nun von der Ligatur als Blutstillungsmittel, von Kropf-, Bruch-, Star-, Mandel- und plastischen Operationen. Die Chirurgie scheint in Alexandrien ihre Trennung von der Inneren Medizin begonnen zu haben.

Zur gleichen Zeit beschäftigten sich auch viele der zahlreichen kleinen Tyrannen des Mittleren Ostens mit medizinischer Forschung. Ihr Interesse war mehr persönlicher als wissenschaftlicher Natur; Gegenstand ihrer Beschäftigung war ein besonderer Zweig der Arzneimittelfamilie – die Gifte. Die Gifte und ihre Gegengifte zu kennen, war für einen Diktator sehr wichtig. Der bekannteste dieser königlichen „Amateurtoxikologen" war König *Mithridates* von Pontus (um 132 – 63 v. Chr.), der letzte mächtige Feind der Römer im Nahen Osten. Ein sehr gebräuchliches Antidot (gr. antidotos = Gegenmittel) der späten Antike und des Mittelalters wurde nach ihm benannt. Bei seinen Versuchen mit Enten kam ihm offenbar der Gedanke, daß man sich gegen Gifte durch wiederholte Anwendung kleiner Dosen immunisieren könne.

7 Die Heilkunde im Römischen Reich

Der Schauplatz für die letzte große Blüte der griechischen Medizin liegt in Rom. Seit dem 3. Jahrhundert v. Chr. sind griechische Ärzte als Freie und Sklaven nach Rom gezogen. Zunächst widerstrebten die Römer energisch der Verwendung ausländischer Ärzte, teils aus einem Gefühl nationalen Stolzes, teils, weil das berufliche und ethische Niveau der Neuankömmlinge oft sehr niedrig war. Da jedoch die Römer selbst auf dem Gebiete der Medizin keinerlei originelle Leistungen aufwiesen, siegte schließlich die griechische Medizin auch in Rom.

Die starke Persönlichkeit des *Asklepiades* von Bithynien (im 1. Jahrhundert v. Chr.), eines griechischen Arztes aus Kleinasien, der 124 v. Chr. geboren wurde, entschied den Sieg der griechischen Medizin in Rom. Die Einwirkung von *Erasistratos* auf das ärztliche Denken des *Asklepiades* ist nicht zu übersehen. *Asklepiades* war ein Gegner des Empirizismus und des Humoralismus. Seine Pathologie war solidarpathologisch und atomistisch ausgerichtet. Er nahm an, daß eine mechanische Störung der Bewegung der Atome durch die Körperporen Krankheiten verursachte. Wie *Erasistratos* glaubte er nicht an die automatische, wohltuende Wirkung des Naturgeschehens und der Naturformen. Er fand scharfe Worte gegen die passive Haltung des hippokratischen Arztes, dessen Praxis er ein langes Warten auf den Tod nannte, und er wandte sich gegen die Lehre von den kritischen Tagen.

Nach *Asklepiades* belebte das **„Pneuma"** den ganzen Körper. *Asklepiades* studierte auch die Geisteskrankheiten und führte experimentelle Exstirpationen des Hirns an Tieren durch. Die therapeutischen Methoden des *Asklepiades*, bekannt geworden durch das Schlagwort „cito, tuto, jucunde" (schnell, sicher, angenehm), waren weniger eingreifend, als man aus seinen Theorien annehmen könnte. Ja, er wurde durch seine Bekämpfung der üppig wuchernden, aktiven Vorgehensweise in der praktischen Medizin geradezu zum Reformator der Therapie. Er wandte sich gegen Aderlaß und Purgieren, vertraute vorwiegend auf Diät, Bäder und sorgfältig bedachte Gymnastik. Seine Beliebtheit als Arzt ist leicht aus der Tatsache heraus zu verstehen, daß zu seinen bevorzugten diätetischen Mitteln der Wein gehörte. *Asklepiades* empfahl die Tracheotomie bei Verschluß der oberen Luftwege.

Doch dieser Arzt öffnete den Weg für eine neue medizinische Sekte, die **Methodiker**, die von *Themison* von Laodikea (1. Jahrhundert v. Chr.) ins Leben gerufen worden ist. Wie der Name sagt, reduzierten die Methodiker die Theorien der Medizin und Therapie auf einige wenige, sehr einfache Methoden. Die Krankheit wurde entweder durch einen **„status strictus"** verursacht, eine Verengung der inneren Poren, oder durch einen **„status laxus"**, eine übermäßige Erschlaffung der Poren. Die Behandlung galt daher nur der Überwindung übermäßiger Verengung oder Erschlaffung. Diese stark vereinfachenden Krankheitstheorien beeinflußten die Medizin noch bis zu den Anfängen des 19. Jahrhunderts. Der römische Enzyklopädist *Aulus Cornelius Celsus* führte die Entstehung des Methodismus auf die Notwendigkeit zurück, auf den umfangreichen Plantagen der römischen Großgrundbesitzer eine große Anzahl von Sklaven mit geringen Aufwendungen und Anstrengungen zu behandeln. Ein weiteres ursächliches Element mag die römische Neigung zum Formalismus gewesen sein.

Das berühmteste Glied der Methodikerschule war *Soranos* von Ephesus (um 100 n. Chr.), der ein bedeutender Arzt gewesen sein muß und wegen seiner Leistungen als Gynäkologe und Geburtshelfer besonders erwähnt werden soll. Einige medizinische Bücher des *Soranos* lebten unter dem Namen ihres lateinischen Übersetzers, *Caelius Aurelianus* (4./5. Jahrhundert n. Chr.) weiter. Sie zeigen *Soranus* als einen Mann, der genügend Intelligenz besaß, um die

Prinzipien des Methodismus zu verlassen, wenn klinische Notwendigkeiten es erforderten.

Das Werk, das jetzt den Namen des *Caelius Aurelianus* trägt, ist der einzige erhaltene alte Text, der eine vollständige und methodische Besprechung von **Geisteskrankheiten** enthält, von denen die Alten vorwiegend drei kannten: Melancholie, Manie und Phrenitis, das Fieberdelirium, das infolge des Überwiegens der Fieberkrankheiten offenbar häufig auftrat. Die Namen, die den Geisteskrankheiten gegeben wurden, zeigen einen rein somatischen Standpunkt an. Hysterie (Krankheit des Uterus, hystera gr. = die Gebärmutter) und Hypochondrie (Krankheit unterhalb des Zwerchfells, hypochondria gr. = unterhalb der Rippen gelegen) zählten gar nicht zu den Geisteskrankheiten. Die alten Ärzte, die auf ihr Freisein von magischen Vorstellungen stolz waren, sahen die Geisteskrankheiten als rein körperliche Erscheinungen an und behandelten sie dementsprechend, im allgemeinen durch irgendeine Art des Abführens. Ihre beachtliche Anwendung psychotherapeutischer Methoden war empirisch und mehr oder weniger zufällig.

Die letzte griechische Schule der Medizin war die der **Pneumatiker,** die zweifellos stark unter dem Einfluß der stoischen Philosophie stand. Ihre Krankheitstheorie gründete sich auf die Launen des „Pneuma". Der Gründer der Schule war *Athenaios* aus Attalia (1. Jahrhundert v. Chr.). Aus dem Pneumatismus entwickelte sich bald der **Eklektizismus,** der allmählich immer mehr die Haltung der Ärzte der späten Antike bestimmte. Zu den bedeutenden Mitgliedern der pneumatischen Schule gehörte *Archigenes* (um 100 n. Chr.), dessen Schriften ein außergewöhnliches Geschick auf dem Gebiet der Chirurgie, einschließlich der Technik der Amputation und Ligatur, erkennen lassen. Diese Bücher enthalten ferner eine hochentwickelte Arzneimittellehre und den Versuch einer Unterscheidung zwischen primären und sekundären Krankheitserscheinungen. Es ist jetzt anerkannt, daß die fragmentarischen Schriften des *Aretaios* (um 50 n. Chr.) von ihm selbst stammen und nicht Abschriften der Bücher des *Archigenes* sind. Seine hervorragenden klinischen Beschreibungen von Diabetes, Tetanus, Diphtherie und Lepra zeigen deutlich, daß der klinische Genius der Griechen im 1. Jahrhundert n. Chr. noch ebenso lebendig und stark war, wie er im 6. Jahrhundert v. Chr. gewesen war. Die Beschreibung des Diabetes mag als Beispiel dienen:

„Der Diabetes ist eine seltsame, nicht sehr häufige Erkrankung der Menschen, bei der es zu einem Zerfließen von Fleisch und Gliedern in den Urin kommt. Ihre Ursache ist kalter und feuchter Natur wie bei der Wassersucht. Der Verlauf ist der übliche, Nieren und Blase werden ergriffen; die Patienten hören nicht auf, Wasser zu produzieren; das Fließen hört nicht auf, als käme es aus einer geöffneten Wasserleitung. Die Krankheit verläuft dann chronisch; sie braucht eine lange Zeit zur Entstehung.

Wenn sich das Krankheitsbild völlig eingestellt hat, lebt der Patient nur noch kurze Zeit; denn die Auflösung geht schnell, und der Tod tritt bald ein. Überdies ist das Leben unangenehm und voller Beschwerden, der Durst ist unstillbar; das übermäßige Trinken steht zu der riesigen Urinmenge in keinem Verhältnis; denn es wird immer noch mehr Urin ausgeschieden. Sie können weder vom Trinken noch vom Wasserlassen abgehalten werden. Wenn sie eine Zeitlang vom Trinken ablassen, so werden ihnen Mund und Körper trocken; die Eingeweide scheinen zu brennen; sie zeigen Übelkeit, Ruhelosigkeit und brennenden Durst und sterben binnen kurzem. Sie haben einen Durst, als wenn Feuer in ihnen brennte. Doch wie können sie vom Wasserlassen abgehalten werden? Oder wie kann die Scham stärker werden als die Pein?"[1]

Während der ganzen Antike blieb die Medizin in griechischen Händen. Die Römer vollbrachten große Leistungen auf den Gebieten der Gesetzgebung, Regierung, Kriegsführung und Architektur; doch sie entwickelten nie ein eigenes Talent in Philosophie, Kunst, Medizin oder Wissenschaft. Die lateinischen medizinischen Werke waren in der Hauptsache Kompilationen. Das berühmteste „De Medicina" stammt von dem schon erwähnten *Celsus*, einem römischen Edelmann und Zeitgenossen des Kaisers *Augustus* (63 v. Chr.-14 n. Chr.), dem die Medizinhistoriker beson-

[1] *Boerhaave, Herman* (Hrsg.): Aretaei de causis et signis morborum libri quatuor. Leiden 1735, S. 51

ders ihr Wissen über die alexandrinischen Ärzte verdanken. Es ist Teil einer Enzyklopädie. *Celsus* wurde weitgehend durch hippokratisches Denken beeinflußt; auf dem Gebiet der Chirurgie jedoch zeigen seine Beschreibungen des Gebrauchs von Ligaturen, der Kropf-, Bruch- und Staroperation, ein viel höheres Niveau. Sein Reichtum an dermatologischen Einzelheiten spiegelt sich noch heute in der Nomenklatur der Hautkrankheiten. Da *Celsus* nur aus anderen Werken zusammentrug, wurde er von den Ärzten des Altertums nie erwähnt. Berühmt und wiederaufgelegt wurde sein sehr übersichtliches Buch „De Medicina" erst während der Renaissance, etwa 1500 Jahre nach seinem Tode.

Dasselbe gilt für *Plinius den Älteren* (23 – 79 n. Chr.), dessen ziemlich unkritische Sammlung „Naturalis historia" die Naturforscher und Ärzte der Renaissance tief beeindruckte. Der Römer *Scribonius Largus* (um 47 n. Chr.) hinterließ eine Sammlung von Rezepten. Ein Vergleich des Werkes von *Scribonius* mit dem des griechischen Chirurgen und Pharmakologen *Dioskorides* von Anazarba aus Kleinasien (1. Jahrhundert n. Chr.), der unter *Nero* (37 – 68 n. Chr.) als Militärarzt diente, zeigt den großen Unterschied in der Qualität griechischer und lateinischer medizinischer Schriften. *Dioskorides* ist der Vater unserer **„Materia medica"**, in der er über 600 medizinische Pflanzen, aber auch Salben, Mineralien, magische Mittel und Getränke beschrieb. Er war ein hervorragender Pharmakognost. Als Therapeut glaubte er naiv an Allheilmittel (Panazeen). Der griechische Arzt *Rufus* aus Ephesus (um 100 n. Chr.) ist nicht in irgendeine medizinische Sekte oder Schule einzuordnen; er ist erwähnenswert wegen seiner anatomischen Forschungen, seiner Pulslehre und seiner Beschreibung klinischer Einzelheiten von Krebs und Pest.

Höhepunkt und Abschluß der antiken Heilkunde: der Arzt *Galen* und sein wissenschaftliches Werk

Am Ende der schöpferischen Periode der griechischen Medizin steht *Galen* aus Pergamon (um 129 – 199 n. Chr.), vermutlich der größte griechische Arzt nach *Hippokrates*. Die Vielzahl von ärztlichen Sekten und Theorien, die die Heilkunde damals beherrschten, hatte ein tiefes Verlangen nach einer Synthese erweckt. Es war *Galen* gegeben, dieses weitgehend zu erfüllen. Während über das persönliche Leben des *Hippokrates* verbürgte Einzelheiten nicht bekannt sind, gibt es für den Lebensweg *Galen*s eine Reihe von glaubhaften Hinweisen. Er wurde um 129 in Pergamon in Kleinasien, wo sich neben Kos und Epidaurus eine der berühmtesten Heilstätten des Asklepios der Antike befand, geboren. Nachdem er neun Jahre lang in Smyrna, Korinth und Alexandria Medizin und Philosophie studiert hatte, kehrte er in seine Heimatstadt zurück, um Arzt der Gladiatoren zu werden. Vier Jahre später, 161, ging er nach Rom, wo er bald als Praktiker, Lektor und Experimentator großen Ruhm errang. Eine „Pest" veranlaßte ihn, Rom im Jahre 166 eine Zeitlang zu verlassen; ein Verhalten, das bis zum 18. Jahrhundert durchaus als ethisch galt. Nach kurzer Zeit kehrte er zurück, um Leibarzt des Philosophenkaisers *Marc Aurel* (121 – 180 n. Chr.) zu werden. *Galen* starb um 199 n. Christus. Er war ein sehr fruchtbarer Forscher und Autor, der mindestens hundert medizinische Abhandlungen schrieb, die nicht weniger als 22 Bände füllen.

*Galen*s wortreiche, aggressive und selbstlobende Schriften enthüllen keine sehr anziehende Persönlichkeit. Seine Werke spielten im Mittelalter und in der frühen Neuzeit für die medizinische Wissenschaft durch ihre fast legendäre Autorität eine lähmende Rolle. Dafür war aber sicher nicht *Galen* verantwortlich, sondern die konservative und starre Geisteshaltung, die mit dem Mittelalter begann.

Vorurteile sollten allerdings nicht verkennen lassen, daß *Galen* weit mehr darstellte als ein reproduktiver Nacherzähler. Er war ein bedeutender **Anatom** und **Physiologe**, der wesentlich zur Weiterentwicklung der Medizin beitrug. *Galen* war trotz aller Verehrung kein Hippokratiker. In den hippokratischen Schriften blieb die Medizin im wesentlichen eine Kunst, ein Handwerk. Erst mit *Galen* wurde sie eine

Wissenschaft, die die Grundlage für die wissenschaftliche Medizin der Neuzeit legte.

Galen war ein hervorragender Sezierer, der große Fortschritte in der Kenntnis von Muskeln und Knochen, weniger von Gefäßen, Nerven und Eingeweiden brachte. Er erwarb sein Wissen in der Hauptsache durch die **Sektion von Affen und Schweinen** – er sezierte einmal einen Elefanten, doch offenbar nie einen Menschen –, so daß seine Beobachtungen für die menschliche Anatomie nur begrenzt gültig waren. Immerhin merzte er grundlegende, überlieferte Irrtümer aus, wie z. B. den Glauben, daß das Herz Ursprung der Nerven und das Gehirn Ursprung der Blutgefäße sei. Er beschrieb das Gehirn, seine Ventrikel und stellte die Medulla als Teil des Gehirns dar. *Galen* zeigte den Unterschied zwischen sensorischen und motorischen Nerven, die er weiche und harte Nerven nannte.

Galen als Physiologe

Als experimenteller Physiologe kommt diesem griechisch-römischen Arzt eine noch bedeutendere Rolle für die antike Heilkunde zu. Durch Durchschneiden des Nervus laryngeus recurrens, dem Stimmverlust folgt, stellte er die Funktion dieses Nerven fest. Er erzeugte Atemstillstand durch Durchschneiden der Medulla oblongata. Seine Rückenmarkexperimente führten zu Querschnittsschädigungen bei den Versuchstieren. Durch Abbinden der Femoralarterien zeigte er, daß die Arterien Blut enthalten, und durch Unterbinden der Ureteren bewies er, daß der Urin in der Niere erzeugt wird, nicht in der Blase, wie fälschlich angenommen wurde. Für seine Experimente verwandte er Schweine, Affen und Hunde.

Galens Therapie der Bewegung des Blutes und Bildung der „Spiritus" war noch sehr einfach. Nach *Galen* gelangte das Blut, das in der Leber gebildet würde, durch die Venen (von denen die meisten von der Leber ausgingen) ebenso wie durch die Arterien (die vom Herzen ausgingen) an die Peripherie. Von der rechten Herzkammer gelangte wenig Blut in die Lungen; er nahm an, daß das meiste Blut durch „Poren" in der Kammerscheidewand von der rechten in die linke Kammer strömte.

Galen war aber darum noch kein moderner Wissenschaftler. Er beschränkte sich nicht darauf, aus seinen Sektionen und Experimenten Schlußfolgerungen zu ziehen, sondern er baute ein weites, **spekulatives System der Physiologie** auf. Dieses System wird am vollständigsten in seinen Abhandlungen „Über die Fakultäten" und „Über den Gebrauch der Teile" erklärt. Seine berühmteste physiologische Theorie, die der Blutbewegung, beherrschte die Medizin bis zur Entdeckung des Blutkreislaufes durch *William Harvey* (1578 – 1657) im 17. Jahrhundert (vgl. Abb. 13). Nach dieser Theorie wurden die Nährstoffe von den Därmen in die Leber gebracht, wo die **„spiritus naturales"** sie in Blut umwandelten. Ein Teil dieses Blutes floß durch die Venen direkt in die Peripherie. Der Rest strömte in die rechte Herzkammer, aus der ein kleiner Teil in die Lunge kam, während das übrige Blut durch die Poren des Septums in die linke Kammer gelangte. Im Herzen wurde das Blut mit **„spiritus vitales"** (Lebensgeister), die durch die Lunge eintraten, ausgestattet und durch die Arterien wieder in die Peripherie geleitet. Ein Teil des Blutes erreichte das Gehirn, in dem die **„spiritus animales"** (Seelengeister) entwickelt und durch die Nerven in den Körper verteilt wurden.

Galen stützte sich in seinen Theorien auf den teleologischen Glauben: „Die Natur tut nichts vergeblich", den er von *Aristoteles* übernommen hatte. Er war Monotheist; in seinen Schriften werden *Moses* und *Christus* erwähnt. Er glaubte, daß der Schöpfer jedes Organ für einen besonderen Zweck geschaffen hatte, aus dem seine Funktion hergeleitet werden konnte. *Galen*s Einfluß unterbrach die nichtteleologische Tradition eines *Asklepiades* oder *Anaxagoras*, die den Körper als zufällige Anhäufung von Atomen und die Funktion als Voraussetzung für die Form betrachteten. *Galen* war ein großer Dialektiker, nie verlegen, auf spekulativem Wege Antwort auf eine Frage zu finden.

Galen als Pathologe

*Galen*s Pathologie entsprach im wesentlichen der Humoralpathologie einiger hippokratischer Autoren und der Aristoteli-

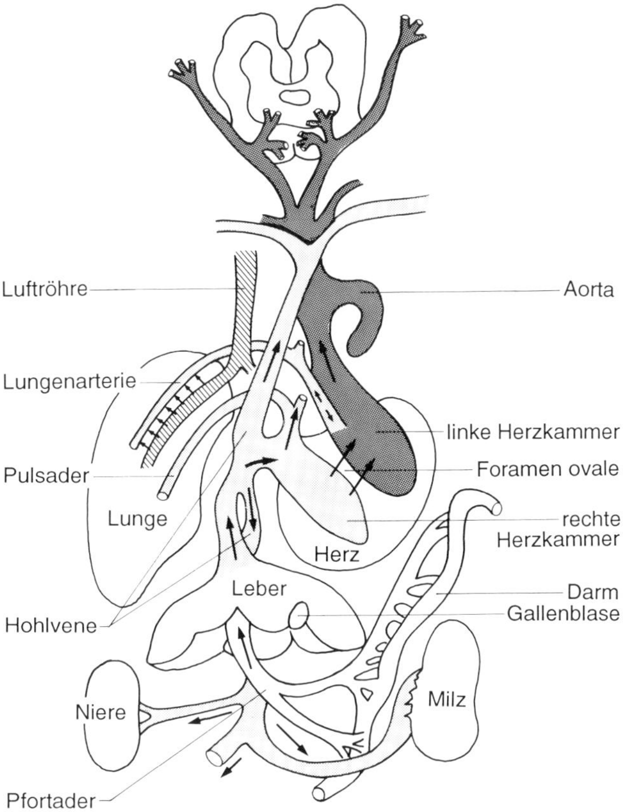

Abb. 13 Schema der Bewegung des Blutes nach dem Konzept des römischen Arztes *Galen.* Die linke und rechte Herzkammer sollen durch „Porenöffnungen" miteinander verbunden sein

schen Teleologie (Lehre von der Zweckbestimmung alles irdischen Geschehens). Als Eklektiker gebrauchte er gelegentlich – wenn es seinen Zwecken dienen konnte – den Begriff „pneuma" der Stoiker und das „strictum" und „laxum" der Methodiker. Die **„kritischen Tage"**, ein Begriff, der durch die vorherrschenden Krankheiten Pneumonie, Typhus und Malaria gestützt wurde, spielten in seiner Pathologie eine große Rolle. Diagnose und Prognose beschäftigten *Galen* gleichermaßen. In seiner Schrift „Über die kranken Teile", in der er feststellte, daß eine Funktion nie gestört wird, ohne daß der Teil, der die gestörte Funktion beherrscht, affiziert ist, tat er einen wichtigen Schritt zur lokalistischen Pathologie. Mit großem Stolz führte er seine Diagnose eines gebrochenen Wirbels an, die er bei einem Mann, der auf seinen Rükken gefallen war, auf Grund einer Gefühllosigkeit im vierten und fünften Finger stellte. *Galen* versuchte, zwischen Schmerzen durch Nierensteine und solchen, die durch eine Darmerkrankung hervorgerufen wurden, zu unterscheiden. Ferner versuchte er, die Hämoptoe, das Spucken von Blut, von der Hämatemesis, dem Erbrechen von Blut, zu trennen. Beobachtung des Pulses und Inspektion des Urins spielten in seiner Diagnostik eine große Rolle. Trotz seiner Beiträge zur Anatomie und zur Lokalisation der Krankheiten blieb *Galen*s Pathologie aber im wesentlichen humoral und förderte daher lokalistisches und anatomisches Denken wenig.

*Galen*s Therapie war schematisch, methodisch; so wurden z. B. gegen „heiße" Krankheiten „kalte" Mittel angewendet und umgekehrt. Im Gegensatz zur Therapie der Hippokratiker war seine Therapie in der Hauptsache aktiv. Er war Polypragmatiker; gelegentlich wurden 25 Mittel in einem einzigen Rezept gebraucht. Aus die-

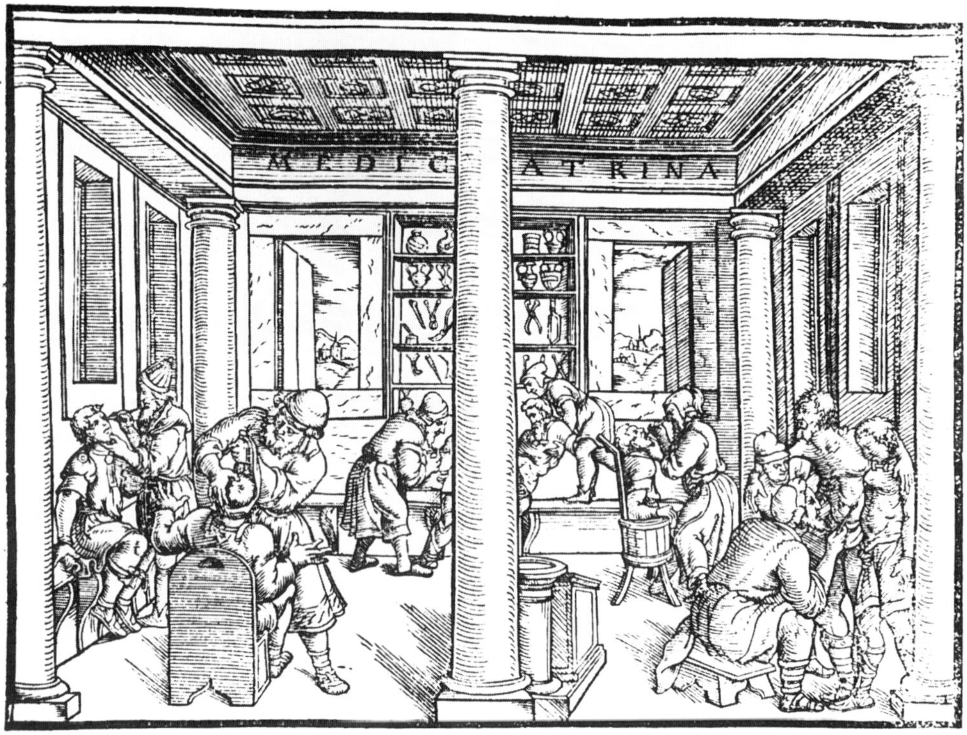

Abb. 14 Verschiedene chirurgische Eingriffe nach der Beschreibung *Galens:* Kopfverband, Augenoperation (Starstich), Behandlung eines Unterschenkelgeschwürs, Zahnextraktion, Sondierung einer Wunde am Bauch oder Reposition einer Hernie.
Illustration aus einer Ausgabe der Werke *Galens,* die im 16. Jahrhundert von dem italienischen Arzt *Johann Feliciano* herausgegeben wurde.
Galenus: Septima classis curandi methodum. Basel 1561, S. 395

sem Grunde wurden später komplizierte Rezepte galenisch genannt. Aderlaß und Abführen wurden häufig durchgeführt. Bei Tuberkulose verordnete er klimatische Behandlung. *Galen* beschäftigte sich eingehend mit Hygiene und stellte in recht moderner Weise fest, daß die Vorbeugung der Behandlung vorzuziehen ist.

Bei der Behandlung der Gladiatoren, Kriegsgefangene, die auf Leben und Tod in den römischen Arenen kämpfen mußten, hatte er sich zu einem guten Chirurgen und Physiotherapeuten entwickelt (Abb. 14). Als *Galen* 161 n. Chr. zum ersten Mal nach Rom kam, arbeitete er selbst allerdings kaum noch als praktischer Chirurg. Diese Tatsache bildet zugleich einen Hinweis auf den Beginn der Spaltung zwischen Chirurgie und Medizin, die bereits in Alexandria begonnen hatte. Bei den sklavenhaltenden Römern stand die manuelle Arbeit, unter die auch die Chirurgie fiel, vollends unter der Würde eines vornehmen Mannes.

Von *Galen* wurde die Theorie des „**lobenswerten Eiters**“ (pus laudabile) hergeleitet, die besagt, daß jede Wunde normalerweise im Heilungsprozeß Eiter produziert. Aus dieser Theorie wurde eine Tradition, die bis ins 19. Jahrhundert die aseptische Behandlung der Wunden verhinderte. *Galen* selbst war weniger dogmatisch; er war offensichtlich in der Lage, verletzte Sehnen „per primam intentionem“ (unmittelbar, vor Eiterbildung) zu heilen.

Unser Bild von *Galen* ist durch den Mißbrauch verzerrt worden, der später mit seinen Schriften getrieben wurde. Dafür kann er genau so wenig wie ein *Aristoteles* verantwortlich gemacht werden. Sicher sagen seine Systematik und seine Teleologie, die ihn dem Mittelalter so teuer machten, unserer Zeit ebensowenig zu wie die fortgesetzten bitteren Anwürfe gegen seine Zeitgenossen, so gerechtfertigt sie zuweilen auch gewesen sein mögen. Es muß anerkannt werden, daß sein System nicht allein auf Vernunft begründet war, sondern auf Vernunft und Erfahrung. *Galen* selbst war nie ein blinder Traditionalist; er unterwarf die Tradition der Erfahrung und dem Experiment. Was das Erkennen von Problemen betrifft, hatte er nicht seinesgleichen. Ohne Zweifel war *Galen* der bedeutendste medizinische Experimentator nicht nur seiner Zeit, sondern der gesamten Medizingeschichte bis zum 17. Jahrhundert.

Während sich dieser kurze Überblick auf die medizinischen Kenntnisse und Theorien der griechischen Heilkunde im Römischen Reich konzentrieren mußte, sollen einige soziale Aspekte der Medizin in Rom wenigstens erwähnt werden. Es gab so etwas wie Vereine für Krankenversicherungen und medizinische Gesellschaften in Rom. Deutlich machte sich eine steigende Tendenz zur Spezialisierung und zur staatlichen Anstellung der Ärzte bemerkbar (Abb. 15). Schließlich erfreuten sich mystische Heilkulte wie der Mithraskult seit dem 2. Jahrhundert nach Christus wachsender Beliebtheit. Alle diese Phänomene in der zunehmend verwirrten und dekadenten römischen Gesellschaft haben einen recht modernen Klang.

Die medizinischen Leistungen der Römer waren indirekter Art und hatten mehr prophylaktischen Charakter, der sich im städtischen Gesundheitswesen niederschlug. Inspiriert durch ihre etruskischen Vorgänger, bauten sie **Wasserleitungen, Kanalisationssysteme** und **Badeeinrichtungen** von unübertroffener Größe nicht nur in Europa, sondern überall, wo sie hinkamen. Im Zusammenhang mit Bauprojekten und damit verbundenen Problemen kamen drei römische Autoren, die Land-

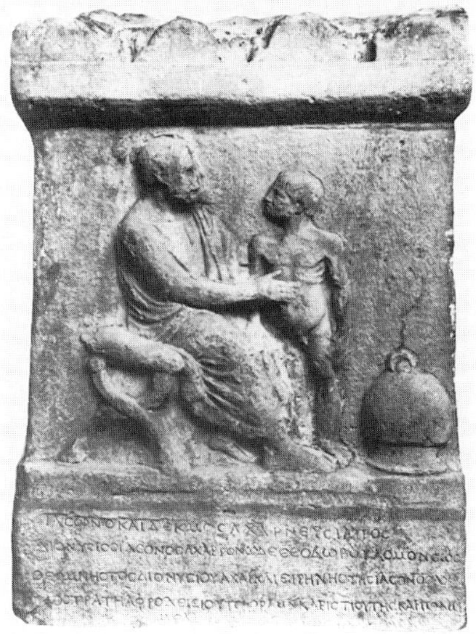

Abb. 15 Grabstelle des römischen Arztes *Jason*. Der Arzt palpiert die Lebergegend des vor ihm stehenden Patienten. Rechts am Boden ein übergroßer Schröpfkopf.
2. Jahrh. n. Chr.
Britisches Museum, London

wirte *Varro* (116–27 v. Chr.) und *Columella* (1. Jahrh. v. Chr.) sowie *Vitruvius* (1. Jahrh. v. Chr.), der große Baumeister des Kaisers *Augustus*, zu der kühnen Hypothese, daß das Malaria-Fieber, das schon *Hippokrates* in den epidemischen Schriften beschrieben hatte, durch kleine Tiere oder Insekten erzeugt würde. Sie nahmen an, daß diese Lebewesen, die erst 1883 durch den Amerikaner *Albert Freeman King* (1841–1914) als Moskitos für die Übertragung der Malaria 1883 identifiziert werden sollten, aus Sümpfen (z. B. aus den Pontinischen Sümpfen südöstlich von Rom) kämen. Diese Hypothese wurde von den römischen Architekten angenommen. Sie entwickelten Methoden der Trockenlegung und Baukonstruktion, die diese Ausbreitung verhinderten. Dadurch trugen die römischen Baumeister zur Hebung der öffentlichen Hygiene und der allgemeinen Gesundheit bei.

8 Die Heilkunde des Mittelalters

Während die griechische Heilkunde etwa die Zeit von 500 v. Chr. bis 500 n. Chr. umfaßt, kann die Medizin der nächsten tausend Jahre, von 500 bis 1500, als mittelalterliche Medizin charakterisiert werden. Wie viele andere kulturelle Bereiche stand auch die mittelalterliche Medizin dem Problem gegenüber, die heidnischen Überlieferungen der eindringenden Barbaren mit den klassischen Traditionen des erloschenen Kaiserreichs und mit der christlichen Religion, die die Barbaren von den Besiegten angenommen hatten, zu verbinden. Die mittelalterliche Medizin weist daher Elemente aus allen drei Quellen auf.

Die griechische Medizin war seit den Zeiten des *Galen* steril gewesen. Die „mittelalterliche" Sitte, die klassischen Texte nur zu sammeln und zu deuten, begann bereits vor dem eigentlichen Mittelalter. Nur die letzten der großen griechischen Kompilatoren, alle wahrscheinlich Christen und im oströmischen Byzanz lebend, seien hier erwähnt: *Oribasius* (325 – 403), *Aetius* von Amida (6. Jahrhundert), *Alexander* von Tralles (6. Jahrhundert) und *Paulus* von Aegina (625 – 690).

Diese Sammlungen waren jedoch für den einfachen Sinn und die primitive Praxis der frühen mittelalterlichen Welt des Westens zu ausgedehnt und zu kompliziert. Ferner waren sie in griechischer Sprache geschrieben, die in weiten Teilen jener Welt nicht mehr verstanden wurde. Die frühmittelalterlichen Texte des Westens sind bedeutend einfacher und dürftiger, wenn sie auch griechischen Quellen entnommen wurden. Sie bestehen vorwiegend aus **Listen von Arzneimitteln.** Ihre Autoren, in erster Linie Geistliche, benutzten das Latein, die damalige Weltsprache. Während Griechisch die medizinische Sprache der vergangenen tausend Jahre gewesen war, sollten die medizinischen Texte der nächsten Epochen bis zum 19. Jahrhundert lateinisch abgefaßt werden.

Das Vorkommen religiöser oder magischer Vorstellungen in den frühmittelalterlichen Texten ist nicht überraschend. Bereits die späte Antike stand stark unter dem Einfluß von Magie und Aberglauben. Aber im Mittelalter stammten derartige Vorstellungen meist nicht aus der Antike, sondern aus anderen heidnischen und aus christlichen Quellen. Die frühen medizinischen Zusammenfassungen und Auszüge waren oft nur Teile von größeren Sammelwerken. Zu den ersten medizinischen Kompilatoren des Mittelalters gehören *Marcellus* von Bordeaux (um 400), *Isidor* von Sevilla (570 – 636), der hochwürdige *Beda* (674 – 735) und der Fuldaer Abt *Rhabanus Maurus* (780 – 856).

Die mittelalterliche Medizin läßt sich in zwei Epochen einteilen. Die erste wird gewöhnlich die Periode der **Mönchsmedizin** genannt, da Mönche eine vorherrschende Rolle in der ärztlichen Praxis und in der Zusammenfassung medizinischer Texte spielten. Natürlich gab es auch Laienärzte, besonders in Italien und Frankreich. Ebenso waren die zahlreichen Juden an den Höfen der weltlichen und kirchlichen Fürsten, die die Griechen der Antike als Hofärzte im Mittelalter ersetzten, keine Kleriker. Nach der großen Pest, die in Europa während der Herrschaft des byzantinischen Kaisers *Justinian* (482 – 565) von 531 bis 580 wütete, und nach der Eroberung Italiens durch die Langobarden wurden die Klöster aber immer mehr die letzten Zufluchtsstätten der Gelehrsamkeit. Die Medizin kehrte in die Hände der Priester zurück. In dem allgemeinen Zusammenbruch der Zivilisation im Zuge der Völkerwanderung (4. bis 6. Jahrhundert n. Chr.) und der Verbauerung Westeuropas waren die Zeiger der Zeit um mehr als tausend Jahre zurückgedreht.

Das Kloster Monte Cassino, gegründet 529 von *Benedikt* von Nursia (um 480 – 550), zerstört 1944 im Zweiten Weltkrieg, ist ein Symbol für die medizinische Entwicklung im Bereich des Klosterlebens. Der römische Staatsmann *Aurelius Cassiodorus* (um 490 – 573), der sich in dieses Benediktinerkloster zurückzog, hinterließ der Bibliothek Zusammenfassungen der Werke von *Galen, Oribasius* und *Alexander* von Tralles. Weitere Klöster wurden in den folgenden Jahrhunderten in Spanien, Frankreich, Irland und Deutschland von den Benediktinern ins Leben gerufen. Gegen Ende des frühen Mittelalters stieg auch die Bedeutung der Kathedralen-Schulen, wie z. B. der Schule von Chartres (um 1000), als Lernzentren im allgemeinen wie für die medizinische Ausbildung im besonderen.

Die Bedeutung der **monastischen Medizin** darf nicht überschätzt werden. Die Schriften der Mönche waren vorwiegend Übersetzerarbeiten. Sie waren vor allem praktische Abhandlungen, die der Betreuung der **Kloster-Krankenabteilungen** (Infirmarien) und **Kräutergärten** dienten. Die ärztliche Tätigkeit war für die Mönche ihrer heiligen Mission untergeordnet, wie z. B. die Tatsache zeigt, daß die Bibliothek des Klosters St. Gallen in der Schweiz im 9. Jahrhundert nur sechs medizinische Bücher besaß im Gegensatz zu 1000 theologischen Büchern. Bei allen Mängeln leisteten die Mönche aber einen sehr wichtigen Dienst. Sie hielten die Kontinuität der abendländischen Medizin aufrecht und brachten eine gewisse Verbindung wissenschaftlicher und christlicher Gesichtspunkte zustande.

Obgleich Mönche im Dienste der Medizin wirkten, hatte das frühe Christentum nämlich im ganzen wenig Verwendung für die Heilkunde gehabt, wie aus den Schriften von Papst *Gregor* (540 – 604) oder *Gregor von Tours* (um 538 – 594) im 6. Jahrhundert hervorgeht. Sie betonen das Interesse an der unsterblichen Seele, dem die Beschäftigung mit körperlichen Krankheiten wenig gilt. Das Christentum hatte ursprünglich auch seine eigene Krankheitstheorie: Krankheit war entweder **Strafe für Sünden, Besessenheit durch den Teufel oder Folge von Hexerei.** Es besaß darum auch seine eigenen therapeutischen Methoden – nämlich Gebet, Buße und Beistand der Heiligen. Unter diesen Voraussetzungen wurde jede Heilung letztlich als Wunder angesehen.

Mönchsärzte wie *Rhabanus Maurus* und *Strabo* (um 63 v. Chr. bis 26 n. Chr.) lehnten die Verbindung von Sünde und Krankheit nicht grundsätzlich ab. Sie suchten aber nach einem Kompromiß mit einer naturalistischen Auffassung. Ein derartiger Kompromiß zeigt sich am besten in den Lehren der *Hl. Hildegard* von Bingen (1098 – 1179), die als Äbtissin einem Benediktinerinnenkloster vorstand. Diese Mystikerin betont in ihren Werken „Physica" und „Causae et Curae" wie wichtig es sei, den kranken Körper physisch zu stärken, damit er den „Attacken des Teufels" und seiner Gehilfen besser widerstehen könne. Sie bezog sich in ihrer Heilkunde auf die einheimische Pflanzenwelt und gab einfache, auch für Laien verständliche Darlegungen und Hinweise.

Das Vermächtnis der Barbaren zeigt sich in den magischen Elementen solcher Schriften wie der angelsächsischen Volksarzneibücher des 10. Jahrhunderts. Selbst die therapeutischen Formeln der *Hl. Hildegard* unterscheiden sich oft von heidnischen Zaubersprüchen im wesentlichen nur darin, daß die Namen der Naturgeister durch die Namen von Heiligen ersetzt werden. Dieser magische Glaube war aber nichts Neues oder spezifisch Mittelalterliches. Er fand sich bereits in der späten Antike; und es muß festgestellt werden, daß die frühe Kirche sich sehr um die Ausmerzung der Magie bemühte. Wie der amerikanische Psychologe *Edward Lee Thorndike* (1874 – 1949) in seinem großen Werk über Magie und Wissenschaft im Mittelalter festgestellt hat, überwog die Magie mehr im späten als im frühen Mittelalter. Ihr Einfluß stieg paradoxerweise wieder gleichzeitig mit dem Wachsen der wissenschaftlichen Kenntnisse.

Die Periode der monastischen Medizin endete offiziell mit dem Konzil von Clermont 1130, das den Mönchen die Ausübung ärztlicher Tätigkeit untersagte, weil sie eine zu starke Störung für das weltabgewandte Mönchsleben bedeutete. Die Medizin ging damit noch nicht in die Hände von Laien über, sondern fiel nun in die Hände des sogenannten Weltklerus.

Auch aus einem anderen Grunde näherte sich die monastische Periode ihrem Ende.

Der Einfluß der arabischen Wissenschaft auf die abendländische Welt, der sich auf so vielen Gebieten bemerkbar machte, sollte auch die Richtung der Medizin ändern. Die Übernahme der arabischen Zahlen oder arabischen Ausdrücke, wie z. B. „Alkohol“, „Elixier“ und „Algebra“, zeigte, wie ausgedehnt diese Beeinflussung war. Die starke Einwirkung der arabischen Autoren auf die abendländische Medizin des Hochmittelalters legte die Bezeichnung dieses Zeitalters als das der **arabischen Medizin** nahe; im allgemeinen sprechen wir von der Medizin dieser Periode als der scholastischen Medizin, da sie nicht mehr in Klöstern, sondern in „Schulen“ – den seit dem 12. Jahrhundert neugegründeten Universitäten – gelehrt wurde. Diese fanden in neuentstandenen oder wiedererstarkenden Städten den geeigneten Wurzelboden.

Die arabische Medizin

Bevor näher auf die scholastische Medizin, die zweite Periode, eingegangen wird, soll ein kurzer Blick auf die Araber selbst und ihre Heilkunde geworfen werden. Die Araber haben ähnlich wie die Franken, Sachsen und Normannen als Barbaren im Frühmittelalter das Vermächtnis der Griechen zusammen mit einer neuen Weltreligion angenommen. Dieser Anpassungsprozeß vollzog sich bei ihnen aber schneller und gründlicher als bei den abendländischen Völkern. Von der Flucht *Mohammeds* (um 570 – 632) aus Mekka (622) bis zum Erscheinen der Araber an den Ufern der Loire (737) verging kaum mehr als ein Jahrhundert. Zu jener Zeit hatte der Islam bereits Arabien, den Nahen Osten und Spanien erobert. Und bei dem Zusammenstoß der abendländischen Christen mit den Arabern in den Kreuzzügen (1096 – 1272) erscheinen die Araber nun als die zivilisierteren Repräsentanten der mittelalterlichen Welt.

Die Kenntnis der griechischen Medizin gelangte ebenso wie das Wissen auf anderen Gebieten zu den Arabern durch die christlichen Sekten, die aus dem byzantinischen Reich vertrieben wurden. Diese Christen übersetzten die griechischen Autoren in die semitischen Sprachen, zunächst ins Syrische oder Hebräische, später ins Arabische. Die berühmteste Schule solcher Übersetzer war die der von Konstantinopel aus Nestorianer in Gondeshapur, einer persischen Stadt, die im 6. Jahrhundert blühte. Bis zum 10. Jahrhundert waren alle wichtigen griechischen medizinischen Schriften in Damaskus (707), Kairo (874) und Bagdad (918) übersetzt worden. Jetzt entwickelten die Araber ihre eigene klassische medizinische Literatur.

Der erste bedeutende medizinische Autor der Araber war *Rhazes* oder *Al Rhazes* (860 – 932), ein gebürtiger Perser. Eines seiner wegweisenden Bücher „Liber Elhavi seu totum continentis“ (die erste lateinische Übersetzung erschien 1486 in Brescia), stellt eine gewaltige Zusammenfassung der damaligen Medizin dar. Seine berühmte Abhandlung über Pocken und Masern, die erste Beschreibung dieser Infektionskrankheiten, beweist, daß er nicht nur die Beobachtungen griechischer Autoren abschrieb, sondern selbst ein ausgezeichneter Kliniker war. Seine Versuche mit Quecksilber an Affen zeigen schon eine naturwissenschaftliche Einstellung. Doch ist es typisch für die allgemeine Haltung jener Zeit, daß selbst dieser mit größter Beobachtungsgabe ausgestattete arabische Autor sagte, daß 1000 Bücher besser wären als tausend Jahre der Beobachtung. Der einflußreichste arabische Autor *Avicenna* oder *Ibn Sina* (980 – 1037), ebenfalls ein Perser, verfaßte unter dem Titel **„Canon medicinae“** eine Enzyklopädie der Medizin. Mehrere hundert Jahre bedeutete es das leitende medizinische Handbuch der westlichen und östlichen Welt. Der Kanon besteht aus fünf Büchern, die die damalige theoretische Medizin, die Arzneimittelkunde, die Pathologie und Therapie, die Chirurgie und die Toxikologie abhandeln. Von weiteren frühen arabischen Autoren ist *Isaac Judaeus* (um 840 – 930) erwähnenswert; er beschäftigte sich vorwiegend mit Diätetik und Uroskopie (Abb. 16).

Ein zweites Zentrum der klassischen arabischen Medizin entwickelte sich in den arabischen Königreichen Spaniens. Die Tatsache, daß die Führer dieser Gruppe Juden waren, demonstriert deutlich, daß der

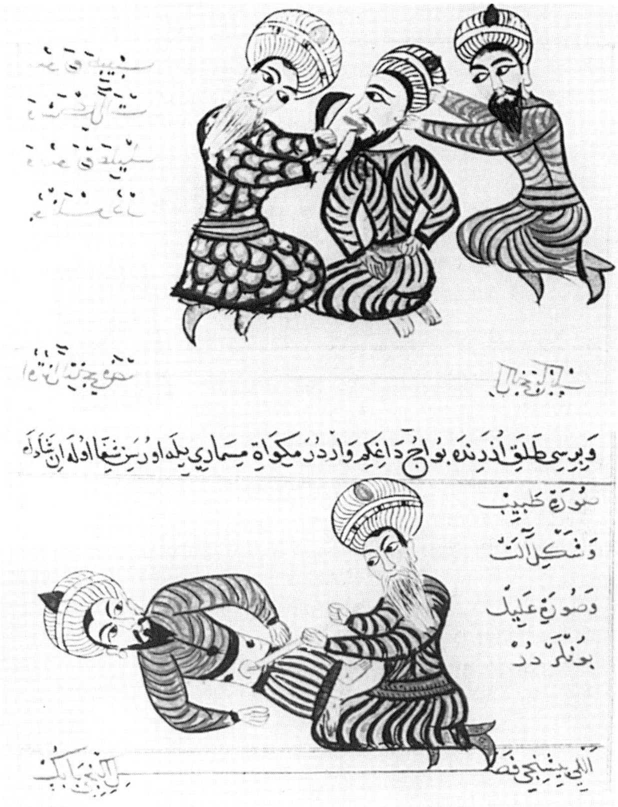

Abb. 16 Darstellung zweier chirurgischer Eingriffe als Miniaturen in einer persischen Handschrift des 15. Jahrhunderts. Oben: Entfernung einer Geschwulst aus der Mundhöhle. Unten: Punktion eines Aszites. Chirurgie des Charaf ed-Din. 1465.
Aus: *Jean-Charles Sournia:* Die arabische Medizin. In: Illustrierte Geschichte der Medizin. Band 2. Salzburg 1980, S. 627

Islam dem mittelalterlichen Christentum an Toleranz weit überlegen war.

Erstaunlicherweise trat nur ein einziger bedeutender Chirurg unter den Arabern hervor: *Abulcasim* (1013 – 1106). In den Schriften von *Avenzoar* (gest. 1162) findet sich eine auffällige Unabhängigkeit von *Galen*; er beschrieb die Krätzmilbe, deren Existenz in der abendländischen Medizin erst im 19. Jahrhundert endgültig festgestellt wurde. *Averroes* (1126 – 1198) und *Moses Maimonides* (1135 – 1204) waren ebensosehr Philosophen wie Ärzte. Der berühmteste jüdische Arzt des Mittelalters, *Maimonides*, war als Philosoph wesentlich origineller wie als Mediziner, der sich eng den Lehren des Galen verpflichtet fühlte. Die Juden waren führend in der mittelalterlichen Medizin. Das Hauptproblem, die Bewahrung der griechischen Tradition, bewältigten die jüdischen Gelehrten besonders gut, weil sie durch ihre vielseitigen Sprachkenntnisse die besten Überlieferer der antiken Medizin waren. Im 19. Jahrhundert hingegen beruhte ihre führende Rolle auf ihrem schöpferischen Beitrag zu einer dynamischen Medizin.

Die arabische Medizin und mit ihr die gesamten Wissenschaften haben im übrigen mit der mittelalterlichen Heilkunde des Abendlandes jene charakteristischen Merkmale gemein, welche die Neuzeit sowenig ansprechen: steriles Haften an klassischen Autoritäten, Vorherrschen der Astrologie, Abneigung gegen anatomische Studien, Herabsetzung der Chirurgie und Vorliebe für das Brenneisen und den „lobenswerten“ Eiter auf dem Gebiete der Chirurgie. Die arabischen Ärzte waren jedoch den abendländischen ihrer Zeit in der Kenntnis der Griechen, in der Arzneimittellehre und in der Entwicklung von Hospitälern mit klinischem Charakter bedeutend überlegen. Schon im 4. Jahrhundert schuf der Bischof *Basilius der Große* (329 – 379) in Caesarea (Kayseri) in Kappodozien einen Hospitalkomplex, in dem es eine eigene Klinik für kranke Frauen gab. Der Sieg der arabischen Heilkunde, die von jeher galenistisch war, im Westen bedeutete das endgültige Verschwinden methodistischer Einflüsse (*Soranos*), die dort noch schwach weitergelebt hatten.

Die Medizinschulen von Salerno und Montpellier

Auf einem weiten Umweg durch den Nahen Osten und Nordafrika kehrten die medizinischen Lehren der Griechen durch die Araber dann in die abendländische Kultur zurück. Bedeutende Übersetzer klassischer Schriften aus dem Arabischen in das Lateinische waren *Constantinus Africanus* (1020 – 1087), der an der Medizinschule von Salerno und im Kloster Monte Cassino wirkte, und *Gerard von Cremona* (1140 – 1187), der in Toledo lebte. Es ist bemerkenswert, daß beide Übersetzer an der arabisch-christlichen Grenze arbeiteten. Und es war kein Zufall, daß Salerno, das erste berühmte medizinische Zentrum des Mittelalters, in der Nähe des arabischen Sizilien lag und daß Montpellier, die erste bedeutende medizinische Universität des Mittelalters, im südlichen Frankreich, nicht weit von Spanien, gelegen war.

Das nicht weit von Monte Cassino entfernte Salerno, keine geistliche, sondern eine medizinische Laienschule, die im 12. Jahrhundert blühte, vereinigte den Arabismus mit einer praktischen Einstellung. Ihr Lehrplan war so ausgezeichnet, daß er von der in der gleichen Epoche gegründeten Universität Paris übernommen wurde. Die zahlreichen Abhandlungen, die aus dieser ersten bedeutenden mittelalterlichen Schule der Medizin stammen, enthalten gute klinische Beschreibungen z. B. der Dysenterie und der Krankheiten des Urogenitalsystems. Sie bringen ferner interessante therapeutische Hinweise auf die Anwendung von quecksilberhaltigen Salben bei Hautkrankheiten, jodhaltigem Seetang bei Kropf, Schlafmittelschwämmen und der Darmnaht. Das berühmte **„Regimen Sanitatis Salernitanum“** hat jedoch wahrscheinlich seinen Ursprung eher in Toledo als in Salerno. Unter den ärztlichen Praktikern und Lehrern in Salerno befanden sich anscheinend auch zahlreiche Frauen.

Die Universität Montpellier wurde 1181 ins Leben gerufen. In die gleiche Zeit fällt auch die Gründung anderer bedeutender Ausbildungszentren und Universitäten des Mittelalters: Bologna 1113, Paris um 1150, Oxford 1167, Montpellier 1220, Padua 1222 und Prag 1348. Als Mediziner wirkten an diesen Universitäten Geistliche, für die wie in Paris bis 1452 das Zölibat gefordert wurde. Die Universitäten boten eine regelrechte **medizinische Ausbildung,** die es bisher in dieser Weise nicht gegeben hatte. Ihre pädagogischen Richtlinien beherrschten fortan die medizinische Ausbildung in Europa. Sie waren echte internationale Universitäten, an denen sich Lehrer und Studenten aus allen Ländern fanden. Da Latein die Universalsprache der damaligen Kulturwelt war, gab es keine sprachlichen Schranken.

Montpelliers größte Zeit fällt in das 13. Jahrhundert. Berühmte Ärzte dieser Periode wie *Bernard von Gordon* (13. Jahrh.), *Gilbertus Anglicus* (Ende 13. Jahrh.) und *John Gaddesden* (Ende 13./Anfang 14. Jahrh.) hatten die Schule von Montpellier absolviert. Auch *Petrus Hispanicus*, der 1277 unter dem Namen *Johannes XXII.* (1249 – 1334) Papst wurde – der einzige Mediziner, der je diese Würde erreichte –, ist in Montpellier promoviert worden.

Der berühmteste aller mittelalterlichen Ärzte, *Arnold von Villanova* (1235 – 1312), kam ebenfalls aus Montpellier. Er wurde, wie viele Ärzte des Mittelalters, von Fürsten für wichtige diplomatische Missionen eingesetzt. Seine angeblich kritische Haltung gegenüber *Galen* gehört wohl ins Gebiet der Legende. Doch verteidigten im 13. Jahrhundert tatsächlich berühmte Geistliche wie *Albertus Magnus* (1193 – 1280) und *Roger Bacon* (1214 – 1294), der die Mathematik als Grundlagenwissenschaft ansah, eine mehr den Tatsachen und den Gesetzen der Natur nachspürende Haltung. In dieser Epoche begann die abendländische Welt auch Brillen zu benutzen. Technischer Fortschritt, der sich in der

Verbesserung der Wind- und Wassermühlen beispielsweise ausdrückte, war dem Mittelalter durchaus nicht fremd. Durch das Gildenwesen mit seinen rigoros gehandhabten Ordnungen zur Wahrung von bestimmten Berufsinteressen blieb aber die Entfaltung der Gewerbe durch neue technische Verfahren lange Zeit sehr gehemmt.

Die scholastische Medizin

Die scholastische Medizin der zweiten Hälfte des Mittelalters war letztlich nur eine Wiederholung griechischer Beobachtungen, Theorien und Rezepte. Man unterwarf sie in dieser Epoche spekulativen Diskussionen und Interpretationen. Hinzu kamen viele übernatürliche Elemente, wie etwa das Anrufen zahlreicher Heiliger wie etwa der *Hl. Elisabeth*, des *Hl. Antonius, Martinus* oder *Rochus*, die mit besonderen Krankheiten und Seuchen in Verbindung gebracht wurden. Autorität und Dialektik bildeten das Rückgrat dieser Medizin. Angesichts der Verfälschungen und Widersprüche in den Texten, die so viele Übersetzungen und Abschriften durchgemacht hatten, waren dialektische Diskussionen notwendig, wenn eine folgerichtige Haltung aus ihnen abgeleitet werden sollte. Aus diesem Grunde nahmen bedeutende Ärzte des Mittelalters Beinamen an, die anzeigten, daß sie „Vermittler" wie z. B. *Pietro d' Abano* aus Padua (gest. 1315) „Vereiniger" oder „Harmoniebringer" waren. Wie die klassischen chinesischen Ärzte waren die mittelalterlichen Ärzte dieser Art mehr Philosophen als Wissenschaftler im heutigen Sinne. Auf wenigen Tatsachen bauten sie ein weites **spekulatives System** auf, wie z. B. eine Betrachtung der weit verbreiteten **Urin- und Pulslehre** zeigt. Die mittelalterliche Philosophie ist auch heute noch, einschließlich ihrer Fortschritte auf dem Gebiet der Physik, sehr interessant. Die mittelalterliche Kunst mit ihren meisterhaften Leistungen auf dem Gebiet der Buchmalerei und Architektur schuf eine eigenständige Welt, die sie vielleicht vor allem wegen ihrer vollständigen Befreiung von der klassischen Tradition erreichte.

Die mittelalterliche Heilkunde jedoch blieb eine sklavische Nachahmung der Antike und erscheint darum heute wenig anziehend. Der Unterschied zwischen mittelalterlicher und neuzeitlicher Medizin läßt sich am besten in der Formulierung von *Stephen d' Irsay* (1894 – 1934) ausdrücken: Die mittelalterliche Medizin hatte ihren Mittelpunkt nicht in Laboratorien oder Krankenhäusern, sondern in Bibliotheken.

Doch auch in diesem statischen und stabilen System kam es allmählich zu einem Wandel. Im 14. Jahrhundert begann die Anatomie, eigene Beobachtung und Selbständigkeit zu entwickeln. In jenem Jahrhundert erschienen in den **„Conzilien"** der Professoren von Padua und Bologna wieder **echte Krankengeschichten.** Im 15. Jahrhundert wurde von Gelehrten wie *Michael Savonarola* (1452 – 1498) und *Nikolaus von Kues* (1401 – 1464) eine empirische Haltung betont. Es ist sicher kein Zufall, daß diese Fortschritte in der Medizin wie auch auf anderen Gebieten menschlichen Bemühens aus der Kultur der italienischen Stadtrepubliken kamen.

Die für beide Disziplinen so unglückselige Trennung von Chirurgie und Medizin war seit den Zeiten *Galen*s ständig fortgeschritten und durch den arabischen Einfluß gefördert worden. Schon im 11. Jahrhundert wurde der Aderlaß zunehmend von Barbieren ausgeführt. Chirurgische Bücher verschwanden aus den Universitätsbibliotheken. Die Chirurgie wurde jetzt den Badern, Barbieren, Henkern, Kastrierern und Quacksalbern jeder Art überlassen.

Nur in Italien und Südfrankreich, wo die klassische Tradition nicht ganz ausstarb, gab es auch weiterhin Ärzte, die chirurgisch tätig waren. In den Schriften dieser Außenseiter finden sich einige der hervorragendsten medizinischen Beiträge des Mittelalters. In auffallendem Gegensatz zu dem allgemeinen niedrigen Stand der Chirurgie steht das Werk der vier Magister von Salerno und von *Hugo von Lucca* (*Ugo Borgognioni*) (gest. um 1250) sowie seines Sohnes und Schülers *Theodorico Borgognioni* (gest. 1298). Die beiden letzteren benutzten Schlafmittelschwämme als Anästhetika und widersetzten sich der „Coctio" von Wunden. *Saliceto* von Bologna (1201 –

1277), ein bedeutender italienischer Chirurg, verteidigte das Messer gegen das barbarische Ausbrennen der Wunden.

Salicetos Schüler *Lanfranc* von Mailand (1290 – 1296), der Italien aus politischen Gründen verlassen mußte, brachte die italienische Chirurgie nach Frankreich. Da er verheiratet war, konnte er sich der Fakultät der Universität Paris nicht anschließen und trat in das „Collège de St. Côme" ein, das 1293 in Paris gegründet worden war. Er wurde Leibarzt des französischen Königs *Philipp des Schönen* (1268 – 1314). Sein Unterricht war von großem Einfluß.

Sein Zeitgenosse *Henri de Mondeville* (1260 – 1320), der in Montpellier studiert hatte, war ebenfalls Leibarzt *Philipp des Schönen* und Chirurg in Paris. *Mondeville* äußerte die kühne Feststellung, daß Gott nicht seine ganze schöpferische Kraft aufgebraucht hatte, als er *Galen* schuf. Er betonte die Notwendigkeit des Anatomiestudiums und widersetzte sich der Vorstellung von der „Coctio" und dem „lobenswerten Eiter". Es ist bedauerlich, daß die chirurgische Tradition nicht *Mondeville* folgte, sondern *Guy de Chauliac* (1300 – 1368), dem Leibarzt des Papstes von Avignon. *Guy de Chauliac* war zwar ein ausgezeichneter Chirurg, der die Stein- und Staroperationen wesentlich verbesserte (Operationen, die im allgemeinen in den Händen von Quacksalbern lagen). Er stützte aber wieder die alten Galenlehren der nützlichen Wärme- und Eiterbildung bei Wunden. Im Werk dieser Männer, das gilt insbesondere für *Chauliacs* Lehrbuch „Inventarium artis chirurgicalis", 1363, bewahrte die Chirurgie bis zum 16. Jahrhundert ein gewisses Niveau. Dann hatten die Barbiere sich soweit gesammelt, hatten genügend Unternehmungsgeist und Bildung entwickelt, um einige der größten Chirurgen der Geschichte zu stellen, unter ihnen *Ambroise Paré* (um 1510 – 1590) und *Pierre Franco* (um 1506 – 1578).

Die anatomischen Darstellungen des Mittelalters sind ähnlich denjenigen, die man aus der alten chinesischen Heilkunde kennt, kläglich. Spekulativer Charakter und niedere Qualität kennzeichnen beide. Irrtümlicherweise wurde der niedrige Stand der Anatomie dieser Zeit der Kirche vorgeworfen. Jedoch trifft die Annahme, daß **Sektionen** durch die Kirche verboten waren, nicht zu. Nach dem 13. Jahrhundert wurden in zunehmendem Umfang Sektionen ausgeführt, zuerst in Bologna (wahrscheinlich ursprünglich aus gerichtsmedizinischen Gründen bei Verdacht auf Giftmord) und Florenz, später in Montpellier und während des Schwarzen Todes von 1349 sogar auf ausdrücklichen Wunsch des Papstes von Avignon.

Trotzdem blieb die Anatomie unverändert, wie z. B. aus der großen Anatomie des *Mondino de Luzzi* (gest. 1326) aus Bologna (1316) hervorgeht. Ärzte überwachten zwar die Sektionen; doch beobachteten sie in Wirklichkeit nicht, was seziert wurde; sie sahen vielmehr nur, was im *Galen* stand. So war es üblich, daß der gelehrte Professor von seinem Lehrstuhl aus aus einem Werk des *Galen* vorlas und ein niederer Chirurg danach entsprechend den Körper öffnete. Dann deutete der Professor auf die Organe und beschrieb die „fünflappige" Leber und andere Wunder der galenischen Anatomie (Abb. 17). So verblendend wirkten Tradition und Autorität. Die 200 Jahre fruchtloser Sektionen im späten Mittelalter bestätigten nur, was wir bereits bei den prähistorischen Völkern, den Ägyptern, Babyloniern und Mexikanern gesehen haben. Die Technik der Sektion allein konnte das anatomische Wissen nicht fördern. Es fehlte noch ein neuer Ausgangspunkt; ein Ausgangspunkt, der im Mittelalter nicht gefunden wurde.

Das Mittelalter liegt zeitlich zwischen zwei großen **Pestepidemien:** zur Zeit Kaiser *Justinians* (482/3 – 565), die von 531 bis 580 dauerte, und der von 1348. Der „Schwarze Tod", der schon bei dem ersten verheerenden Pestzug im Jahre 1348 einen großen Teil der europäischen Bevölkerung auslöschte, erwies sich als mächtige Triebkraft für Veränderungen auf den Gebieten der Medizin und des sozialen und wirtschaftlichen Lebens. In dem riesigen Werk von *Galen* fand sich nichts über die Pest. Ärzte und Laien mußten sich daher in dieser großen Notlage auf ihren eigenen Verstand verlassen. Da das Alte Testament mehr über die Ansteckung von Krankheiten enthält als die griechischen Klassiker,

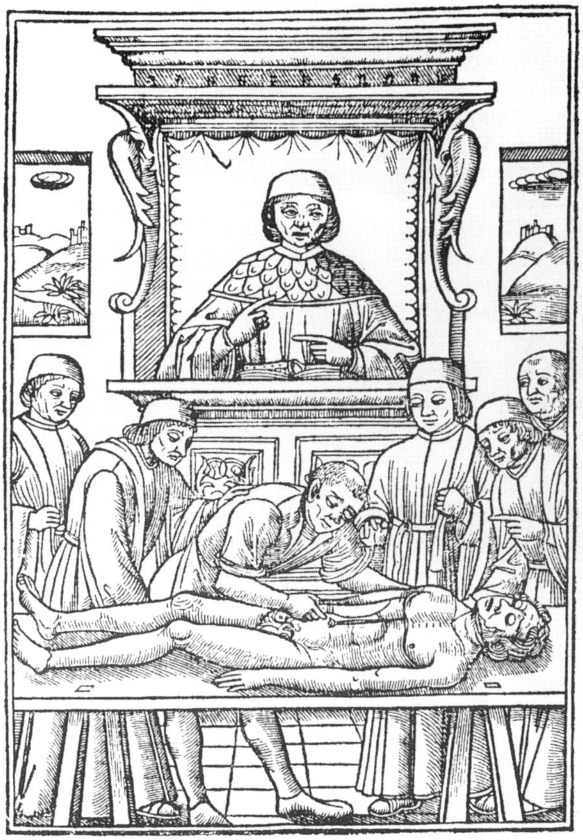

Abb. 17 Der Arzt Mondino de Luzzi, der um 1310 – 1326 als Professor der Anatomie in Bologna wirkte. Er liest während des anatomischen Unterrichtes aus einem Werk der antiken Autoren vor. Ein Prosektor beginnt mit der Zergliederung der Leiche.
Holzschnitt.
Aus: *Johannes de Ketham.* Fasciculus medicinae. Genf 1519

überrascht es nicht, daß das von biblischer Tradition durchdrungene Mittelalter ein besseres Verständnis der **Ansteckungsmöglichkeiten** entwickelte als die späte Antike. Aus diesem Verständnis erwuchs die Einrichtung der Quarantäne als prophylaktische Maßnahme zur Eindämmung von Seuchen (zeitliche Absonderung von Infektionskranken und -verdächtigen in Häusern, Pesthospitälern oder Schiffen). Die besten Beschreibungen des Schwarzen Todes wurden typischerweise nicht von gelehrten Ärzten geschrieben, sondern von Chirurgen oder Laien wie *Giovanni Boccaccio* (1313 – 1375). Die Quarantäne war nur einer der fortschrittlichen Beiträge des Mittelalters zur öffentlichen Gesundheitspflege.

Die Entwicklung **öffentlicher Gesundheitsmaßnahmen** gehört zu den positivsten Aspekten der mittelalterlichen Medizin. Nahrungsmittelkontrolle auf den Märkten wurde in Deutschland im 12. Jahrhundert, in England im 13. Jahrhundert und in Frankreich im 14. Jahrhundert eingeführt. Kontrolle der Prostituierten wurde in London 1165, in Neapel 1347 verfügt.

Die **Lepra,** im Altertum eine seltene Krankheit, verbreitete sich nach dem 6. Jahrhundert stark. Sie erreichte im 13. Jahrhundert einen erschreckenden Gipfel und starb dann mit dem Beginn des 16. Jahrhunderts rätselhafterweise in Europa aus. Nach dem Konzil von Lyon im Jahre 583 wurden Regelungen zur Kontrolle der Lepra, wie z. B. Isolierung in Leprahäusern, getroffen. Seit dem hohen Mittelalter entstanden an den großen europäischen Handelswegen vor den Stadttoren, meistens in unmittelbarer Nähe von Flüssen, Leprahospitäler. Erstmalig fanden sich im

Mittelalter große Epidemien von **Ergotismus**, die durch verdorbenen Roggen verursacht wurden. Diese Krankheit war damals als Ignis sacer oder St.-Antonius-Feuer bekannt, da die Antoniter sich besonders um diese Kranken kümmerten (z. B. Antoniter-Hospital in Isenheim). Skorbut war als Mangelerkrankung ebenfalls weit verbreitet. Psychische Epidemien traten besonders nach dem Schwarzen Tod auf und fanden ihren Ausdruck in Akten des Massenwahns, wie der Verbrennung von Tausenden von Juden, den Prozessionen der Flagellanten (Geißler) und den Kinderkreuzzügen (1212). Die Tanzwut des 14. und 15. Jahrhunderts war im wesentlichen auf die Armen beschränkt. Örtliche Epidemien von Besessenheit durch den Teufel gab es überall. Medizinische Berichte über sie fehlen, da sie mehr in das Gebiet der Beschwörungspriester als in das der Ärzte fielen.

Die gesetzlichen Regelungen des Mittelalters erstreckten sich ebensosehr auf die Berufsorganisation wie auf das Gebiet der öffentlichen Gesundheitspflege. Wie auch die heutigen Ärzte über das Mittelalter denken mögen, so muß doch zugegeben werden, daß es den **„Doktor“**-Titel schuf. Mit dem Titel verbunden waren gesellschaftlicher Rang, der dem niederen Adel gleichkam, angemessene Ausbildung und Aufbau wertvoller Organisationsformen wie Universitäten, Berufskollegien und Gilden. Während der arabische Kalif *Al Muqtadir* bereits 931 medizinische Gesetze erlassen hatte, wurden die ersten medizinischen Gesetze des Abendlandes 1140 von König *Roger II.* von Sizilien (um 1095 – 1154) geschaffen. Sie schrieben ein Staatsexamen für diejenigen vor, die den Arztberuf in seinem Land ausüben wollten. Kaiser *Friedrich II. von Hohenstaufen* (1194 – 1250) erweiterte 1231 diese Gesetze. Es wurden Regelungen für ein achtjähriges Studium (drei Jahre Logik, fünf Jahre Medizin), Staatsexamen, Lizenz, Taxenschema, Apothekenpraxis und Kontrolle der Stadthygiene getroffen. Ähnliche Prüfungsordnungen wurden in Spanien nach 1283 und in Deutschland nach 1347 angenommen.

Bei jeder Darstellung der gelehrten Ärzte des Mittelalters muß daran gedacht werden, daß diese Doktoren nur einen sehr kleinen Teil des Heilpersonals bildeten. Paris hatte z. B. 1296 nur sechs solcher Doktoren und 1395 nur 32. Das bedeutet ein Verhältnis von einem Arzt auf 8500 Einwohner. Wirtschaftlich waren diese Ärzte gesichert und nicht auf Honorare angewiesen, da sie entweder Geistliche oder Stadtangestellte waren. Sie konnten ihre ärztliche Behandlung jedoch nicht auf die Masse der Bevölkerung – besonders auf dem Lande – ausdehnen, die den Barbierchirurgen, Badern und Laienheilkundigen aller Art überlassen blieb.

Die Hospitäler des Mittelalters

Die vielleicht größte medizinische Leistung des Mittelalters war die Einrichtung von Hospitälern mit Krankenversorgung. Das Christentum übte in dieser Richtung den gleichen stimulierenden Einfluß aus, wie ihn der Buddhismus früher in Indien bewiesen hatte. Dies ist natürlich nicht nur eine Reaktion auf gewisse Notwendigkeiten, sondern der Ausdruck einer neuen, anderen, menschlicheren Einstellung zum Kranken, wie sie sich schon in der Spätantike angedeutet hatte, aber erst in der christlichen Barmherzigkeit seinen wirksamen Niederschlag fand.

Obgleich es unter den Römern bereits Einrichtungen wie die Valetudinarien zur Pflege der Sklaven und Soldaten im Krankheitsfall gegeben hatte, so konnten sie doch in Größe und Bedeutung nicht mit den christlichen Hospitälern verglichen werden, die ihren Ursprung unter *Konstantin* (280 – 337) nach 335 hatten. Die ersten Nosokomeien beruhten auf einem der sechs Werke der Barmherzigkeit, nämlich der Krankenpflege (vgl. Matthäus-Evangelium, 25, Vers 35 u. 36).

Eine zweite Welle der Hospitalgründungen begann – vielleicht unter arabischem Einfluß – 1145 mit der Verbreitung der **Heiliggeist-Hospitäler** von Montpellier, und seit 1204 von Rom, die von dem Wirken der Heilig-Geist-Bruderschaft ausging. Sie hatten sich die Krankenpflege zur obersten Pflicht gemacht. Im Laufe weniger Jahrzehnte war ganz Europa von einem weiten Netzwerk solcher Ordens-Hospitä-

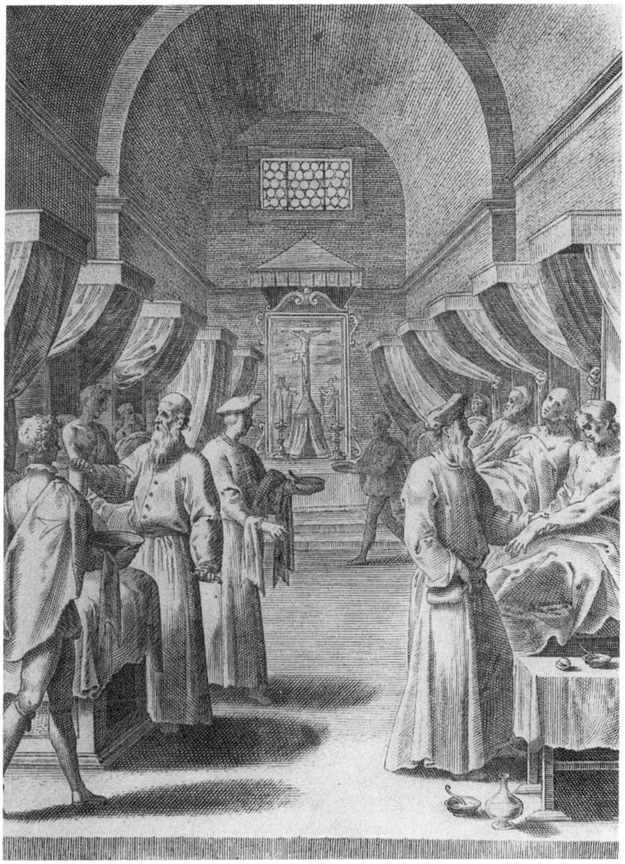

Abb. 18 Blick in einen Hospitalsaal des Johanniter-Hospitals auf Malta. Das „Sacra Infermeria di Malta" wurde von 1532 bis 1578 gebaut. Es handelte sich mit seinen 1182 Betten um eines der größten Hospitäler der Renaissance. Kupferstich 1584

lern überzogen worden. Diese christlichen Hospitäler waren primär nicht medizinische, sondern philanthropische Einrichtungen, in denen Alte, Krüppel und heimatlose Pilger, ob krank oder gesund, „Hospitalität" fanden.

Medizinischen Charakter erwarben die Hospitäler zuerst in Anstalten, die unter Verwaltung bestimmter Ritterorden von italienischen Kaufleuten in Palästina gegründet wurden. Die ersten Richtlinien für **regelrechte ärztliche Pflege in Hospitälern** finden sich in den Statuten des Johanniterordens (gegründet 1099) aus dem Jahre 1181 für sein Jerusalemer Hospital. Später bauten die Johanniter auf Kos und Rhodos und dann auf Malta größere Hospitäler (Abb. 18). Diese Umwandlung von Hospitälern der Barmherzigkeit für hilfsbedürftige Menschen aller Art in eine medizinische Einrichtung wurde im 13. Jahrhundert stark beschleunigt. Damals ging die Verwaltung der Hospitäler aus den Händen der Orden (z. B. Orden vom Heiligen Geist, Deutscher Ritterorden, Antoniter-Orden) an die Stadtverwaltungen über, die bald die ortsansässigen Ärzte mit der medizinischen Fürsorge beauftragten.

9 Die Medizin der Renaissance

Mit der Renaissance, der Wiedergeburt der Antike in den Künsten und in den Wissenschaften, beginnt eine neue Geschichtsepoche: die Neuzeit. Langsame Veränderungen waren bereits im Leben des späten Mittelalters aufgetreten. Seit dem 15. Jahrhundert beschleunigten sie sich und zeigten bald explosiven Charakter. Jeder der folgenden Faktoren ist für die Bildung der neuen Ära als entscheidend angesehen worden:

1. die ausgedehnte Einführung des Schießpulvers um 1300 mit der entsprechenden Änderung in der Kriegsführung;
2. die Erfindung des Druckens Mitte des 15. Jahrhunderts;
3. die Entdeckung des Seeweges nach Indien durch die Portugiesen (1498) und nach Amerika durch Kolumbus (1492);
4. die Einführung der Geldwirtschaft und des freien Marktes in Europa;
5. die Eroberung Konstantinopels durch die Türken im Jahre 1453 mit der anschließenden Auswanderung griechischer Gelehrter in alle Länder Europas.

Die Umwälzung machte sich auf vielen Gebieten bemerkbar. In der Wirtschaft entwickelten sich Bergbau und Bankwesen. In der Politik erschütterten Bauernaufstände in den Jahren 1524 – 1525 die europäischen Länder. Neue Weltreiche entstanden, darunter das spanische, das einen Höhepunkt an Macht und Einfluß im 16. Jahrhundert erreichte. England begann seinen Weg zur Weltmacht. Die Gründung neuer Universitäten in Königsberg, Leiden, Edinburgh und Dublin zeigte die wachsende kulturelle Bedeutung der mehr an der Peripherie liegenden nördlichen Länder. Auf dem Gebiete der Religion äußerte sich der Wandel in verschiedenen Reformations- und Gegenreformationsbewegungen. In der Kunst wurde der radikale Bruch mit der mittelalterlichen Vergangenheit durch die Anwendung der Formen der klassischen Antike als Ausgangspunkt für die Schöpfung neuer Kunstformen gekennzeichnet.

Intensiver Individualismus und ein neuer Realismus charakterisieren das Neue auf allen Gebieten. Unterricht und Wissenschaft waren von diesen Veränderungen nicht ausgenommen: *Nikolaus Kopernikus* (1473 – 1543), ein Arzt, änderte den Begriff des Universums vollständig, indem er 1543 die bisherige Vorstellung von dem **geozentrischen** System (Planeten kreisen um die Erde) durch das **heliozentrische System** (Planeten und Erde kreisen um die Sonne) ersetzte.

Die Zeit war jedoch voller Widersprüche. Die Renaissance war nicht nur das Zeitalter glänzenden künstlerischen Schaffens und die **Wiege der modernen Medizin** und Wissenschaft. Sie war auch das Zeitalter extremen Schmutzes in den Städten und unter den Menschen, der weiten Verbreitung von Krankheiten, intensiven Aberglaubens und einer der beschämendsten Episoden unserer Kultur – der Massenvernichtung von „Hexen“. Die **Hexenjagd** fand erst in und nach der Renaissance ihre weiteste Verbreitung. Der berüchtigte „Hexenhammer“, eine Hexenprozeßordnung, die von Dominikanermönchen 1487 verfaßt worden war, stellte ein Handbuch für die Inquisitoren dar, die bestimmte, der Kirche mißliebige Frauen, darunter die weisen Hebammen, gnadenlos verfolgten. Viele sonst aufgeklärte Persönlichkeiten wie die berühmten Ärzte *Ambroise Paré*, der schon erwähnt wurde, und *Felix Platter* (1536 – 1614), glaubten fest an die Existenz von Hexen.

Die Kunst war eins der ersten Gebiete, auf das der neue Realismus Einfluß gewann, und die Medizin empfing von ihr starke Impulse. So wurden gegen Ende des 15. Jahrhunderts die tausend Jahre alten schematischen Illustrationen in den **Anatomiebüchern** durch neue **realistische Abbildungen** vom menschlichen Körper ersetzt. Die Beziehungen zwischen Künstlern und Medizinern waren so eng, daß in Florenz, einem Zentrum der Renaissance, Ärzte,

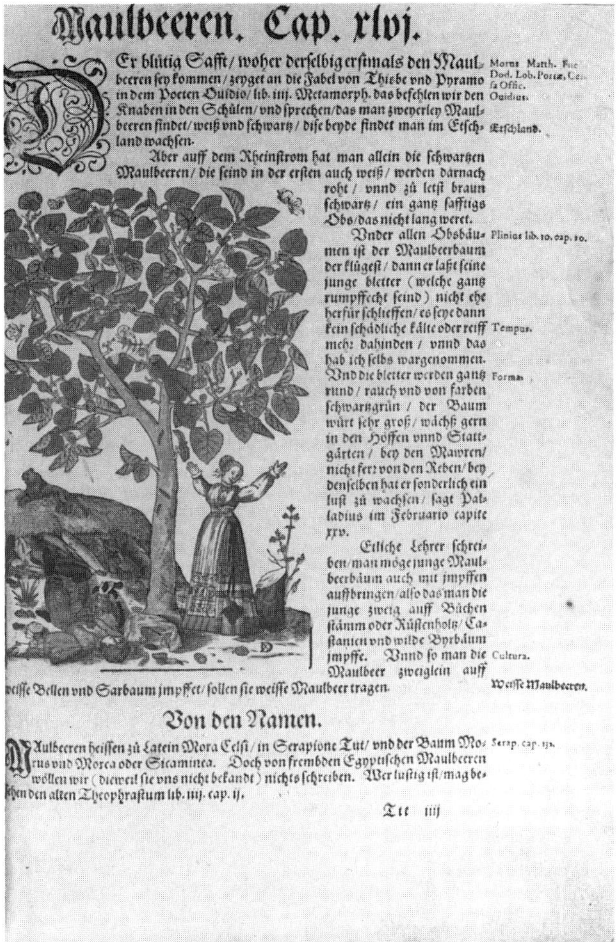

Maulbeeren. Cap. xlvj.

DEr blütig Safft/ woher derselbig ersmals den Maulbeeren sey kommen/ zeyget an die Fabel von Thisbe vnd Pyramo in dem Poeten Ouidio/ lib. iiij. Metamorph. das befehlen wir den Knaben in den Schülen/ vnd sprechen/das man zweyerley Maulbeeren findet/ weiß vnd schwartz/ dise beyde findet man im Etschland wachsen.

Aber auff dem Rheinstrom hat man allein die schwartzen Maulbeeren/ die seind in der ersten auch weiß/ werden darnach roht/ vnnd zů letst braun schwartz/ ein gantz safftigs Obs/das nicht lang weret.

Vnder allen Obsbäumen ist der Maulbeerbaum der klügest/ dann er laßt seine junge bletter (welche gantz rumpffecht seind) nicht ehe herfür schlieffen/ es seye dann kein schädliche kälte oder reiff mehr dahinden/ vnnd das hab ich selbs wargenommen. Vnd die bletter werden gantz rund/ rauch vnd von farben schwartzgrün/ der Baum würt sehr groß/ wächßt gern in den Höffen vnnd Stattgärten/ bey den Mawren/ nicht ferr von den Reben/ bey denselben hat er sonderlich ein lust zů wachsen/ sagt Palladius im Februario capite xxv.

Etliche Lehrer schreiben/ man möge junge Maulbeerbäum auch mit jmpffen auffbringen/ also das man die junge zweig auff Büchen stämm oder Küstenholtz/ Castanien vnd wilde Byrbäum jmpffe. Vnnd so man die Maulbeer zweiglein auff weisse Bellen vnd Sarbaum jmpffet/ sollen sie weisse Maulbeer tragen.

Morus Matth. Fuc. Dod. Lob. Porta, Cesa Offic.
Ouidius.
Etschland.
Plinius lib. 10. cap. 10.
Tempus.
Forma.
Cultura.
Weisse Maulbeeren.

Von den Namen.

MAulbeeren heissen zů Latein Mora Celsi/ in Serapione Tut/ vnd der Baum Morus vnd Morea oder Sicaminea. Doch von frembden Egyptischen Maulbeeren wöllen wir (dieweil sie vns nicht bekandt) nichts schreiben. Wer lustig ist/ mag besehen den alten Theophrastum lib. iiij. cap. ij.

Serap. cap. 13.

Ttt iiij

Abb. 19 Beschreibung und Darstellung eines Maulbeerbaumes aus dem Kräuterbuch von *Hieronymus Bock.*
Aus: *Hieronymus Bock:* Kreutterbuch. Darin unterscheidt Nammen und Würkung der Kreutter. Straßburg 1577, S. 368

Apotheker und Maler derselben Gilde angehörten. Es ist unmöglich, diese Zusammenhänge im einzelnen zu beschreiben; sie gehen am besten aus der Laufbahn des *Leonardo da Vinci* (1452 – 1519) hervor. *Leonardo*, gleichermaßen begabt als Maler, Wissenschaftler, Naturforscher und Ingenieur und wahrscheinlich eins der größten Genies, die die Menschheit je hervorbrachte, hinterließ eine Vielzahl anatomischer Zeichnungen von beispielloser Qualität. Sie beruhten auf zahlreichen Sektionen. Doch wurden *Leonardo*s Aufzeichnungen erst mehr als 200 Jahre nach seinem Tode veröffentlicht und sein wissenschaftlicher Einfluß während seiner Lebenszeit beschränkte sich auf persönliche Kontakte mit anderen Gelehrten und Ärzten.

Die Wiedergeburt griechischer Lehre und Wissenschaft, oft **Humanismus** genannt, wurde möglich durch das Einströmen griechischer Gelehrter, die aus den türkisch besetzten Ländern geflüchtet waren. Diese Rückbesinnung auf die Antike gab den westlichen Gelehrten Gelegenheit, ihre mangelhaften Übersetzungen aus dem Arabischen mit den griechischen Originalquellen zu vergleichen. Soweit solche philologische Forschung überkommene Ansichten erschütterte, hatte sie einen progressiven Einfluß auf die Entwicklung der Medizin. Andererseits blieb die drückende Autorität *Galen*s, wenn auch in neuem Gewande, bestehen.

Unter den zahlreichen Philologen der medizinischen „Humanisten“ der Renaissance ragt ein Mann hervor: *Niccolo Leoniceno* (1428 – 1524). Seine Bedeutung ist nicht nur auf die Tatsache beschränkt, daß er eine neue und bessere lateinische Übersetzung des *Hippokrates* anfertigte. Auf dem Gebiet der Botanik ging er über die Rolle eines Kommentators hinaus und eröffnete neue Wege, indem er auf Grund eigener Beobachtungen *Plinius* kritisierte und korrigierte. *Leoniceno* gehörte auch zu den ersten, die über die im letzten Jahrzehnt des 15. Jahrhunderts in Europa neuaufgetretene Erkrankung „Syphilis" schrieben. Da bei *Galen* nichts über diese Krankheit zu finden war, regte ihr Studium zu neuen Gedanken an und zog das Interesse vieler bedeutender Ärzte der Zeit an.

Die Botanik gehört zu den Naturwissenschaften, die als erste aus der neuen Situation Nutzen zogen. Diese Entwicklung bedeutete in einer Zeit, in der die Therapie im wesentlichen auf **pflanzliche Arzneimittel** gegründet war, für die Medizin einen großen Gewinn. Die ersten medizinischen Bücher, die gedruckt wurden, waren **Kräuterbücher**. Die Grundlage für die neue Botanik wurde im 16. Jahrhundert durch die deutschen Protestanten *Otto Brunfels* (1488 – 1534) (Herbarium vivae, 1530), *Leonart Fuchs* (1501 – 1566) (De historia stirpium commentarii, 1542), *Hieronymus Bock*, auch Tragus genannt, (1498 – 1554) (New Kreütter Buch, 1539) und den Zürcher Polyhistor *Conrad Gesner* (1516 – 1565) gelegt (Abb. 19). Dazu zählt ebenso *Valerius Cordus* (1515 – 1544), der als einer der bedeutendsten Botaniker der Renaissance 500 neue Arten beschrieb und die erste neuzeitliche Pharmakopöe verfaßte. Bemerkenswerte Fortschritte in der Botanik brachten ferner die Italiener *Andrea Cesalpino* (1519 – 1603) und *Pietro Andrea Mattioli* (1500 – 1577) sowie die Franzosen *Jean de la Ruellius* (1474 – 1537) und *Pierre Belon* (1517 – 1564). Diese Zeit der geographischen Entdeckungen und imperialistischen Ausdehnung führte ferner zur Gründung ausgezeichneter, noch heute sehenswerter botanischer Gärten (Padua 1545, Bologna 1567, Leiden 1577). Reisende aus aller Welt besuchten sie und statteten sie mit exotischen und seltenen Pflanzen aus.

Von großer Bedeutung für die weitere Entwicklung der Medizin im 16. Jahrhundert waren die neuen Gesichtspunkte in der klinischen Beobachtung und Epidemiologie. Der erste Schritt war die Kritik an den Arabern und ihren Diagnose- und Therapieanweisungen. Die berühmteste Episode dieses Kampfes stellte die Auflehnung *Pierre Brissots* (1478 – 1522) in Paris gegen die arabischen Anwendungen des Aderlasses zugunsten hippokratischer Behandlungsmethoden dar. *Brissot* wurde deswegen für einen schlimmeren Ketzer gehalten als der geniale Kirchenreformator *Martin Luther* (1483 – 1546) und starb im Exil. Auch die arabische Überbetonung von Pulsbefunden und Uroskopie wurde scharf kritisiert.

Die Urinflasche blieb trotzdem bis ins 18. Jahrhundert mit ein tragendes Symbol des ärztlichen Berufes (Abb. 20). Der Angriff gegen die Araber wurde oft im Namen *Galens* geführt. Ärzte wie *Leonart Fuchs* und *Symphorien Champier* (1472 – 1539) verteidigten einen gereinigten Neogalenismus. Diese Richtung lehnten jedoch *Jean Argentier* (1513 – 1572) und sein Schüler *Laurent Joubert* (1525 – 1582), Dekan der Medizinschule von Montpellier und Verteidiger eines ursprünglichen Hippokratismus, ab. So blieben selbst die meisten kritischen Schriften innerhalb der Grenzen des Humoralismus und der literarischen Tradition des Scholastizismus. *Amatus Lusitanus* (1511 – 1568), *Zacutus Lusitanus* (1575 – 1642), *Garcia da Orta* (um 1501 – 1568), die letzten großen Persönlichkeiten der jüdischen mittelalterlichen Medizin, bekannten sich zu einem orthodoxen Galenismus. Die Inquisition, deren Opfer sie und viele andere Wissenschaftler wurden, setzte einer kurzen Blüte der Medizin auf der Pyrenäenhalbinsel ein schnelles Ende.

Wenn auch viele fortschrittliche Ärzte und Epidemiologen des 16. Jahrhunderts sich gegen die alten Autoritäten nicht so vollständig auflehnten wie ein *Andreas Vesal* (1514 – 1564) oder ein *Paracelsus* (1494 – 1541), so bedeuteten doch ihre Individualisierung der Krankheiten und ihre Anwendung der pathologischen Anatomie einen neuen Ausgangspunkt. Das Buch *Antonio Benivienis* (1448 – 1502) über die verborgenen Krankheitsursachen (De abdi-

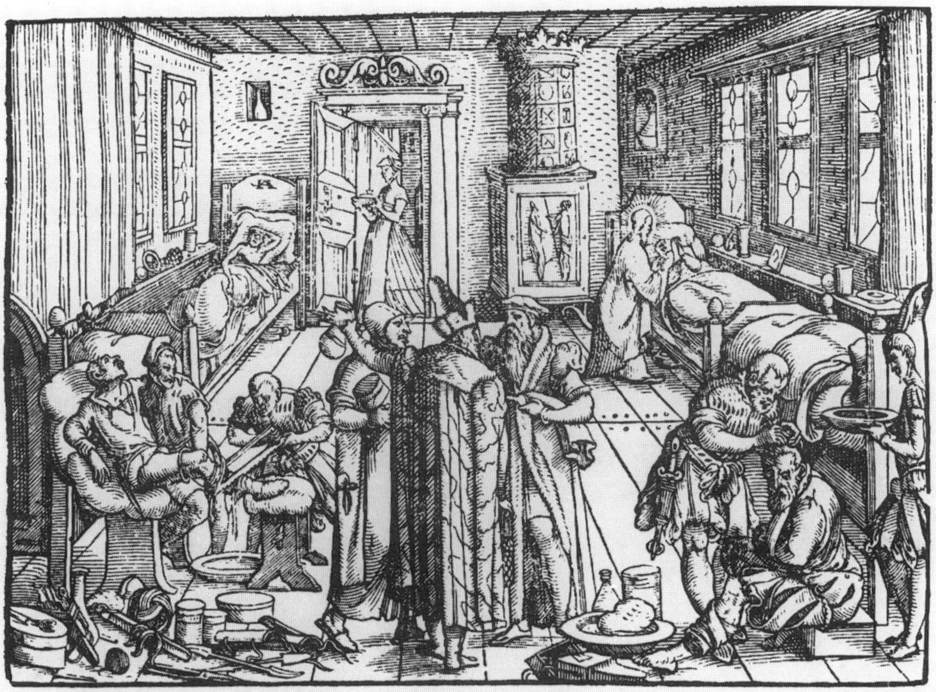

Abb. 20 Blick in einen Krankenraum eines Hospitals des 16. Jahrhunderts. Vorn wird links ein Unterschenkel amputiert; in der Mitte diskutieren zwei Ärzte über einen Harnbefund, die sogenannte Uroskopie; und rechts verbindet ein Wundarzt eine Kopfwunde. Im Hintergrund erkennt man bettlägerige Patienten.
Holzschnitt aus: *Paracelsus,* Opus Chirurgicum. Frankfurt am Main 1566, S. 148.
Herzog-August-Bibliothek, Wolfenbüttel

tis morborum causis), das man nach seinem Tode in Florenz im Jahre 1507 veröffentlichte, war einer der ersten Versuche, eine enge Verbindung zwischen **Obduktionsbefunden** und **klinischen Beobachtungen** am Lebenden zu schaffen. Das Werk umfaßt 22 Krankengeschichten.

Der größte Kliniker der Zeit war der französische Hofarzt *Jean Fernel* (1506–1588), gleichzeitig ein bedeutender Mathematiker und Astronom. *Fernel*s Hauptwerk, „Universelle Medizin" (Medicina, 1554), bestand aus drei Büchern: eine „Physiologie", eine „Pathologie" und eine „Therapeutik". Seine „Physiologie" und die „Pathologie" sind die frühesten systematischen Abhandlungen auf diesen Gebieten, denen *Fernel* dadurch auch ihren Namen gab. Obgleich *Fernel* gelegentlich *Galen* kritisierte, blieb er den alten Humoraltheorien treu. Doch neigte er auf Grund häufiger Obduktionen der Lokalisation von Krankheiten und solidistischen Ansichten zu. In seinen Büchern finden sich wichtige Beobachtungen klinischer wie auch pathologisch-anatomischer Einzelheiten. Er beschreibt die klinischen Symptome der Influenza, den Infektionsweg bei Syphilis, die er „Lues venerea" nannte, und postmortale Befunde bei Tuberkulose und Endocarditis ulcerativa. Einen das Nierenbecken füllenden Stein und einen perforierten Blinddarm hat er ebenfalls diagnostiziert. *Fernel* sah die Gonorrhoe als gesonderte Krankheit an, wenn auch die endgültige Trennung der Syphilis von der Gonorrhoe erst in der Mitte des 19. Jahrhunderts vollzogen wurde. Im Gegensatz zu den meisten bedeutenden Ärzten seiner Zeit war er Gegner der Astrologie.

Guillaume de Baillou (1538 – 1616), der als Arzt in Paris wirkte, brachte die erste klinische Beschreibung des Keuchhustens, führte den Begriff des Rheumatismus ein und ließ die epidemiologischen Theorien des *Hippokrates* wieder aufleben. Weitere Krankheitsbilder, die erstmalig in dieser Periode beschrieben und aus der Masse der unklaren „Fieber“ und „Seuchen“ herausgehoben wurden, waren der „Englische Schweiß“, die bösartige Malaria, die Bergkrankheit, Typhus, die schon erwähnte Geschlechtskrankheit Syphilis sowie einige der akuten Exantheme, wie Windpocken und Scharlach. Die beiden letzteren Krankheiten wurden von *Giovanni Filippo Ingrassia* (1510 – 1580), Arzt in Neapel, isoliert, der gleichzeitig ein fähiger Osteologe war.

In Übereinstimmung mit den klinischen Fortschritten dieser Zeit wurde der **Unterricht am Krankenbett** eingeführt, und zwar 1543 von *Giovanni Battista da Monte* (1498 – 1551) in Padua, einem der wichtigsten medizinischen Zentren der Renaissance. *Albertino Bottoni* (Anfang 16. Jahrh. bis 1596) und *Marco degli Oddo* (1526 – 1591) ließen dort 1578 den Unterricht am Krankenbett wieder aufleben. Ihr holländischer Schüler *Otto van Heurne* (1577 – 1652) brachte ihn nach Leiden, wo man um 1636 im St. Caecilia-Hospital den ersten Unterricht am Krankenbett durchführte.

Der Name Syphilis stammt aus einem Gedicht („Syphilis, sive morbus gallicus“, 1530) von *Girolamo Fracastoro (Fracastorius)* aus Verona (1484 – 1553). Er erntete Ruhm als Arzt, Dichter, Physiker, Geologe und Astrologe. Diese Krankheit, im 16. Jahrhundert „französische Krankheit“, „neapolitanische Krankheit“ oder „big pox“ genannt, wurde nach der erfolglosen Belagerung Neapels durch die Franzosen im Jahre 1495 überall in Europa beobachtet. Wie viele andere Krankheiten der Zeit, wurde sie als „neue Krankheit“ bezeichnet; ein Anspruch, der in diesem Falle bis in neuere Zeiten aufrechterhalten wurde. Es ist behauptet worden, daß die Franzosen die Syphilis in Neapel von den Spaniern erwarben, unter denen sich Personen befanden, die von den Matrosen des *Christoph Kolumbus* (1451 – 1506) angesteckt worden waren. Nach dieser Theorie führten die Spanier zum ersten Mal eine ursprünglich amerikanische Krankheit nach der Entdekkung der Neuen Welt 1492 nach Europa ein. Eine andere Ansicht behauptet, daß die Syphilis in Europa bereits ebenso wie in der übrigen Welt verbreitet war, doch erst damals als Ergebnis des Fortschritts in der Individualisierung der Krankheiten genau diagnostiziert wurde. Diese Streitfrage hat viel Tinte und Erregung gekostet und ist nach den vorhandenen Quellen kaum zu entscheiden. Weder literarische und bildliche Dokumente noch das vorhandene Knochenmaterial bieten eine schlüssige Antwort.

Fracastoro gab der Medizin weit mehr als nur einen neuen Namen für eine unangenehme Krankheit. Er gab ihr einen ihrer wichtigsten Begriffe. In einem 1546 geschriebenen Buch stellte er die erste folgerichtige, wissenschaftliche Theorie von übertragbaren Krankheiten auf, die schließlich durch die Entdeckungen der Bakteriologen im 19. Jahrhundert bestätigt wurde. Aus seinen eigenen Beobachtungen und den Beschreibungen anderer schloß er, daß die epidemischen Krankheiten durch kleine **Keime**, die die Kraft besaßen, sich im Körper des Kranken zu vermehren, hervorgerufen wurden. Er glaubte, daß diese Keime entweder direkt von Person zu Person verbreitet wurden, oder aus der Entfernung oder durch „fomes“, Gegenstände, die durch infektiöses Material verunreinigt waren. Er hielt diese Keime für spezifisch, jeweils für eine bestimmte epidemische Krankheit verantwortlich. Die schwankende Natur der **Epidemien** führte er auf die Tatsache zurück, daß die Virulenz der Keime wechselt.

Folgende Infektionskrankheiten wurden von diesem veronesischen Arzt unterschieden und analysiert: Pocken, Masern, Beulenpest, Tuberkulose, Lepra, „Englischer Schweiß“, Syphilis, Flecktyphus und verschiedene Hautkrankheiten. Er gehörte zu den ersten, die den Flecktyphus beschrieben. *Fracastoro* erkannte klar, daß sich sein Standpunkt von den klimatischen Vorstellungen der Antike unterschied. Seine Therapie leitete er direkt aus seiner Infektions-Theorie ab und unterstrich die Wichtigkeit der frühzeitigen Zerstörung des Keims. Dieses Ideal wurde erst in den letzten 60 Jahren mit der Entwicklung der Bakteriologie und Hygiene verwirklicht und auch dann nur für wenige infektiöse Krankheiten.

Die Bemühungen der Humanisten, die „Wunder“ verstandesmäßig zu deuten, führten zu einem stärkeren Einblick in die Bedeutung der psychologischen Faktoren bei Krankheiten. Ein wenig verstandener **psychologischer Mechanismus,** vor 400 Jahren **„Imagination“** genannt und jetzt gewöhnlich als Suggestion bezeichnet, wurde als Entstehungs- wie auch als Heilungsfaktor vieler Krankheiten erkannt. Zu den Autoren, die die Rolle der „Imagination“ studierten, gehörten *Cornelius Agrippa von Nettesheim* (1486 – 1535), *Paracelsus, Pico della Mirandola* (1463 – 1494), *Giovanni Battista della Porta* (1536 – 1615), *Hieronymus Cardanus* (1501 – 1576) und *Andreas Libavius* (1546 – 1616).

Im Zusammenhang mit solchen Studien machte *Johann Weyer* (1515 – 1588), ein Schüler von *Cornelius Agrippa*, in seinem Werk „De praestigiis daemonum“, 1563, die denkwürdige und mutige Feststellung, daß die unglücklichen Hexen nicht Verbündete des Teufels wären, sondern Fälle von Geisteskrankheit. *Weyer* bewährte sich als ein fähiger Kliniker, wie aus seinen Beschreibungen des „Englischen Schweißes“, des Skorbuts und des Hämatokolpos, der aus einer angeborenen Mißbildung der weiblichen Geschlechtsorgane entsteht, hervorgeht.

Der Basler *Felix Platter* versuchte als einer der ersten eine Klassifizierung der Krankheiten und widmete der Beobachtung und Behandlung von Geisteskrankheiten besondere Aufmerksamkeit.

Die Begründung der wissenschaftlichen Anatomie durch *Andreas Vesal*

Auf keinem Gebiet der Medizin sind die Veränderungen, die während der Renaissance hervorgebracht wurden, so deutlich faßbar wie auf dem der Anatomie. Die Schwächen der mittelalterlichen Anatomie wurden bereits beschrieben. In dem Werk des Arztes und Naturforschers *Giacomo Berengarius da Capri* (um 1460 – 1530), einem Autor, der wegen seiner chirurgischen Fähigkeiten und seines Interesses an der Syphilis bekannt ist, finden sich die ersten nach der Natur angefertigten anatomischen Zeichnungen (1521). Diese Zeichnungen gründeten sich auf mehr als hundert Sektionen. *Berengarius* war auf Grund seiner Leichenzergliederungen in der Lage, eine große Anzahl neuer anatomischer Bereiche zu beschreiben. Dazu zählen die Keilbeinhöhle, der Blinddarm und der Leberkreislauf. Wenn er auch selbst nicht die von *Galen* genannten intraventrikulären Poren des Herzens finden konnte, so beschuldigte er doch seinen Vorgänger *Mondino*, als Anhänger dieses großen griechisch-römischen Arztes seine Lehren nicht genügend respektiert zu haben.

Erst *Andreas Vesal* (1514 – 1564) verließ endgültig die galenische Tradition und ersetzte sie durch direktes Studium auf dem Sektionstisch (Abb. 21). Er wurde dadurch zum Begründer der **modernen Anatomie.** Mit ihm trat eine der bedeutendsten Gestalten in der Renaissance-Medizin wie in der Geschichte der Medizin ganz allgemein auf. Geboren in Brüssel, einer Familie von Ärzten und Apothekern entstammend, studierte er in Löwen und Paris. Er wurde in der wahrhaft internationalen Art der damaligen wissenschaftlichen Heilkunde im Alter von 23 Jahren Professor der Anatomie an der Universität Venedigs in Padua. Im Alter von 28 Jahren veröffentlichte er 1543 in Basel sein unsterbliches Werk **„De Humani Corporis Fabrica Libri septem“.**

In diesem epochemachenden Anatomiebuch weist er auf die verheerenden Folgen der Trennung der Medizin von der Chirurgie und auf die Gefahren hin, die die vorherrschende Geringschätzung des akademischen Arztes gegenüber jeder manuellen Tätigkeit, wie etwa der Sektion, mit sich brachte. Er versuchte, die klassische Auffassung neu zu beleben, in der eine solche Trennung unbekannt gewesen war. Indem er sein Werk auf direkter Beobachtung aufbaute, beseitigte er galenische Irrtümer. Sie hatten sich aus der Projektion der Schweine-, Affen- oder Hundeanatomie auf den

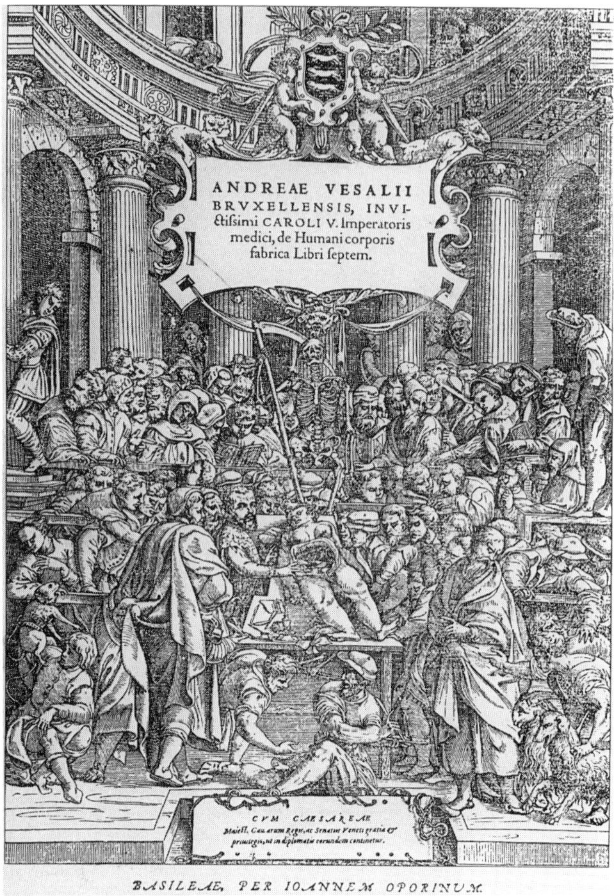

Abb. 21 Titelblatt des epochemachenden Werkes „De humani corporis fabrica. Libri septem", das von dem 28jährigen Anatomieprofessor *Andreas Vesal* 1543 in Basel herausgegeben wurde. Die wohl unter der Anleitung des berühmten italienischen Malers *Tizian* in Venedig geschaffene Darstellung eines imaginären Anatomiesaales der Universität Padua zeigt *Vesal* während der Demonstration eines Bauchsitus

menschlichen Körper ergeben. Dazu zählt etwa die fünflappige Leber, das siebensegmentige Brustbein, der zweiteilige Unterkiefer, der doppelte Gallengang und der gehörnte Uterus. Die besonderen Vorzüge des Werkes von *Vesal* wurden durch sein eigenes, in der venezianischen Werkstatt des Malers *Tizian* (um 1477 – 1576) geschultes Talent und das seines Illustrators, des flämischen Zeichners *Stephan van Kalkar* (1460 – 1519), unterstrichen. Die Anatomie des menschlichen Körpers wird mit den zahlreichen, akribisch genauen Zeichnungen *van Kalkar*s auf 639 Seiten in Latein anschaulich dargestellt.

Natürlich konnte *Vesal* die Anatomie nicht an einem Tage neu schaffen; er behielt eine Anzahl von Irrtümern bei. Er wurde ferner gehemmt durch die geringe Zahl der Leichname, die ihm zur Verfügung standen, und die ihn zuweilen, wie z. B. hinsichtich des Kreuzbeins, Abweichungen von der Norm für normal halten ließen. Das Werk des *Vesal* wurde von den konservativen Lehrstuhlinhabern sehr unfreundlich aufgenommen. Sein eigener Lehrer *Sylvius (Jacques Dubois)* (1478 – 1555) in Paris gab ihm den Beinamen „Vesanus" (Verrückter). Um die Autorität seines geliebten *Galen* zu retten, erdachte *Sylvius* das geniale Argument, daß sich der menschliche Körper seit der Zeit *Galens* geändert hätte. Er nahm beispielsweise an, daß die Unterschiede in der Krümmung des Oberschenkelknochens auf der neuen Mode der engen Hosen beruhten. *Vesal* wurde von seinen Gegnern so stark mißachtet, daß er die wissenschaftliche Forschung aufgab und seit 1543 als Hofarzt und Chirurg an den Hof Kaiser *Karls V.* (1500–1558) und seit 1556 des spanischen Königs ging. Trotz seiner Sehnsucht nach der alten Beschäftigung kehrte er nie zur Anatomie zurück. Er starb 1564 nach der Rückkehr von einer Pilgerfahrt ins Heilige Land auf der griechischen Insel Zakynthos.

Vesal war der größte Anatom des 16. Jahrhunderts, doch war er keineswegs der einzige von Bedeutung. *Bartolomeo Eustachius* (1520–1574) stand zwar nicht in so starkem Gegensatz zu *Galen*, war jedoch in der Beschreibung bis dahin unbekannter Gebilde, wie z. B. der Tuba auditiva Eustachii (Gehörgang), der Nebennieren, des Ductus thoracicus (Milchbrustgang) und des Nervus abducens, kaum weniger herausragend als *Vesal*. *Gabriel Fallopius* (1523–1562), ein Schüler und Nachfolger von *Vesal*, beschrieb die weiblichen Geschlechtsorgane und die Bogengänge des Ohres. *Gerolamo Fabricio ab Aquapendente* (1530–1619), ein Schüler des *Fallopius* und Lehrer von *William Harvey* (1578–1657), beschrieb die Venenklappen, die später als wichtiges Argument für die *Harvey*sche Theorie des Blutkreislaufes dienen sollten. *Fabricius*' Interesse an der Embryologie machte ebenfalls einen tiefen Eindruck auf *Harvey*. Ein bedeutender Anatom war auch *Giam Battista Canano* (1515–1579), Beschreiber des Muskelapparats und Entdecker der Venenklappen.

Neue Konzepte für die Medizin: *Paracelsus* und sein Werk

Obgleich *Vesal* der Anatomie neues Leben gab und wesentlich zur Entwicklung der Medizin beitrug, hing er noch *Galen*s Humoraltheorie an. Der entscheidende Vorstoß gegen die galenische Tradition konnte darum nicht von ihm kommen. Er kam von einem Mann, der die Humoraltheorie selbst angriff, von *Philippus Aureolus Theophrastus Bombastus von Hohenheim* oder, wie er sich selbst nannte, *Paracelsus*.

Paracelsus ist ein Beispiel des heftigen und verworrenen Lebensweges des aus dem Volke stammenden Mannes im frühen 16. Jahrhundert. Er vertrat ihn in der Medizin in der gleichen Weise wie andere Glieder des niederen Adels, wie *Franz von Sickingen* (1481–1523), *Götz von Berlichingen* (1480–1562) oder *Florian Geyer* (1490–1525), den gemeinen Mann in den Bauernkriegen darstellten. Symbolisch für seinen Bruch mit der Vergangenheit war die Tatsache, daß *Paracelsus* der erste bedeutende Arzt war, der in seinen **medizinischen Schriften seine deutsche Muttersprache** benutzte. In Deutsch waren auch die Hunderte populärer anonymer heilkundiger Bücher geschrieben, die bald nach Erfindung der Buchdruckerkunst den Markt überfluteten.

Paracelsus wurde als Sohn eines Arztes in Einsiedeln in der Schweiz 1493 geboren und wuchs in Villach in Kärnten auf, wo sein Vater die Arbeiter in den Bergwerken der berühmten Fugger betreute. Im Alter von 14 Jahren, seit 1507, begann er sein unstetes Wanderleben. Nachdem er angeblich unter *Niccolo Leoniceno* in Ferrara 1515 promoviert worden war, durchstreife er für den Rest seines ruhelosen Lebens ganz Europa. Der Versuch, sich 1527 in Basel niederzulassen, nachdem er dort 1526 den berühmten Buchdrucker *Johannes Froben* (1460–1527) behandelt hatte, mißglückte. Es wird berichtet, daß er seine Tätigkeit als Professor der Medizin in Basel mit der wenig orthodoxen Handlung begann, Bücher von *Galen* und *Avicenna* öffentlich zu verbrennen. Dies mag eine Legende sein; doch symbolisiert sie durchaus *Paracelsus*' Standpunkt.

Paracelsus betrachtete die traditionellen Bücher als größtes Hindernis für den medizinischen Fortschritt. Die Bücher sollten beseitegelegt werden und der neue Arzt zum **„Buch der Natur“** zurückkehren. Erfahrungen, selbst wenn sie von einem einfachen Bader oder einer „Hexe“ erworben wurden, waren das wichtigste Element, auf dem die Medizin aufzubauen war. Der Empiriker *Hippokrates* galt ihm als einzige achtbare medizinische Autorität der Vergangenheit. Hippokratisch und revolutionär war seine eigene Beschäftigung mit der Chirurgie. Doch durchaus unhippokratisch war sein mittelalterlicher Glaube, daß

Gott eine direkte Quelle medizinischer Offenbarung und Kenntnis sei.

Alchimie und Astrologie fesselten *Paracelsus* besonders. Den Glauben an die Astrologie teilte *Paracelsus* mit den zeitgenössischen Wissenschaftlern; ein *Fracastoro*, ein *Kopernikus* oder ein *Johannes Kepler* (1571 – 1630) glaubten daran ebenso stark wie er. *Paracelsus* fand in der Astrologie eine Bestätigung für seine Entdekkung neuer Krankheiten und neuer Arzneimittel. Er glaubte, ebenso wie die Konstellationen, die das irdische Leben bedingen, ständig wechselten, so müßten die Krankheiten und ihre Behandlung wechseln.

Während seiner Jugend in den Bergwerken Kärntens sammelte *Paracelsus* ausgedehnte Kenntnisse in der **Alchimie,** der Chemie seiner Zeit. Seinen großen Einfluß auf die Medizin übte er als Alchimist aus; um die Anatomie kümmerte er sich wenig. Die Mehrzahl seiner **Krankheitstheorien sind chemischer Natur.** Den menschlichen Körper betrachtete er als eine Art Alchimistenküche. Mit ihm begann der Kampf, der 200 Jahre dauern sollte, zwischen der neuen chemischen „spagirischen" Schule der Medizin und den alten Galenikern. *Paracelsus*' chemische Kenntnisse ließen ihn bald den wirklichkeitsfremden Charakter der Elemente und Säfte *Galen*s erkennen. Doch waren die Elemente seiner eigenen Schöpfung ebenfalls noch weit von der Wirklichkeit entfernt.

Die Alchimie bedeutete ihm vor allem eine Suche nach **neuen Arzneimitteln.** Er suchte nicht nur nach neuen Stoffen, sondern auch nach **spezifischen, kausalen Mitteln,** die er **„Arcana"** nannte. So beginnt mit *Paracelsus* die für die Neuzeit so charakteristische Forschung nach spezifischen Mitteln. Durch *Paracelsus*' Einfluß wurden Blei, Schwefel, Eisen, Arsen, Kupfersulfat und Kaliumsulfat in die Pharmakopöe eingeführt. Die Anwendung von Quecksilber wurde verfeinert. Bei seinen Versuchen erzeugte er Äther und beobachtete dessen narkotisierende Wirkung auf Hühner.

Durch die Entdeckung neuer Krankheiten rechtfertigte *Paracelsus* die Anwendung neuer Medikamente. Als erster hatte er eine Vorstellung von Stoffwechselkrankheiten, die er „tartarische Krankheiten" nannte. Zu diesen Krankheiten zählte er die Gicht, deren Erscheinungen er auf eine lokale Ablagerung normalerweise ausgeschiedener Stoffwechselprodukte zurückführte. *Paracelsus* war der erste, der einen Zusammenhang zwischen Kropf und Kretinismus feststellte. Er verfaßte ferner das erste Buch über die Krankheiten der Bergleute („Von der Bergsucht", 1535), die zur gleichen Zeit sehr geschickt von *Agricola (Georg Bauer)* (1490 – 1555) aus Chemnitz beschrieben wurden. Seine Theorie, daß Krankheiten durch „Samen" hervorgerufen würden, war eine frühe Version der Mikrobentheorie. Seine Pioniertätigkeit auf dem Gebiete der Psychiatrie wurde bereits erwähnt.

Das tragische Paradox im Kampfe des *Paracelsus* gegen das spekulative System der Galeniker war die Tatsache, daß die Umstände ihn zwangen, für sich selbst ein anderes solches Lehrgebäude aufzubauen. Wenn seine Gedanken und Überlegungen schwer als „System" zu identifizieren sind, so nicht deshalb, weil ihm systematische Absichten fehlten, sondern lediglich wegen der Verworrenheit seines Denkens. *Paracelsus* stand unter dem Einfluß der neuplatonischen Gedanken seiner Zeit, die die Intuition dem aristotelischen Rationalismus des Mittelalters entgegensetzte. Es erscheint unnötig, auf die Einzelheiten der paracelsischen Philosophie einzugehen, obgleich sie ihm einen wichtigen Pfeiler für seine ganze medizinische Struktur bedeutete.

Sie enthielt viele seltsame Ansichten. So ersetzte er die **Vier-Elementen-Lehre** der Antike durch **drei Prinzipien: Schwefel (Sulphur), Quecksilber (Mercurius) und Salz (Sol).** Seine Doktrin der Signaturen, die z. B. behauptete, daß eine gelbe Pflanze Gelbsucht heilen würde, war magisch und findet sich auch in der primitiven Medizin. Er glaubte an ein mysteriöses Lebensprinzip, das er „Archäus" nannte.

Die guten wie die schlechten Vorstellungen des *Paracelsus* fanden auf Grund der fest verankerten Vorteile seines Berufsstandes keine freundliche Aufnahme. So verwandelte sich sein lobenswerter Mut oft in Grobheit und Bitterkeit. Doch trotz Übertreibung und Schmähsucht waren viele seiner Kritiken über das wenig ethische Vorgehen vieler Ärzte und Apotheker seiner Zeit (und aller Zeiten) durchaus gerechtfertigt.

Paracelsus ist eine der widerspruchsvollsten Gestalten eines widerspruchsvollen Zeitalters. In seinem unerbittlichen und kompromißlosen Streben nach dem Neuen und in seiner Opposition gegen blinden Gehorsam aufgezwungener Autorität und Büchern gegenüber war er moderner als die meisten seiner Zeitgenossen. In seiner alles durchdringenden mystischen Religiosität blieb er mittelalterlicher als die Mehrzahl von ihnen. Seine Schriften sind eine seltsame Mischung von kluger Beobachtung und spekulativem Unsinn, von demütiger Offenheit und prahlendem Größenwahn. Seine wichtigsten Schriften sind: „Von dem Ursprung der Franzosen" (Syphilis), 1529; „Die große Wundartzney", 1536; „Labyrinthus medicorum errantium", 1553.

Diesem medizinischen Doktor *Faustus* gegenüber drängen sich dem Beobachter gleichzeitig Mitleid, Abscheu und Bewunderung auf. Nichts wäre irrtümlicher als ihn als einen „modernen" Arzt anzusehen. Mit Recht hat der Wiener Medizinhistoriker *Walter Pagel* (1898 – 1983) ihn als einen „Magus" bezeichnet. Wie man aber auch über *Paracelsus* denken mag, sein Werk kann nicht übersehen werden. Trotz der unerbittlichen Opposition der medizinischen Fakultäten wurde seine Person in den Augen seiner Zeitgenossen, ebenso wie *Hermann Boerhaave* (1668 – 1738) und *Rudolf Virchow* (1821 – 1902) oder *Sigmund Freud* (1856 – 1939) in späteren Jahren, zu einem Symbol der Medizin. Er übertraf bei weitem an Bedeutung humanistisch gesinnte Ärzte wie *Fernel, Fracastorio* und *Vesal*. Sein guter oder schlechter Einfluß ist nie ganz aus der Medizin verschwunden.

Der Italiener *Cardano* zeigt viel Ähnlichkeit mit *Paracelsus*. Er war Mathematiker, Biologe und Arzt zugleich, der eine stürmische Karriere bei einem unruhigen Privatleben machte. Als illegitimes Kind geboren, war er ein Spieler und sah seinen Sohn in den Händen des Henkers sterben. Trotz eines uneingeschränkten Glaubens an die Astrologie hatte er glänzende Ideen, wie z. B. die Entwicklung einer speziellen Blindenschrift (in ihrer heutigen Form von *Louis Braille*, 1809 – 1852, im Jahre 1829 erfunden) und einer besonderen Methode, den Tauben gegenseitige Verständigung zu lehren (von *Fray Luis Ponce de León*, 1527 – 1591, verwirklicht).

Neue Entfaltung der Chirurgie

In der Renaissance kam es schließlich auch zu einer Wiedergeburt der Chirurgie, die auf Grund der Bemühungen der einfachen Barbierchirurgen auf ein höheres Niveau gelangte. Für die Chirurgen war die neue Anatomie von sofortigem, großem praktischen Wert. Die Einführung des **Schießpulvers** im 14. Jahrhundert mit den dadurch gewalttätigen Verletzungen, führte zu einer gesteigerten Nachfrage nach Chirurgen und stellte diese vor neue Probleme, die nicht durch philologische Studien der Alten gelöst werden konnten. Die Heereschirurgen *Hieronymus Brunschwig* (1450 – 1512) und *Hans von Gersdorff* (um 1460 bis um 1523) gingen in ihren chirurgischen Schriften („Buch der Chirurgia", 1497, und „Feldtbuch der Wundartzney", 1517), die sie in ihrer Muttersprache verfaßten, ausführlich auf Schußwunden ein.

Ihrer chirurgischen Behandlung widmeten sie in ihren Büchern ebenso wie anderen Verletzungen längere Abschnitte. Auch der größte Chirurg der Renaissance, *Ambroise Paré* (1510 – 1590), erntete auf diesem Gebiet seine ersten Lorbeeren. Geboren als Sohn eines Barbierchirurgen und zu einem solchen in der französischen Provinzstadt Laval ausgebildet, kam *Paré* als junger Mann nach Paris und ging dann in das Heer. 1536, im Alter von 26 Jahren, lieferte er während eines französischen Feldzuges nach Italien seinen ersten großen Beitrag. Er stellte fest, daß die übliche Art der Behandlung von Schußwunden mit kochendem Öl durchaus schädlich war. Lassen wir ihn mit seinen eigenen Worten berichten:

> „Zu jener Zeit war ich ein unerfahrener Soldat. Ich hatte noch keine frischen Schußwunden gesehen. Sicher, ich hatte im John de Vigo gelesen; im ersten Buch über Wunden im allgemeinen; im 8. Kapitel, daß Wunden, die durch Feuerwaffen entstehen, auf Grund des Pulvers

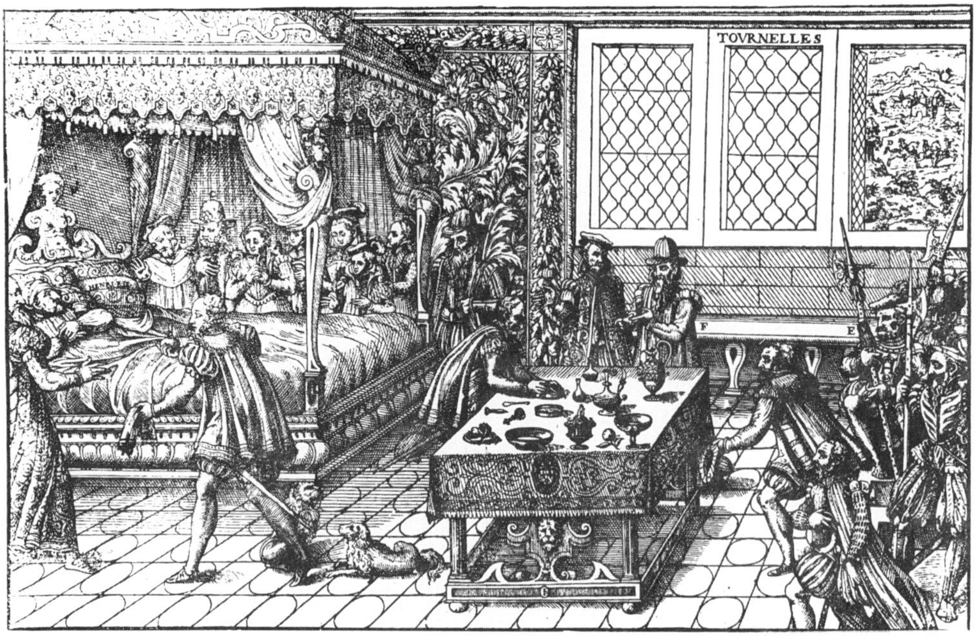

Abb. 22 Heinrich II. von Frankreich auf dem Sterbelager. Der Herzog starb 1559 an den Folgen einer Turnierverletzung am Auge. Die beiden Ärzte hinter dem Tisch am Fußende des königlichen Bettes sollen *Ambroise Paré* und *Andreas Vesal* darstellen. Kupferstich von Périssin um 1640

Giftigkeit mit sich bringen und zu ihrer Heilung Ausbrennen mit kochendheißem Holunderöl, das mit ein wenig Sirup gemischt werden sollte, erfordern. Vor Anwendung des genannten Öls, von der ich wußte, daß sie dem Patienten Schmerzen verursachte, wollte ich vorher zunächst wissen, wie die anderen Chirurgen beim ersten Verband handelten; sie brachten das genannte Öl so heiß wie mögich mit Gaze und Haarseilen in die Wunden; so faßte ich Mut, zu handeln wie sie. Aber mein Öl ging mir aus und ich war gezwungen, anstelle dessen ein Digestivum aus Eiern, Rosen- und Terpentinöl zu verwenden. In der Nacht konnte ich nicht schlafen, da ich wegen des Unterlassens des Ausbrennens fürchtete, daß ich diejenigen, bei denen ich kein kochendes Öl verwandt hatte, tot durch Vergiftung finden würde. Ich stand deshalb sehr früh auf, um sie aufzusuchen und fand ganz gegen Erwarten diejenigen, bei denen ich mein Digestivum angewandt hatte, mit weniger Schmerzen und ihre Wunden frei von Entzündung oder Schwellung; sie hatten in der Nacht gut geruht. Die anderen, bei denen das genannte kochende Öl angewandt worden war, fand ich fiebrig, mit großen Schmerzen und Schwellung in der Umgebung der Wunde. Da beschloß ich bei mir selbst, nie mehr so grausam die Schußwunden armer Verwundeter auszubrennen."[1]

Ermutigt durch den alten *Sylvius*, der ihm gegenüber mehr Einsicht zeigte als im Falle seines eigenen Schülers *Vesal*, veröffentlichte *Paré* im Jahre 1545 sein Buch über Schußwunden („La méthode de traicter les playes faictes par hacquebutes et aultres bastons à feu"). Auch italienische Chirurgen wie *Giacomo Berengario da Carpi* (um 1460 – 1530) und *Bartolomeo Maggi* (1477 – 1552) lehnten die Wundtherapie mit kochendem Öl ab.

Paré nahm an 20 Feldzügen teil und schrieb 20 Bücher, die die Entwicklung der Chirurgie stark beeinflußten (u. a. „Dix livres de la chirurgie", 1564). Eine seiner größten Leistungen war die Wiedereinführung der **Unterbindung von Blutgefäßen** im Jahre 1552. Im selben Jahr wurde er Leibchirurg *Heinrichs II.* (1519 – 1559), der

[1] *Ambroise Paré*: Oeuvres. Hrsg. v. Malgaigne. Paris 1841, Bd. III, S. 691

nach einem schrecklichen Unfall bei einem Lanzenturnier 1559 starb (Abb. 22). Seit dem Altertum war die Ligatur vollständig aufgegeben worden; als Mittel zur Blutstillung hatte man sie unter arabischem Einfluß durch die Ausbrennung ersetzt. In der Geburtshilfe führte *Paré* die Wendung auf den Fuß bei Querlagen wieder ein. Seine Popularität war so stark, daß die Elitechirurgen des Kollegiums von St. Cosme in Paris diesen Barbier, der nicht einmal Latein konnte, 1557 in ihre Reihen aufnehmen mußten. In dem berüchtigten Blutbad der Bartholomäusnacht 1572, in der eine große Zahl Protestanten ermordet wurde, blieb Paré, jetzt Hofchirurg, verschont, obwohl er den Hugenotten nahestand. Er entging auch Vergiftungsversuchen, die den gleichen frommen Absichten entsprangen.

In seiner Abhandlung über Einhorn und Mumie,die für die legendäre Gewinnung von zwei sehr berühmten Heilmitteln damals dienten, entlarvte *Paré* 1582 das Ansehen dieser beiden Schwindeldrogen. Ungebrochen an Kraft, wurde er 1583, im Alter von 73 Jahren, Vater eines Sohnes. Kurz vor seinem Tode zeigte er denselben Mut, den er während seines Lebens gezeigt hatte, als er in den Straßen des belagerten Paris den Erzbischof von Lyon ermahnte, um der Armen willen, die in großer Zahl an Hunger starben, die Stadt *Heinrich IV.* (1553 – 1610) zu übergeben.

Es ist schwer, im Zeitalter der Demokratie den großartigen Aufstieg eines einfachen Bartscherers in die sozialen und wissenschaftlichen Höhen der gehobenen Gesellschaftsschichten der Renaissancewelt in seinem ganzen Umfang zu würdigen. Nur höchste intellektuelle Begabung, gepaart mit unermüdlichem Fleiß und Studium sowie größter Charakterstärke, konnte zu diesem Ziele führen. Um so ergreifender ist die Bescheidenheit des Menschen *Paré*, der am Ende seiner Laufbahn noch sagen konnte: „Je le pansais, Dieu le guérit“ (Ich verband ihn, doch Gott heilte ihn).

Ein anderer hervorragender Chirurg der Periode, der auch niederen sozialen Schichten entstammte, war *Pierre Franco* (um 1500). Geboren in Südfrankreich, mußte er wegen seines protestantischen Glaubens in die Schweiz fliehen. Er brachte bedeutende Verbesserungen auf dem Gebiete der Bruch-, Stein- und Staroperationen. *Gaspare Tagliacozzi* (1545 – 1599), Professor in Bologna, ließ die Rhinoplastik wieder aufleben („De curtorum chirurgia per insitionem“, 1597). Aber gerade wegen dieser „Einmischung in die Arbeit Gottes“ wurde er nach seinem Tode exhuminiert und in ungeweihtem Boden begraben. England bereicherte in der Renaissance die Chirurgie durch die Werke von *Thomas Gale* (1507 – 1586) und *William Clowes* (1544 – 1604).

10 Die Medizin des 17. Jahrhunderts

In der Geschichte der Wissenschaften nimmt das 17. Jahrhundert eine einzigartige Stellung ein. Es ist das Jahrhundert der Mathematiker-Philosophen: *René Descartes* (1596 – 1650), *Gottfried Wilhelm Leibniz* (1646 – 1716) und *Blaise Pascal* (1623 – 1662); der Physiker-Astronomen: *Isaac Newton* (1643 – 1727), *Galileo Galilei* (1564 – 1642), *Johannes Kepler* und *William Gilbert* (1544 – 1603), der Chemiker: *Robert Boyle* (1627 – 1691) und *Johann Baptiste van Helmont* (1577 – 1644). Es ist das Jahrhundert von *Francis Bacon* (1561 – 1626), dem großen Repräsentanten der Philosophie, des Experiments und der Beobachtung. Die medizinische Literatur dieses Jahrhunderts ist ebenfalls hervorragend. Das 16. Jahrhundert hatte die Wiedergeburt der Inneren Medizin und Chirurgie gebracht. Es hatte in Botanik und Anatomie neue Ausgangspunkte geliefert. Es hatte die Anfänge einer wissenschaftlichen Psychopathologie, einer neuen Epidemiologie und die Anwendung der Chemie auf die Medizin gesehen.

Alle diese Zweige der Medizin entwickelten sich im 17. Jahrhundert weiter. Außerdem wurden aber noch zwei neue hochwichtige Gebiete erschlossen: die **experimentelle Physiologie** und die **mikroskopische Anatomie.** Das 17. Jahrhundert erlebte einen ersten Höhepunkt physiologischer und mikroskopischer Forschung, wie er sich dann noch einmal um die Mitte des 19. Jahrhundert wiederholte. Um 1600 wurde das zusammengesetzte Mikroskop erfunden, das die Betrachtung von Dingen ermöglichte, die dem bloßen Auge nicht sichtbar waren. Die passive Beobachtung des vorhergehenden Jahrhunderts wurde durch aktives Experimentieren ergänzt.

Die Anatomie entwickelte sich zur „belebten Anatomie", zur Physiologie. Diesen Begriff brachte der französische Hofarzt *Jean Fernel* in die Medizin (vgl. S. 69). Man begann gezielt den Zweck der Organe und der Gewebe zu untersuchen. Die neugewonnene Kenntnis der Gewebe wurde auf das Studium ihrer Funktion angewendet. Tierexperimente wurden in weiterem Rahmen als je zuvor durchgeführt. Im 17. Jahrhundert entwickelte sich die Experimentalpathologie durch *Guiseppe Zambeccari* (1655 – 1728), *Richard Lower* (1631 – 1691), *Johann Conrad Brunner* (1653 – 1727), *Thomas Willis* (1621 – 1675) und anderen, der Grundlagenforschung verpflichteten Ärzten. Natürlich gibt das Experiment nur selten befriedigende Resultate in einem Milieu, dem genügende mikroskopische, chemische oder elektrische Kenntisse zu seiner Vorbereitung oder Analyse fehlen.

Der größte physiologische Fortschritt des 17. Jahrhunderts und vielleicht aller Zeiten war die **Entdeckung des Blutkreislaufes.** *Galen*s Theorien über die Bewegung des Blutes wurden bereits beschrieben. Diese Theorien waren bis zum 17. Jahrhundert vorherrschend. Die ersten Äußerungen über einen Lungenkreislauf finden sich bei dem ägyptischen Gelehrten *Ibn an-Nafis* (um 1210 – 1280), Kairo. Im Abendland bringt ein theologisches Buch „Christianismi restitutio" (1553) des unglücklichen spanischen Arztes *Michael Servetus* (1511 – 1553), der im gleichen Jahr von *Johann Calvin* (1509 – 1564) im Alter von 42 Jahren als Ketzer verbrannt wurde, einen ersten Hinweis auf den kleinen Kreislauf. Ähnliche Ansichten werden in dem Werk des italienischen Anatoms *Realdo Colombo* (1516 – 1559) geäußert, doch mögen diese von *Servetus* stammen. Es besteht aber kein Zweifel, daß *Andrea Cesalpino* (1524 – 1603), Arzt von Papst *Clemens VIII.* (1536 – 1605), der bereits als Botaniker erwähnt wurde, nicht nur den Ausdruck „Zirkulation" gebrauchte, sondern auch eine erste Vorstellung vom großen wie vom kleinen Kreislauf besaß.

Die Entdeckung des Blutkreislaufes durch *William Harvey*

Die Anerkennung, die Tatsache des Blutkreislaufs festgestellt zu haben, gebührt trotzdem dem Engländer *William Harvey* (1578 – 1657), der in Padua unter *Fabricius ab Aquapendente* studiert hatte. In *Harveys* „Exercitatio anatomica de motu cordis et sanguinis“, veröffentlicht in Frankfurt 1628, wurde der Blutkreislauf nicht als reine Theorie formuliert, sondern *Harvey* bewies ihn mit morphologischen, mathematischen und experimentellen Argumenten (Abb. 23). *Harveys* Vorlesungsnotizen lassen erkennen, daß er zumindest seit dem Jahre 1616, *William Shakespeares* (1564 – 1616) Todesjahr, seine Theorie formuliert hatte. *Harvey* unterschied sich von seinen Vorgängern darin, daß er neben konzeptuellen Vorstellungen und einem genauen anatomischen Studium gleichzeitig vom **experimentellen** und vom **naturwissenschaftlichen Standpunkt des Messens, Wägens und Zählens** ausging.

Durchaus modern mutet die Tatsache an, daß *Harvey* sein Phänomen isoliert untersucht hatte. Er beschäftigte sich nur mit den mechanischen Vorgängen des Kreislaufs und des Herzens als Saug- und Druckpumpe. Er ließ die Frage offen, was mit dem Blut in Herz, Leber und Gehirn sonst geschieht. Er erwähnt nichts von der galenischen Theorie der Entwicklung von „Spiritus“ in diesen Organen, obgleich er wohl selbst daran geglaubt haben mag. Der Standpunkt dieses großen englischen Physiologen war mechanistisch und entsprach

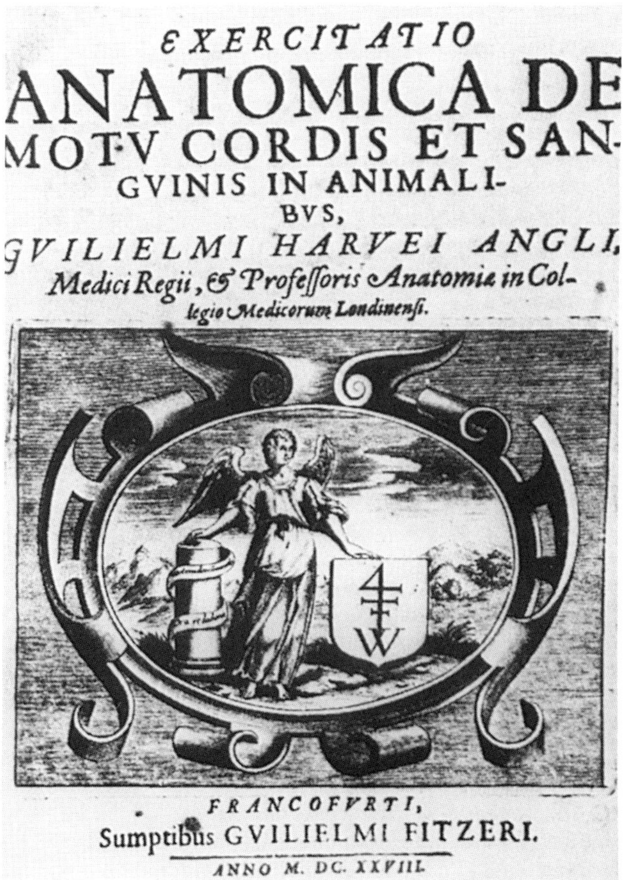
EXERCITATIO
ANATOMICA DE
MOTV CORDIS ET SAN-
GVINIS IN ANIMALI-
BVS,
GVILIELMI HARVEI ANGLI,
Medici Regii, & Professoris Anatomiae in Col-
legio Medicorum Londinensi.

FRANCOFVRTI,
Sumptibus GVILIELMI FITZERI.
ANNO M. DC. XXVIII.

Abb. 23 Titelseite des Werkes „Exercitatio anatomica de motu cordis et sanguinis in animalibus“ von *William Harvey.* Er veröffentlichte seine Schrift, in der er den Kreislauf des Blutes beschrieb, 1628 in Frankfurt am Main in lateinischer Sprache

der vorherrschenden Haltung seiner Zeit. Mensch und Tier analysierte er als Maschinen. Glücklicherweise gebrauchte er diese Hypothese nur in dem besonderen Falle des Kreislaufs, welcher tatsächlich physikalischer Natur ist. Er versuchte nicht, alle allgemeinen Lebensgesetze auf rein mechanischer Basis zu formulieren und entging so den Gefahren, denen die Iatrophysiker, die alles nach physikalischen Gesetzen zu erklären suchten, erliegen sollten.

Es wäre jedoch ganz verkehrt, in *Harvey* einen ausgewachsenen modernen Wissenschaftler zu sehen. *Harvey* steckte voller „altmodischer" philosophischer Vorstellungen und Argumente. Es ist typisch für ihn, daß er, damit beschäftigt, eine von *Galens* Haupttheorien zu zerstören, äußerst bedacht darauf war, *Galen* als Stütze seiner eigenen Beobachtungen anzuführen. Er war ein Schüler des klassischen Altertums und in dem Glauben, daß das Herz Zentralorgan des Körpers und das Blut das Lebensprinzip darstellt, ein eingefleischter Anhänger *Aristoteles*. Wie andere Aristotelianer suchte er überall Kreislaufprozesse. Selbst seine Königstreue mag zu seiner Entdeckung beigetragen haben; denn er hielt im übertragenen Sinne das Herz für den „König" des Körpers.

Harvey gründete seinen ersten Beweis für seine Theorie des Blutkreislaufes auf **morphologische Argumente**, die er aus Sektion und Vivisektion von Tieren nahm. Er wies auf die Struktur der Herzklappen und der großen Gefäße hin, auf das Fehlen von Poren im Septum und auf die Lage der Gefäße, die beim fetalen Kreislauf die Lunge ausschalten. Er zeigte, daß alles Blut bei der Bewegung von der rechten in die linke Hälfte des Herzens die Lunge passieren muß. Die Struktur der Venenklappen, die *Harveys* Lehrer *Fabricius* so geschickt beschrieben, wenn auch so falsch gedeutet hatte, unterstützte die Annahme einer ausschließlich zentripetalen Bewegung des Blutes in diesen Gefäßen.

Harveys zweites Argument war **mathematischer und quantitativer Natur.** Er maß die Blutmenge, die in einer gegebenen Zeit das Herz passierte. Im Falle des Schafes schätzte er, daß bei einem Gesamtvolumen von vier Pfund die Menge innerhalb einer halben Stunde „1000 Scruples" oder dreieinhalb Pfund betrüge. Ferner bewies *Harvey*, daß der Körper nicht in der Lage ist, dieses Blutvolumen in solch kurzer Zeit zu produzieren, und daß es nur in einem Zirkulationssystem konstant gehalten werden kann.

Versuche mit Schlangen bewiesen, daß die Unterbindung der Vena cava das Herz leer ließ, während die Unterbindung der Aorta zu einer Anhäufung des Blutes im Herzen führte. Dies bestätitgte *Harveys* Hypothese der **Einbahnrichtung des Blutstroms.** Auch das Abbinden, wie es beim Aderlaß üblich war, diente ihm zu einfachen, aber überzeugenden Versuchen über dieses Problem. Festes Anbringen der Staubinde komprimierte die Arterie und unterdrückte den Puls; lockeres Abbinden führte zur Stauung in den Venen. Eine Vene, die durch zentripetalen Druck zwischen zwei Klappen blutleer geworden war, füllte sich nicht von oben. Nebenbei ist es verblüffend, daß die uralte Praxis des Aderlasses, der immer unter-, nie oberhalb der Staubinde durchgeführt wurde, zu keiner Zeit Zweifel an der galenischen Theorie von der zentrifugalen Blutbewegung in den Venen hervorgerufen hatte.

Harvey brachte noch weitere Argumente; so die Tatsache, daß Gifte durch den Kreislauf verbreitet werden. In *Harveys* Argumenten findet sich allerdings eine große Lücke. Da ihm der Gebrauch des Mikroskops noch nicht vertraut war, konnte er nicht nachweisen, wie das Blut aus den Arterien in die Venen gelangt. Diese Lücke wurde durch die **Entdeckung der Kapillaren** durch *Marcello Malpighi* (1628 – 1694) eine Generation später geschlossen.

Harveys Interesse an **Embryologie** und **vergleichender Anatomie,** das bereits in seinem Buch über die Bewegung des Herzens deutlich wird, fand vollen Ausdruck in seinem Werk „De Generatione Animalium", veröffentlicht 1651. Er widersetzte sich hier der allgemein angenommenen Präformationstheorie, die behauptete, daß alle Organe bereits im Keim vollständig vorhanden seien und das Wachstum ausschließlich in quantitativer Richtung stattfände. Statt dessen neigte er zur Epigenese, dem allmählichen Aufbau des Embryo. Sein Aus-

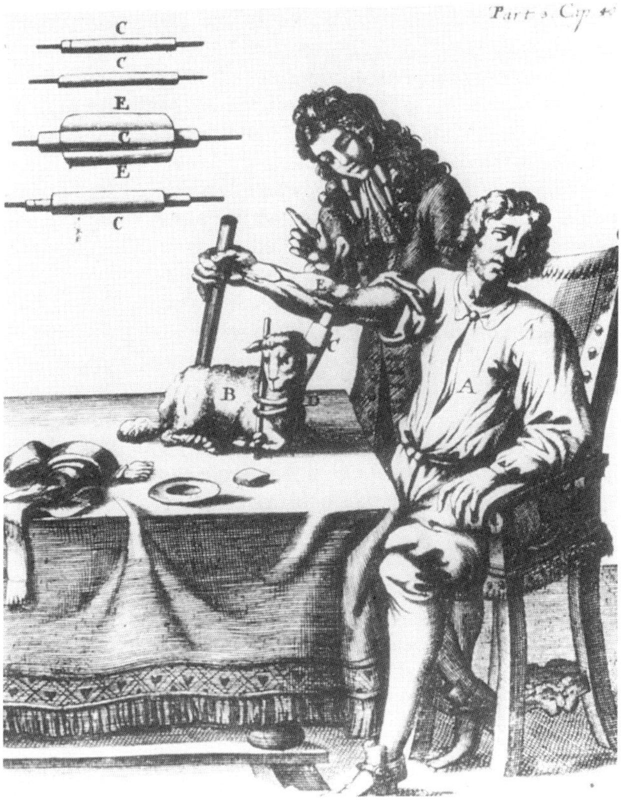

Abb. 24 Darstellung einer Blutübertragung von einem Schaf auf einen Menschen. Illustration aus dem Buch „Wund-Artzney" (b. S. 292), das der Berliner Militärarzt *Matthäus Gottfried Purmann* (1649 – 1711) 1692 herausgab

spruch „Ex ovo omnia" stieß die ältere Auffassung, daß das männliche Sperma die einzig aktive Rolle bei der Zeugung spiele, um. Doch erkannte er den wahren Vorgang der Befruchtung nicht, dessen Erklärung ein Problem bedeutete, das erst im 19. Jahrhundert lösbar war.

Harveys Entdeckung des Blutkreislaufs begegnete heftigem Widerspruch und führte zu einem Nachlassen seiner Praxis. Er scheint aber sowieso ein mäßiger Praktiker gewesen zu sein. Auch seine royalistischen politischen Ansichten machten ihn bei vielen unbeliebt. Er war Hofarzt *Karls I.* (1600 – 1649) und hielt seinem König die Treue, auch als dieser im Bürgerkrieg unterlag und das Schafott besteigen mußte.

Andererseits fehlte es auch nicht an solchen, die seine Entdeckung annahmen und fast sogleich zwei logische Schlüsse aus der neuen Erkenntnis zogen: die Möglichkeit der **intravenösen Injektion** von Medikamenten und die Möglichkeit der **Bluttransfusion.** Intravenöse Injektionen von Medikamenten wurden in England von *Sir Christopher Wren* (1632 – 1723), der später als Architekt (St. Paul's Cathedral) berühmt wurde, durchgeführt. Ihn unterstützten *Robert Boyle* (1627 – 1691) und *John Wilkins* (1614 – 1672) 1656. Kurz danach machten auch *Johann Daniel Major* (1634 – 1693) 1662 und *Johann Sigismund Elsholtz* (1623 – 1688) 1665 Versuche mit direkten Einspritzungen in die Vene und Transfusionen. In jenem Stadium führte die mangelhafte Technik noch oft zu **Thrombosen, Embolie** und **Schock,** so daß die Injektionen bis zum 19. Jahrhundert wieder aufgegeben wurden. *Richard Lower* (1631 – 1691) transfundierte 1665 tierisches Blut auf ein anderes Tier. *Jean Denis* (gest. 1704), Paris, übertrug 1667 Blut vom Schaf mit Erfolg auf einen anämischen sechzehnjährigen Jungen (Abb. 24). Spätere Zwischenfälle in seiner Praxis führten zum Verbot der Transfusion, die erst im 19.

Jahrhundert wieder aufgenommen und erst im 20. Jahrhundert nach der Entdeckung der Blutgruppen relativ ungefährlich wurde. Wenn der Psychiater *Jean Etienne Dominique Esquirol* (1772 – 1840) mit seiner Behauptung, daß das ungeheure Zunehmen des Aderlasses im 17. Jahrhundert teilweise auf dem Einfluß der Publikation *Harveys* auf das ärztliche Denken beruhte, recht hat, so ist dies als eine weitere, wenn auch weniger erwünschte, praktische Folge seiner großen Entdeckung anzusehen.

Die Entfaltung der Physiologie

Die Zirkulation war nicht das einzige Gebiet der Physiologie, das sich im 17. Jahrhundert entwickelte. Untersuchungen über die **Physiologie der Atmung** ergaben einige sehr wichtige Beobachtungen. Der große englische Chemiker *Robert Boyle*, 14. Kind und 7. Sohn des 1. *Earl von Cork*, entdeckte, daß das animalische Leben nicht von der Luft im allgemeinen, sondern vielmehr von einem einzigen Bestandteil der Luft abhängt. Diese Entdeckung wird gewöhnlich irrtümlicherweise *John Mayow* (1643 – 1679), einem jüngeren Zeitgenossen *Boyles*, zugeschrieben. *Robert Hooke* (1635 – 1703) zeigte durch seine Versuche, daß die mechanische Bewegung des Thorax nicht das wesentliche Element bei der Atmung ist. Er wies nach, daß selbst nach Entfernung der Thoraxwand und Anstechen der Lungen ein Tier am Leben erhalten werden kann, wenn mit einem Blasebalg Luft durch die Luftröhre in die Lungen geblasen wird.

Der Zusammenhang zwischen Atmung und dem Farbunterschied von venösem und arteriellem Blut wurde von demselben *Richard Lower* entdeckt, der der Transfusion den Weg bahnte. Er wies nach, daß diese Farbänderung in der Lunge stattfindet. Es ist bemerkenswert, daß alle drei Männer unter den Gründern und führenden Geistern der englischen Royal Society of Medicine waren.

Jean-Baptiste van Helmont führte eine sehr fruchtbare Erkenntnis in das Gebiet der **Verdauungsphysiologie** ein. Er beschrieb die Verdauung als eine Reihe von Gärungen. *Van Helmont* bewunderte *Paracelsus* und war, wie sein Meister, gleichzeitig ein ausgezeichneter Chemiker und ein mystischer Philosoph. Sein Interesse an theologischen Problemen war ebenso brennend, wie das eines *Boyle* oder *Newton*. *Helmont* verdankt seinen großen Ruhm zahlreichen wissenschaftlichen Leistungen, zu denen die Entdeckung des Kohlendioxyds („Holzgeist", CO_2), die Erfindung des Ausdrucks „Gas" (aus Chaos), der Nachweis der Salzsäure im Magen und die Ausrottung des uralten Glaubens, daß bei Erkältungen Schleim vom Gehirn über die Nase abgesondert wird, gehören. Er bereitete dadurch der Biochemie als Wissenschaft den Boden.

Die Physiologie von Verdauung und Atmung konnte allerdings noch nicht die gleichen Fortschritte machen wie die Physiologie des Kreislaufs, weil die Chemie noch nicht so weit entwickelt war wie die Physik. Das gleiche Hindernis, die ungenügende Entwicklung der Grundwissenschaften, setzte auch der sonst bemerkenswerten Arbeit von *Santorio Santorio* (1561 – 1636) enge Grenzen. Als Professor der Medizin führte er in Padua physiologische Versuche zur Klärung der Verdauung und über die „unmerkliche Transpiration", d. h. über den Stoffwechsel, durch. *Santorio* gehört zu den Pionieren der modernen Physiologie. Sein quantitativer Standpunkt gegenüber physiologischen Problemen führte ihn zur Erfindung neuer Instrumente, wie des klinischen Thermometers und einer Pulsuhr.

Die Dezerebrationsversuche von *Johann Bohn* (1640 – 1719), *Robert Boyle*, *Claude Perrault* (1613 – 1688) und *Jan Swammerdam* (1637 – 1680) leiteten eine Wiederbelebung der Forschungen über die Physiologie des Nervensystems ein. Die Physiologie des Muskels bekam wesentliche Impulse von unermüdlich forschenden Ärzten wie *Niels Stensen* (1638 – 1686), *Giovanni Alfonso Borelli* (1608 – 1679), *Thomas Willis* (1622 – 1675) und *Francis Glisson* (1597 – 1677). *Glissons* Name ist mehrfach in die Medizingeschichte eingegangen: Glisson-Dreiecke = Periportalfelder der Leber; Glisson-Kapsel = Bindegewebskapsel der Leber; Glisson-Krankheit = Rachitis;

Glisson-Schlinge = Vorrichtung zur Behebung von Wirbelsäulenerkrankungen.

Harveys Werk über den Blutkreislauf wurde durch die 1661 erfolgende Entdekkung der Kapillaren durch *Marcello Malpighi* (1628 – 1694) vollendet. *Malpighis* mikroskopische Tätigkeit beschränkte sich keineswegs auf diese wichtige Beobachtung. Er machte die ersten mikroskopischen Analysen der Gewebsstrukturen von Lunge, Milz, Niere, Leber und Haut. Er beschrieb die sensorischen Papillen und die Geschmacksknospen. Mit Recht wurde eine Anzahl von histologischen Bereichen nach *Malpighi* benannt. Er war gleichzeitig ein bedeutender Embryologe, Pflanzenanatom und Zoologe. Sicherlich kann man ihn als einen der größten Naturforscher aller Zeiten bezeichnen.

Der **Aufstieg der Mikroskopie** wird gewöhnlich mit dem Namen *Anton van Leeuwenhoek* (1632 – 1723), einem Tuchhändler und Amateurwissenschaftler aus Delft in Holland, verbunden. Zahlreiche mikroskopische Entdeckungen *Leeuwenhoeks* sind von weitreichender medizinischer Bedeutung gewesen. Als erster beschrieb er Bakterien, die quergestreifte Muskulatur, die Fasern der Linse und das Samentierchen. Andere frühe Mikroskopisten waren *Francisco Redi* (1626 – 1697), der der Theorie der Urzeugung den ersten Gegenschlag versetzte; der Jesuit *Athanasius Kircher* (1601 – 1680), der die Infektionskrankheiten durch die Anwesenheit mikroskopischer Würmer im Blut erklärte (die „Würmer“, die er unter seinem wenig vergrößernden Mikroskop sah, waren wahrscheinlich rote Blutkörperchen); *Robert Hooke*, bereits wegen seiner physiologischen Arbeit erwähnt, der den Namen „Zelle“ Gebilden gab, die er bei Pflanzen beobachtete. Im Jahre 1665 publizierte er in London sein wichtigstes Werk zur Mikroskopie: „Micrographia“. Als erster machte *Jan Swammerdam* die roten Blutkörperchen ausfindig.

Das wichtigste Ereignis in der makroskopischen Anatomie des 17. Jahrhunderts war vermutlich die Entdeckung des **lymphatischen Systems,** über das *Gaspare Aselli* (1581 – 1626) 1622, *Jean Pecquet* (1622 – 1674) 1651, *Thomas Bartholin* (1616 – 1680) 1652 und *Olof Rudbeck* (1630 – 1702) 1653 berichteten. Unter den Namen von Anatomen des 17. Jahrhunderts, die noch in anatomischen Bezeichnungen fortleben, erwähnen wir hier *Johann Georg Wirsung* (gest. 1643), *Thomas Bartholin* (1616 – 1680), *William Cowper* (1666 – 1709), *Heinrich Meibom* (1638 – 1700), *Johann Conrad Brunner*, *Conrad Peyer* (1653 – 1712), *Niels Stensen* und *Regnerus de Graaf* (1641 – 1673) (Abb. 25). Die Tatsache, daß die Strukturen, denen diese Namen beigelegt wurden, vorwiegend in das Reich der Gänge und Drüsen gehören (*Wirsung*scher Gang, *Brunn*sche Drüsen, *Graaf*sche Follikel), zeigt, daß diese Organe im Mittelpunkt des Interesses der Anatomen des 17. Jahrhundert standen. Das Interesse an Drüsen war vielleicht ein Ergebnis der iatrochemischen Richtung der

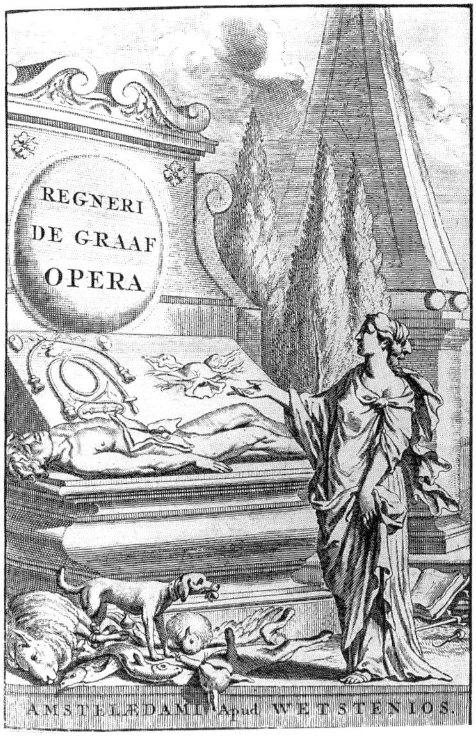

Abb. 25 Titelblatt zur Ausgabe der „Opera omnia“ des holländischen Arztes und Physiologen *Regnerus de Graaf*. Es zeigt unterhalb des Sektionstisches einen Hund mit einer Pankreasfistel. Amsterdam 1705

Zeit. Die vergleichende Anatomie, die im vorhergehenden Jahrhundert durch *Pierre Belon* (1517 – 1564), *Guillaume Rondelet* (1507 – 1566) und *Volcker Coiter* (1534 – 1576) wiederentdeckt worden war, wurde im 17. Jahrhundert weiter entwickelt durch *Edward Tyson* (1655 – 1708), der den Schimpansen studierte, und die Pariser Gruppe, die sich um den Wissenschaftler-Architekten *Claude Perrault* (1613 – 1688) sammelte. *Perrault* starb an einer infizierten Wunde, die er sich bei der Sektion eines Kamels zugezogen hatte.

Zwei naturwissenschaftliche Konzepte der Medizin: Iatrophysik und Iatrochemie

Es war eine große Versuchung, die fragmentarischen Ergebnisse der beiden aufkeimenden neuen Grundwissenschaften Physik und Chemie auf die klinische Medizin anzuwenden. Dieser Versuch nahm die Form zweier mächtiger Bewegungen an, der **Iatrophysik** und der **Iatrochemie.** Mit der Iatrophysik rückte nach 1400 Jahren unbeschränkter Vorherrschaft der Humoralpathologie die Solidarpathologie wieder in den Vordergrund. Die Iatrophysik blühte hauptsächlich in Südeuropa, während die Iatrochemie sich mehr in den nördlicheren Breiten ausdehnte. Die Blüte der Iatrophysik war nur natürlich in einem Italien, in dem *Galileo Galilei* (1564 – 1642) eine neue quantitative, mathematische und experimentelle Physik geschaffen hatte (Fallgesetze!). *Galilei* verhalf auch durch seine Verteidigung des heliozentrischen Systems des *Nikolaus Kopernikus* (1473 – 1543) mit seinen teleskopischen Entdeckungen dieser alle Autoritäten bedrohenden Idee zum Durchbruch.

Ein prominenter Iatrophysiker war der französische Physiker-Philosoph *René Descartes* (*Renatus Cartesius*) (1596 – 1650), der seit 1629 in Den Haag lebte. Er zweifelte an allem außer am Zweifel selbst. Für *Descartes* war der Mensch eine Maschine mit Ausnahme der Epiphyse (Zirbeldrüse), wo die rationale Seele lokalisiert wurde. Dagegen sah er im Tier nur eine Maschine und trennte es somit vom Menschen, wodurch den Tierversuchen die Tore geöffnet wurden. Dieser Dualismus des *Descartes* erleichterte in gewisser Weise die physiologische Forschung, schuf aber andererseits Probleme, die uns noch heute zu schaffen machen. *Giovanni Borelli* (1608 – 1679) gelang die **Analyse der Muskelaktion** auf mechanischer Grundlage. Doch die Anwendung des gleichen Prinzips durch ihn und *Giorgio Baglivi* (1668 – 1707) auf die Funktion von Drüsen, auf Atmung und Verdauung rief ziemlich absurde Ergebnisse hervor. Die enge Verbindung zwischen Physik und Medizin brachte besonders für die Entwicklung der Ophthalmologie großen Nutzen. Physiker wie *Descartes*, *Edme Mariotte* (um 1620 – 1684) und *Christoph Scheiner* (1575 – 1650) lieferten der physiologischen Optik zahlreiche Beiträge.

Die Iatrochemiker setzten sich nicht im selben Maß durch wie die Iatromechaniker. Dies beruhte wahrscheinlich auf dem noch wenig entwickelten Bereich der Chemie. Trotzdem wurden durch sie die chemischen Mittel des *Paracelsus* immer beliebter. Der bedeutendste Iatrochemiker war *François de la Boe* (1614 – 1672), auch bekannt als *Sylvius von Leiden* und nicht zu verwechseln mit dem Pariser Anatom *Sylvius* aus dem 16. Jahrhundert. Dieser *Sylvius* versuchte, die Krankheiten nach „Azidose“ oder „Alkalose“ zu klassifizieren. Wenn für *Borelli* die Nierenfunktion z. B. ein rein mechanisches Problem darstellte, so war sie für *Sylvius* ein rein chemisches. *Thomas Willis* hatte schon vor *Sylvius* die Fieber als Fermentationen interpretiert.

Beiden Bewegungen, der Iatrophysik und der Iatrochemie, war kein dauernder Erfolg beschieden. Dennoch ist ihre Geschichte interessant, weil sie die Gefahren einer vorzeitigen Anwendung grundlegender wissenschaftlicher Daten auf die klinische Medizin aufzeigt. Auch illustriert sie die ungeheure Menge von fundamentalen Kenntnissen, von sogenanntem „nutzlosen Wissen“, die notwendig ist, um solche Anwendungen fruchtbar zu machen. Sie zeigt ferner das dringende Bedürfnis nach einer grundlegenden Theorie, das die Gelehrten seit jeher empfanden, um Ordnung in das Chaos roher Daten bringen zu können. Als Folge der iatrochemischen und iatrophysikalischen Übertreibungen kam es zu einer Reaktion, in der die Vertreter des „Vitalismus" behaupteten, daß das Phänomen des Lebens nicht in Begriffen der reinen Physik oder Chemie erfaßt werden könnte. Eine der ersten Äußerungen dieser Reaktion war *Glissons* Theorie der Irritabilität, der Reizbarkeit, als spezifische Eigenschaft tierischer Gewebe.

Die klinische Medizin

Die iatrochemischen und iatrophysikalischen Theorien brachten der **klinischen Medizin** des 17. Jahrhunderts, die sich unabhängig von diesen Theorien weiter entwickeln mußte, wenig direkten Gewinn (Abb. 26). Dennoch findet man in dieser Epoche beachtliche klinische Leistungen. Dies wird oft durch die rein wissenschaftlichen Fortschritte jener Zeit überdeckt, auf die man damals am meisten Wert legte. Es ist aber kein Zufall, daß gerade in der Barockzeit herausragende Ärzte medizinische Werke verfaßt haben, die der **Beobachtung, der Entstehung und dem Verlauf von Krankheiten** gewidmet waren. Selbst Laien wie *François Duc de Larochefoucauld* (1613 – 1680), *Louis de Rouvroy Duc de Saint-Simon* (1675 – 1755), *Jean La Bruyère* (1645 – 1696) betrachteten ihre Welt mit einer an Kliniker erinnernden kühlen Objektivität.

Sicherlich ist es nicht richtig, *Thomas Sydenham* (1624 – 1689), den „englischen *Hippokrates*", für den einzigen Repräsentanten klinischer Leistungen zu halten und ihn als den einzigen praktischen Mann dieser Periode anzusehen, der von dem sterilen Theoretisieren seiner Zeitgenossen frei war. Wenn auch seine wahren Verdienste

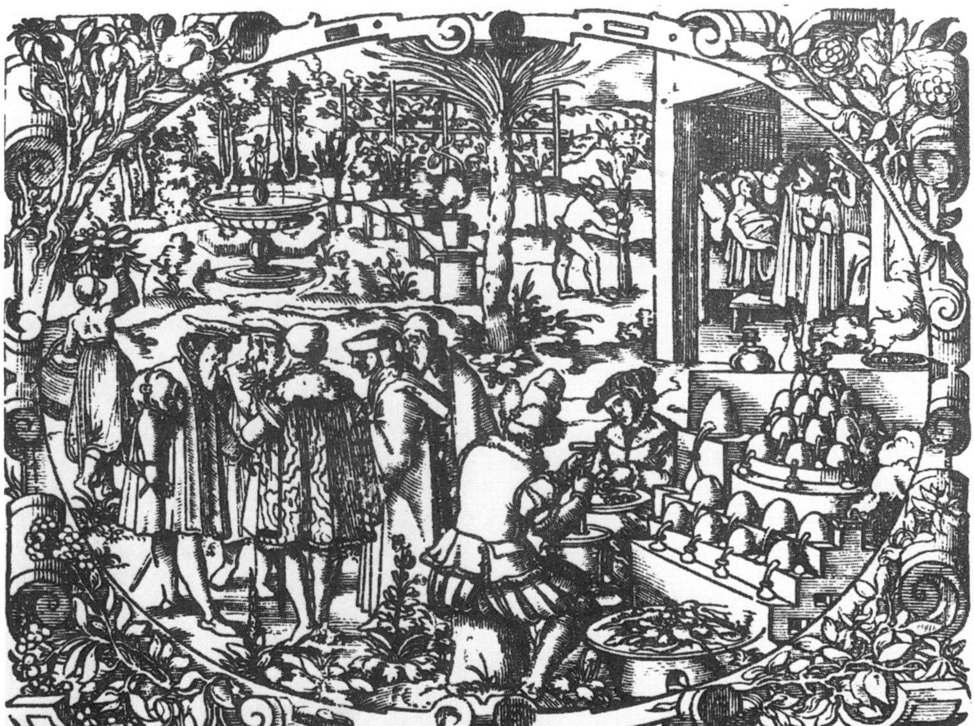

Abb. 26 Gewinnung und Herstellung von Heilmitteln in der Renaissance und im Barock. Rechts oben: Arzt am Krankenbett bei der Betrachtung des Urins zur Diagnosefindung. Kupferstich.
Aus: *Adam Lonicer:* Kreutterbuch. Hrsg. von *Peter Uffenbach.* Frankfurt 1679, Frontispiz

keineswegs herabgesetzt werden sollen, so muß doch festgestellt werden, daß auch *Sydenham* durchaus nicht frei von Theorien war, die oft ebenso unzulänglich waren wie die seiner Zeitgenossen. Außerdem gab es zahlreiche berühmte Iatromechaniker und Iatrochemiker, die *Sydenham* an klinischer Beobachtungs- und Beschreibungsgabe nicht nachstanden.

Sydenham, ursprünglich Hauptmann in *Oliver Cromwell*s (1599–1658) Armee, kam relativ spät zur Medizin. Er erhielt seine ärztliche Lizenz im Alter von 39 Jahren. Als Freund von *Boyle* und dem Arzt-Philosophen *John Locke* teilte er ihre Ideen von der zentralen Rolle der direkten Beobachtung. In dieser Beziehung ist die Parallele zwischen *Sydenham* und *Hippokrates* zweifellos gerechtfertigt. Auch in der Aufrechterhaltung der Theorie der „Kochung" war er Hippokratiker. Andererseits ist sein Plan, Krankheiten zu beobachten, als seien sie Pflanzen, und nach Arten und Familien zu klassifizieren, denkbar weit von *Hippokrates* entfernt. *Hippokrates* beobachtete die kranken Menschen, nicht die Krankheiten. Die Symptome dienten ihm als Indikatoren des Zustandes des Patienten, nicht als Basis zur Klassifizierung. *Sydenham* führte übrigens seinen Plan selbst nicht aus und vermied so das Fiasko, das über die kam, die diesen Plan im folgenden Jahrhundert verwirklichten.

Da die vorherrschenden Krankheiten zu *Sydenham*s Zeit die epidemischen Krankheiten, die **„Fieberkrankheiten"** waren, überrascht es nicht, daß eine seiner Haupttheorien die Entstehung und Behandlung der epidemischen Krankheiten behandelt („Methodus curandi febres", 1666). Es ist dies die Theorie der **„epidemischen Konstitution"**, Wiederbelebung und Erweiterung eines hippokratischen Gedankens, der wenig Klarheit gebracht hat.

*Sydenham*s Größe liegt in seinen klinischen Beobachtungen und seiner relativ vernünftigen Therapie. Er ist mit Recht berühmt wegen seiner Untersuchungen von Malaria, Dysenterie, Masern, Scharlach sowie von Chorea minor, die seinen Namen trägt. Sein bekanntestes Werk ist eine Abhandlung über die Gicht, an der er selbst litt. Seine Schrift über Hysterie, in der er behauptete, daß die Hälfte seiner nicht fieberkranken Patienten, Männer wie Frauen, an dem, was heute „psychosomatische" Krankheit genannt wird, litten, ist ein Meisterwerk nüchterner Beschreibung.

In einem Versuch, die „vis medicatrix naturae" (heilende Kraft der Natur) zu unterstützen, verläßt *Sydenham* sich in seiner Therapie in erster Linie auf Erfahrungen, nicht auf Theorien. Seine Methoden unterscheiden sich vorteilhaft von denen der meisten seiner Zeitgenossen, wenn auch er der Versuchung ausgedehnten Aderlassens nicht entging. Er hoffte, schließlich eine strenge Klassifizierung der Krankheiten durch einen ebenso strikten „Methodus medendi" vervollständigen zu können. Seine Individualisierung der Krankheiten machte ihn für die Vorstellung spezifischer Mittel aufgeschlossen. Es spricht für seine Vorurteilslosigkeit, daß er trotz seines Puritanertums nach anfänglichem Widerstand das große Spezifikum jener Zeit, die **Chinarinde,** die um 1630 aus Peru eingeführt wurde, annahm, obwohl sie als „Jesuitenpulver" in Erscheinung trat. Daß der ehemalige Kavallerieoffizier dem Reiten ganz besondere therapeutische Tugenden bei unruhigen und hysterischen Patienten zuerkannte, ist nicht überraschend.

Die Auswirkungen der Neueinführung der Chinarinde, die Rinde südamerikanischer Bäume der Gattung Chinchona (das Alkaloid Chinin wurde erst 1820 isoliert), auf die Medizin waren zahlreich und verschiedenartig; ganz abgesehen von der Tatsache, daß Chinin die häufigste Krankheit jener Periode, die Malaria, heilte. Das Chinin ermöglichte aber auch eine objektive Trennung der Malaria von anderen Fieberkrankheiten und schien die Vorstellungen über spezifische Krankheiten und spezifische Mittel zu bestätigen. Chinin heilte, ohne eine der „Evakuationen" zu erzeugen, welche Galeniker und Humoralpathologen für notwendig hielten. Diese Tatsache trug sehr viel zur Diskreditierung der traditionellen pharmakologischen und pathologischen Theorien bei. Andererseits führte es dazu, daß die schon klassischen Arzneimittelbücher der Renaissance-Ärzte eine kritische Neubearbeitung erfuhren (s. Abb. 26).

Zu den bedeutenden praktischen Medizinern des Jahrhunderts können die meisten

Ärzte gezählt werden, die vom heutigen Standpunkt aus als medizinische Theoretiker versagten. So machte es sich z. B. der Iatrophysiker *Giorgio Baglivi* (1668–1707) zum Prinzip, **beim Betreten des Krankenzimmers alle Theorien aufzugeben** und in echt hippokratischer Weise vorzugehen. Er lieferte wertvolle Beiträge zur **Pathologie des Unterleibstyphus,** den er „mesenterisches Fieber" nannte. Der Iatrochemiker *Thomas Willis*, der als Royalist ebenso treu war wie *Sydenham* als Cromwellianer, ist hauptsächlich wegen seiner Leistungen auf dem Gebiete der **Hirnanatomie** und **Hirnphysiologie** bekannt. Dieser Oxforder Medizinprofessor beschrieb zuerst das zweigeteilte vegetative Nervensystem, erkannte die Rolle der Hirnrinde, experimentierte mit Hirnlokalisation, prägte die Termini Psychologie, Neurologie, vergleichende Anatomie, fand den Reflex und nannte ihn so. *Willis* entdeckte aber auch die Süße des diabetischen Urins und gab ausgezeichnete Beschreibungen von Kindbettfieber, Unterleibstyphus, Myasthenia gravis und Hysterie. Er war einer der ersten, die die **Hysterie als Krankheit des Nervensystems, nicht des Uterus,** ansahen, und er lieferte eine der frühesten Beschreibungen der progressiven Paralyse. *Francis Glisson*s Charakterisierung der Rachitis ist so ausgezeichnet, daß sie eine frühere Beschreibung derselben Krankheit durch Bartholomäus Reusner (16. Jahrh.) weit übertroffen hat. Ebenfalls ist er als Anatom bekannt geworden (Glissonsche Kapsel der Leber) (vgl. S. 82).

Viele Leistungen der praktischen Medizin des 17. Jahrhunderts beruhten auf der zunehmenden **Verknüpfung pathologisch-anatomischer Daten mit klinischer Beobachtung.** Dies gilt für die vortreffliche Beschreibung der **Tuberkulose** durch *Sylvius*, der den **Unterricht am Krankenbett** in Leiden mit beförderte. Durch Autopsien konnte *Johann Jacob Wepfer* (1620–1695), das Haupt der Schaffhausener Ärzteschule und der Pionier der experimentellen Toxikologie, das alte Rätsel des „Schlags", der plötzlichen apoplektischen Lähmung, lösen. Er wies deren Verursachung durch Hirnblutungen nach. *Raymond Vieussens* (1641–1717) aus Montpellier brachte ausgezeichnete klinische und pathologisch-anatomische Beschreibungen der beiden wichtigsten Erkrankungen der Herzklappen, der **Aorteninsuffizienz** und **Mitralstenose.** *Vieussens* Forschungen erstreckten sich auch auf die Anatomie des Nervensystems. *Giovanni Maria Lancisi* (1645–1720), Leibarzt dreier Päpste, brachte ebenfalls meisterliche Beschreibungen von Herzkrankheiten und Malaria. *Lancisi* hatte offenbar eine größere Einsicht als irgendeiner seiner Vorgänger und sicher auch als alle seine Nachfolger bis zur Mitte des 19. Jahrhunderts in den Kausalzusammenhang zwischen **Moskito** und **Malaria.** Seine praktische Arbeit auf dem Gebiet der Malariavorbeugung war bewundernswert. *Théophile Bonet* (1620–1689), Stadtarzt im schweizerischen Neuchâtel, stellte in seinem berühmten „Sepulchretum" das gesamte vorhandene pathologisch-anatomische Wissen zusammen (Sepulchretum sive anatomia practica, 1679).

Viele klinisch orientierte Ärzte des 17. Jahrhunderts eröffneten völlig neue Gebiete. *Bernardino Ramazzini* (1633–1714) veröffentlichte ein klassisches Werk über Berufskrankheiten (De morbis artificum, 1700). Damit begründete er die Arbeitsmedizin. Holländische Mediziner studierten Tropenkrankheiten. *Jacobus Bontius* (1592–1631) und *Nikolaus Tulpius* (1593–1674) – der Dr. Tulp des berühmten Anatomie-Gemäldes von *Rembrandt* (1606–1669) aus dem Jahre 1632 – brachten die ersten Beschreibungen der **Beri-Beri.** *Willem Piso* (1611–1678) lernte von den brasilianischen Indianern die Anwendung von Ipecacuanha bei Amöbenruhr (deren Alkaloid Emetin noch heute für den gleichen Zweck gebraucht wird). Zu erwähnen ist auch das gut illustrierte Werk von *Marco Aurelio Severino* (1580–1656) über chirurgische Pathologie, insbesondere über Tumoren. Die Chirurgie hielt das im 16. Jahrhundert erreichte Niveau in den Werken von Wundärzten wie *Fabricius von Hilden* (1560–1634) und *Richard Wiseman* (1622–1676); es wurden jedoch keine nennenswerten Fortschritte gemacht.

Im 17. Jahrhundert fiel die **Geburtshilfe** immer mehr in das Gebiet des Arztes, vor

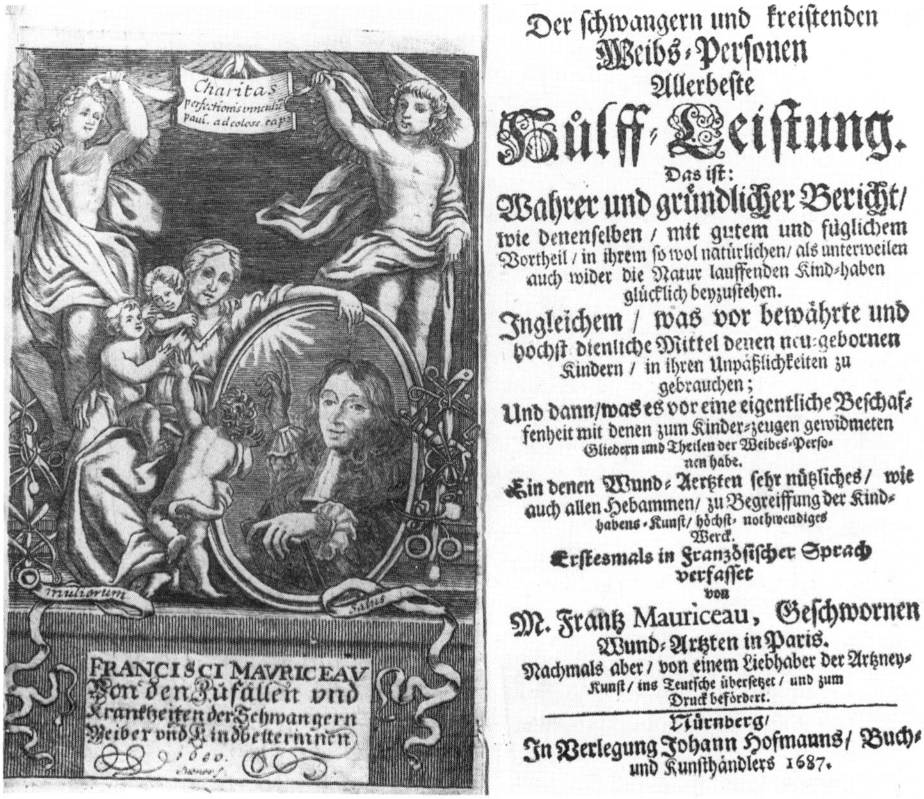

Abb. 27 *François Mauriceau:* Der Schwangern und Kreistenden Weibs-Personen Allerbeste Hülff-Leistung. Titelblatt der deutschen Ausgabe von 1687 und Frontispiz mit dem Porträt des Arztes und Geburtshelfers *Mauriceau*

allem des Chirurgen, die es den Hebammen aus den Händen nahmen. Dies führte zu einer zunehmenden wissenschaftlichen Entwicklung der geburtshilflichen Kunst. Der Umstand, daß die Könige für ihre Königinnen und Mätressen „männliche Hebammen" heranzogen, erleichterte dem widerstrebenden Volk die Annahme der Geburtshelfer. Die holländische Schule, angeführt von *Hendrik van Deventer* (1651 – 1724), und die französische Gruppe, geführt von *François Mauriceau* (1637 – 1709), zeichneten sich in dieser Epoche des Barocks besonders aus. *Mauriceau* beschrieb die Eileiterschwangerschaft und beseitigte Irrtümer, wie z. B. die Annahme der Trennung der Beckenknochen während der Entbindung (Abb. 27). Seit Mitte des 17. Jahrhunderts richtete man Kurse in Geburtshilfe für angehende Ärzte am Hôtel Dieu in Paris ein.

Das 17. Jahrhundert sah ferner in den hervorragenden Abhandlungen des päpstlichen Arztes *Paolo Zacchias* (1584 – 1659) und *Johann Bohns* (1640 – 1719) aus Leipzig die Geburt einer systematischen und wissenschaftlichen **gerichtlichen Medizin.** Der schon mehrfach erwähnte *Jan Swammerdam* entdeckte, daß die Lunge eines totgeborenen Kindes nicht schwimmt (**Lungenschwimmprobe**). *Johann Schreyer* (geb. im 1. Drittel 17. Jahrh.) wandte sie 1681 praktisch erstmals an, um eine junge Frau, die der Kindstötung angeklagt worden war, zu retten.

Mit *John Graunt*s „Natural and Political Observation upon the Bills of Mortality", veröffentlicht 1662, erschien die **medizini-**

sche Statistik auf der Bildfläche. *Graunt*s Schrift folgten die Arbeiten des *Sir William Petty* (1623 – 1687) und des Astronomen *Edmund Halley* (1656 – 1742) über die Demographie. Ein früher Versuch staatlicher Präventivmedizin war die Gründung des „Collegium sanitatis" in Preußen 1685.

Wenn auch im 17. Jahrhundert bedeutende praktische Ärzte wirkten, so fand sich doch bei dem Durchschnittsabsolventen der Universitäten mehr sterile Gelehrsamkeit als klinisches Geschick. Reichlich Purgieren und Aderlaß waren in der Therapie nur zu weit verbreitet. Diese Art von Arzt wird in *Jean Baptiste Molière*s (1622 – 1673) großartigen Komödien wie „Der eingebildete Kranke" (1673) treulich porträtiert. Der lungenkranke *Molière* kannte aus eigener trauriger Erfahrung die wahrscheinlich konservativste und sterilste medizinische Schule des Barockzeitalters, nämlich die medizinische Fakultät der Universität von Paris. Die Haltung ihrer Professoren wird hinreichend in den geschwätzigen Briefen ihres Dekans *Guy Patin* (1601 – 1672), eines aderlaßsüchtigen Galenisten, widergespiegelt.

Die Universitäten verharrten im allgemeinen mittelalterlichen Weltbild und paßten sich den wissenschaftlichen Fortschritten der Zeit nicht an. Die großen Gelehrten und ihre Entdeckungen des Jahrhunderts wurden nicht von den Universitäten, sondern von den sogenannten **Akademien und gelehrten Gesellschaften** betreut (Académie française, Paris 1635; Royal Society, London 1663). Die Arbeiten von *Boyle, Malpighi* und *Leeuwenhoek* z. B. wurden in den Berichten der Royal Society in London veröffentlicht, die 1663 gesetzlich genehmigt worden war, nachdem sie vorher aus dem 1645 gegründeten „unsichtbaren Kollegium" bestanden hatte. Ähnlich freie Akademien und wissenschaftliche Gesellschaften entstanden in allen wichtigen europäischen Ländern. Bereits früher hatte man die Akademie del Lincei in Rom 1603 und die Leopoldina in Deutschland 1652 gegründet. Sie waren bis zur Reform der Universitäten im 19. Jahrhundert die tatsächlichen Zentren wissenschaftlicher Forschung und Diskussion. Im 17. Jahrhundert erscheinen auch die ersten medizinischen Zeitschriften.

Die glänzenden wissenschaftlichen Leistungen des Jahrhunderts dürfen nicht über die Tatsache hinwegtäuschen, daß der Aberglaube weit verbreitet und die Quacksalberei äußerst erfolgreich war. Es war das Zeitalter des geheimkräftigen Pulvers von *Sir Kenelm Digby* (1603 – 1665), das Wunden heilen sollte, wenn es auf die Waffe gebracht wurde, die sie verursacht hatte. Es war das Zeitalter der „magnetischen" Heilungen *Valentine Greatrake*s (1629 – 1683), der durch „Handauflegen" therapierte, der astrologischen Medizin *Nicolás Culpeper*s (gest. 1654) und der Massenheilung der Skrofulose (auch „King's Evil" genannt) durch die Berührung französischer und englischer Könige. Die Rosenkreuzer und andere mystische Geheimbünde und Bewegungen, die sich naturphilosophischen Ideen und humanitären Lehren verschrieben, blühten.

In Europa war Italien trotz seines politischen Abstiegs immer noch führend in Medizin und Wissenschaft. In Frankreich stockte die Entwicklung; Holland und England waren in Wissenschaft und Medizin ebenso wie in Politik und Kunst zu Großmächten geworden. Deutschland hatte die schwerste Zeit seiner Geschichte, den Dreißigjährigen Krieg (1618 – 1648), durchgemacht und war dementsprechend unproduktiv, während die kleine Schweiz eine ungewöhnliche Zahl ausgezeichneter Ärzte hervorbrachte.

11 Die Medizin des 18. Jahrhunderts

Die bemerkenswerten Leistungen, die Medizin und Wissenschaft des 18. Jahrhunderts kennzeichnen, wurden fast ausnahmslos in der zweiten Hälfte jener Periode vollbracht. Erst dann trug die große philosophische Bewegung der Aufklärung in neuen Entdeckungen der medizinischen Wissenschaft Frucht. Für den Anfang dieses Jahrhunderts bedeutet die Trennung vom 17. Jahrhundert nur eine künstliche Scheidung; die Bestrebungen des vorhergehenden Jahrhunderts lebten, oft auf niedrigerem Niveau, fort.

Die Versuche, die Medizin mit Hilfe einfacher **Grundprinzipien** in ein System zu bringen, wurden fortgesetzt. Insgesamt handelte es sich trotz intelligenter Konzepte um vergebliche Bemühungen. Die Erfolge *Isaac Newton*s bei der Schaffung eines physikalischen Grundgesetzes bestärkten noch solche Tendenzen. Iatrochemiker und Iatrophysiker setzten ihre Spekulationen fort. Die **vitalistische Reaktion** gegen Iatrochemie und Iatrophysik, die bereits im 17. Jahrhundert auftrat, gewann an Schwung und erreichte ihren Gipfel mit dem **„Animismus“** von *Georg Ernst Stahl* (1660 – 1734) aus Halle. *Stahl* erklärte Leben und Krankheit durch die Einwirkung einer „empfindenden Seele“ oder Anima, die jeden Teil des Organismus bewohne und seine spontane Zersetzung verhindere. Obgleich *Stahl* einer der bedeutenden Chemiker seines Zeitalters war, trennte er seine Medizin von seiner Chemie. Seine **„Phlogiston“-Theorie,** die die Verbrennung als das Entweichen einer besonderen Substanz, genannt Phlogiston, deutete, herrschte bis in die Zeit *Antoine Laurent Lavoisier*s (1743 – 1794). *Stahl*s animistische Theorie vermittelte Ausblicke auf die kommende Psychopathologie und Psychotherapie. Es handelte sich um Einsichten, zu denen vielleicht seine eigene Persönlichkeit – er starb im Zustand einer Depression – beitrug. Sein Vitalismus wurde besonders von den französischen Ärzten *Théophile de Bordeu* (1722 – 1776) und *Joseph Barthez* (1734 – 1806) in Montpellier fortgeführt.

Stahl gehörte zu den Koryphäen der neugegründeten Universität Halle (1694), der Heimat des Pietismus, einer neuen mystischen Richtung des Protestantismus. Aber in Halle entstanden auch die Aufklärungsphilosophien von *Christian Wolff* (1679 – 1754) und *Christian Thomasius* (1655 – 1728), des berühmten Gegners der Hexenjagd.

Stahl erreichte nie die Beliebtheit seines Hallenser Kollegen *Friedrich Hoffmann* (1660 – 1742), der für die Medizingeschichte große Bedeutung als Erfinder eines mechanistischen Systems gewann. *Hoffmann* sah den Körper als eine Art **hydraulische Maschine** an. Diese Maschine wurde durch eine hypothetische Flüssigkeit, die im Nervensystem zirkulierte, in Gang gehalten. Als ein fähiger Praktiker, dessen ärztliche Tätigkeit unter dem Motto stand: „Vernunft plus Erfahrung“, übte er als Medizinprofessor weit über die Universität Halle hinaus großen Einfluß aus. Bemerkenswert sind seine **klinischen Beschreibungen** von Röteln (als Folge seiner Beschreibung im Englischen auch „German measles“ genannt), Chlorose und von Krankheiten des Pankreas und der Leber. Er machte den lobenswerten Versuch, die außerordentlich reichhaltige Pharmakopöe der Zeit auf zehn oder zwölf wirksame Heilmittel zu reduzieren. Durch ihn wurde eine beliebte, volkstümliche Arznei, „die Hoffmannstropfen“ (Ätherweingeist = 1 Teil Äther, 3 Teile Weingeist), eingeführt, die bei Magenbeschwerden, insbesondere Krämpfen, gegeben werden.

William Cullen (1712 – 1790), der an der angesehenen Universität von Edinburgh lehrte, gründete auf der Annahme, daß die Grunderscheinung von Leben und Krankheit eine „nervöse Kraft“ sei, ein medizinisches System. Aus diesem leitete sein Schüler, der schottische Arzt *John Brown* (1735 – 1788), ein weiteres System ab, das in Deutschland, Italien und den Vereinigten Staaten günstig aufgenommen wurde. Er maß dem Reiz von außen den entscheidenden Einfluß auf das Leben, auf Gesundheit und Krankheit zu. Jede Krankheit war nach *Brown* entweder „Sthenia", d. h. Überreizung, oder „Asthenia", die Unfähigkeit, auf Reize zu reagieren. Demgemäß wurde die Therapie auf die Anwendung anregender und dämpfender Mittel, insbesondere Opium und Alkohol, reduziert.

*Sydenham*s Vorschlag, die Krankheiten in der Art der Pflanzen zu klassifizieren, wurde von dem großen schwedischen Arzt und Botaniker *Carl von Linné* (1707 – 1778) aufgegriffen, der bereits das beste Grundsystem der Klassifizierung für das Tier- und Pflanzenreich aufgestellt hatte. Die von *Linné* und anderen entwickelten **Klassifizierungssysteme für Krankheiten** waren praktisch wertlos, da Krankheiten weder Pflanzen noch Tiere sind und die Medizin keine Wissenschaft im Sinne der Zoologie oder Botanik ist. Während die ältere Medizin unter einem Mangel an Bezeichnungen für die einzelnen Krankheiten gelitten hatte und mit allgemeinen Kategorien wie „Fieber" und „Pest" zufrieden gewesen war, erfanden die Klassifizierer künstliche Krankheitseinheiten bis zur Sinnwidrigkeit. So beschrieb z. B. *François Boissier de Sauvages de Lacroix* (1706 – 1767), der mit *Carl von Linné* befreundet war, 2400 Krankheiten, die er in einem nosologischen System ordnen wollte. In dem Maße, in dem die Medizin sich tatsächliches Wissen erworben hat, hat sie das Interesse an systematischen Klassifizierungen verloren, ohne es jedoch ganz aufzugeben.

Ausbau der klinischen Medizin

Der erfolgreichste Kliniker und medizinische Lehrer des Jahrhunderts war der Holländer *Hermann Boerhaave* (1668 – 1738) in Leiden. Er machte die bereits zur Zeit des *Sylvius* herausragende Leidener Universität **zum medizinischen Zentrum der Welt.** *Boerhaave*s überzeugende Persönlichkeit und sein eklektischer Standpunkt fanden überall Anklang. Als Eklektiker ordnete er sich keinem Einzelsystem oder irgendeinem strengen Lehrgebäude unter. Er versuchte mit großem Geschick, Züge der Mechanik, der Chemie und der unmittelbaren klinischen Betrachtung miteinander zu verbinden. *Boerhaave* setzte den **Unterricht am Krankenbett** fort. Sein Einfluß zeigte sich am stärksten in der großen Zahl ausgezeichneter Schüler, die er ausgebildet hatte.

Zwei große neue Zentren der klinischen Medizin des 18. Jahrhunderts, Edinburgh und Wien, wurden von Schülern *Boerhaaves* gegründet. Der Ruf Edinburghs beruhte auf *Boerhaave*s Schülern wie dem älteren *Alexander Monro* (1697 – 1767) und *Robert Whytt* (1714 – 1766). Edinburgh war die einzige, der beginnenden naturwissenschaftlichen Medizin aufgeschlossene Universität in Großbritannien, welche sogenannte Dissenters, d. h. Nichtmitglieder der Hochkirche, zuließ. Deshalb zog die Edinburgher Universität auch die besten Studenten aus den jungen nordamerikanischen Kolonien an.

Die Wiener Schule wurde von *Boerhaave*s Schülern, den beiden holländischen Ärzten *Gerard van Swieten* (1700 – 1772) und *Anton de Haen* (1704 – 1776), gegründet. Das neue klinische System, das diese Holländer nach Österreich brachten, schlug schnell Wurzeln. Unter ihrer Ägide brachte die Wiener medizinische Fakultät ausgezeichnete Praktiker hervor, wie z. B. den Pharmakologen *Anton von Stoerck* (1731 – 1803), den Epidemiologen *Maximilian Stoll* (1742 – 1787) und den Dermatologen *Josef Jakob Plenck* (1738 – 1807). Bürokratischer Druck ließ die Schule aber frühzeitig wieder an Bedeutung verlieren. Andererseits entstand unter der gesundheitspolitisch sehr aufgeschlossenen Regentschaft von *Maria Theresia* (1717 – 1780) und ihrem Sohn *Joseph II.* (1741 – 1790) eines der ersten **modernen Krankenhäuser Europas** in den achtziger Jahren des 18. Jahrhunderts. 1784 eröffnete man nach zweijähriger Umbauzeit das Allgemeine Krankenhaus in der Alservorstadt in Wien für 2000 Patienten (Abb. 28). Es wurde

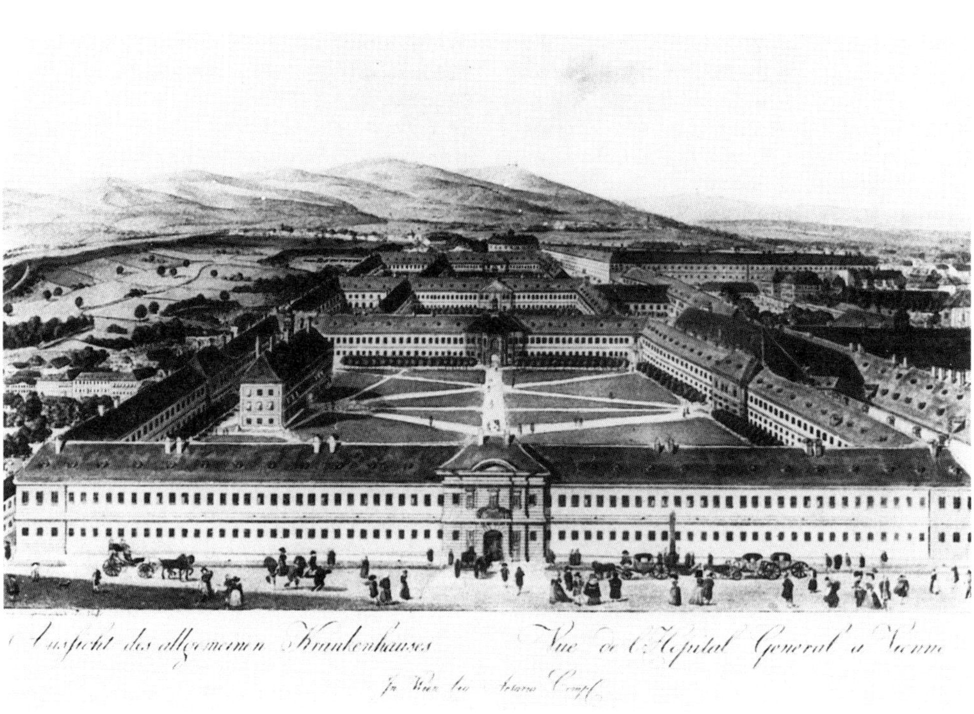

Abb. 28 Allgemeines Krankenhaus in Wien (1783 – 1784). Seit Oktober 1784 ist dieses Krankenhaus mit 2000 Krankenbetten bis heute in Betrieb.
Kupferstich von *Joseph* und *Peter Schaffer* um 1784

zum Vorbild für weitere Krankenhäuser in Deutschland (Berlin, Bamberg, Fulda, München, Hamburg).

Trotz der Vorliebe für Systeme schritten das Studium der einzelnen Krankheiten und die Isolierung neuer Krankheitseinheiten im 18. Jahrhundert ständig fort. Großbritannien bewahrte seine Bedeutung auf praktischem Gebiet, auf dem es sich im vorhergehenden Jahrhundert so ausgezeichnet hatte. Aus den Reihen der Quäker ging im 18. und 19. Jahrhundert eine Anzahl ausgezeichneter Ärzte hervor, da der ärztliche Beruf der einzige akademische Beruf war, der in England zu jener Zeit Nichtmitgliedern der Staatskirche offenstand. Der in Edinburgh ausgebildete Quäker *John Fothergill* (1712 – 1780) ist wegen seiner Forschungen über Diphtherie und Neuralgie bekannt. Ein anderer Quäker, *John C. Lettsom* (1744 – 1815), beschäftigte sich besonders mit dem Alkoholismus.

Ein weiterer bedeutender englischer Arzt der Periode war *John Huxham* (1692 – 1768), ein Schüler *Boerhaaves*. Er untersuchte Fieberkrankheiten, besonders das „faulige, bösartige" und das „schleichende, nervöse" Fieber – die Bezeichnungen der Zeit für Fleckfieber und Unterleibstyphus. *Robert Whytt* aus Edinburgh, ebenfalls Schüler *Boerhaaves*, brachte eine große Zahl wertvoller experimenteller Beobachtungen über den Reflex – von ihm noch Sympathie genannt – und den Schock. Er beschrieb als erster die tuberkulöse Meningitis bei Kindern. *George Cheyne* (1671 – 1743) befaßte sich mit Fettsucht (Adipositas), an der er selbst litt, und neurotischem Verhalten, das damals häufig „Englische Krankheit" genannt wurde.

William Withering (1741 – 1799) aus Birmingham, Kliniker, Botaniker und Sozialreformer, führte Digitalis in die orthodoxe

Medizin ein, nachdem er 1775 von einer alten Frau von der Anwendung des Fingerhutes bei Wassersucht gehört hatte (Digitalis lanata = weißer Fingerhut, Digitalis purpurea = roter Fingerhut). Die Übernahme von Volksheilmethoden war eine Spezialität der Aufklärungsmediziner wie *Edward Jenner* (1749 – 1823), von dem noch zu reden sein wird. Einer der fähigsten Kliniker des Zeitalters war *William Heberden* (1710 – 1801), von dem die ersten klassischen Beschreibungen von Angina pectoris (1768), Windpocken (1767) und von den Knötchen, die bei Arthritis deformans in den Fingern gebildet werden, stammen. *Heberden*s „Essay on Mithridatum and Theriaca" (1745) bildete einen wichtigen Beitrag zur Revision des Arzneimittelschatzes, die zu jener Zeit unternommen wurde und sich gegen die magischen und unwirksamen Heilmittel richtete.

Das Streben des 18. Jahrhunderts nach dem Praktischen beschränkte sich keineswegs auf Großbritannien. Der Spanier *Gaspar Casal* (1691 – 1759) beschrieb 1735 zum ersten Mal die Pellagra, eine Vitaminmangelerkrankung, die mit Hautveränderungen (pella, lat. = Haut, agra, gr. = Fangeisen) einhergeht (z. B. „Casal-Halsband" = Hyperpigmentierung der Haut an ungeschützten, der Sonne ausgesetzten Stellen). *Théodore Tronchin* (1709 – 1781) aus Genf, ein Lieblingsschüler *Boerhaave*s und Förderer der Impfung, wurde durch vernünftige Vereinfachung der Heilmethoden der populärste Praktiker des 18. Jahrhunderts. Deutschland erholte sich von dem wirtschaftlichen und kulturellen Niedergang während des Dreißigjährigen Krieges und brachte neben dem schon genannten Hallenser Medizinprofessor *Hoffmann* fähige Kliniker hervor. Herausragend waren etwa der Hannoveraner Physikus *Paul Werlhof* (1699 – 1767), ein ausgezeichneter Exanthemforscher, und der ärztliche Direktor der Berliner Charité, *Christian Selle* (1748 – 1800). *Werlhof* beschrieb als erster die idiopathische Thrombozytopenie (Werlhof-Syndrom). Die tuberkulöse Natur der sogenannten Pottschen Krankheit wurde zuerst von *Johann Zacharias Platner* (1694 – 1747) aus Chemnitz 1744 festgestellt (vgl. S. 94).

Gesellschaftliche Anerkennung der Wundchirurgen

Das 18. Jahrhundert erlebte die vollständige soziale Befreiung und gesellschaftliche Anerkennung der Chirurgie und das anschließende rasche Wachsen dieser Disziplin, besonders in Frankreich. Die absoluten Monarchen begannen sich auszurechnen, daß eine medizinische Versorgung der Soldaten und Landbevölkerung ökonomisch war. Eine solche Gesundheitsfürsorge und klinische Betreuung konnte sich nur auf den Chirurgenstand stützen, nicht auf die hauchdünne Schicht akademisch gebildeter Ärzte. Die Dankbarkeit König *Ludwigs XIV.* (1638 – 1715), der 1686 von dem königlichen Chirurgen *Charles-François Felix* (gest. 1703) von seiner Analfistel geheilt wurde, öffnete dem chirurgischen Beruf in Frankreich den Weg zur vollen Anerkennung.

Der Stand der Wundärzte erhielt eine solide Grundlage durch die Gründung der **Königlichen Akademie der Chirurgie** durch *Georges Maréschal* (1658 – 1736) und *François de la Peyronie* (1678 – 1747) im Jahre 1731. Unter den zahlreichen bedeutenden französischen Chirurgen dieses Jahrhunderts sind zu nennen *Pierre Dionis* (1643 – 1718), der die Grundlagen der chirurgischen Anatomie legte; *Jean Louis Petit* (1674 – 1750), der die erste Warzenfortsatzoperation durchführte, ein ausgezeichnetes Buch über Knochenpathologie schrieb und die Entfernung metastatischer Lymphknoten bei Krebs empfahl. *Pierre-Joseph Desault* (1744 – 1795) bildete den später bedeutenden Histologen *Xavier Bichat* (1771 – 1802) mit aus. Schon während seiner Lehrtätigkeit als chirurgischer und als pathologischer Anatom wurde er berühmt. Der Ruf der französischen Chirurgen auf dem Gebiete der pathologischen Anatomie hat die Leistungen der französischen Ärzte jener Zeit in dieser Wissenschaft etwas in den Schatten gestellt. Erwähnenswert sind jedoch das Wirken *Jean Baptiste Senac*s (1693 – 1770) bei der Erforschung der Herzkrankheiten und *Paul Portal*s (1650 – 1703) bei der Beschreibung der Tuberkulose.

Auch die Engländer werteten die Chirurgen sozial auf und brachten bedeutende Chirurgen hervor, deren größter *John Hunter* (1728 – 1793) am St. George's Hospital in London als Wundarzt arbeitete. Schotte, wie so viele bedeutende englische Ärzte dieses Jahrhunderts, war *Hunter*, dessen älterer Bruder *William Hunter* (1718 – 1783) schon als Anatom in London tätig war, die Hauptfigur in der Umwandlung der Chirurgie aus einem Handwerk in eine experimentelle Wissenschaft. In dieser Bewegung stand er nicht allein, auch wenn ihm das Verdienst zukommt, epochemachende Lehrbücher verfaßt zu haben: On the blood, inflammation and gun-shot wounds, London 1794.

Bereits früher hatten die französischen Chirurgen *François Pourfour du Petit* (1664 – 1741) und *Nicolas Saucerotte* (1741 – 1814) durch ihre Tierversuche Licht in neurochirurgische und neuroanatomische Probleme gebracht. *Hunter*s wichtigster Einzelbeitrag war seine experimentelle Arbeit über die Entzündung. Sein Anspruch auf Ruhm gründete sich jedoch nicht so sehr auf irgendeine einzelne Leistung, sondern vielmehr auf seine Pioniertätigkeit auf vielen Gebieten. Er eröffnete nicht nur eine Ära glänzender pathologisch-anatomischer Leistungen in Großbritannien, sondern er trug auch viel zur Kenntnis der vergleichenden Anatomie bei. Er bildete viele fähige Schüler als Ärzte aus.

Gleichzeitig begründete *Saucerotte* die wissenschaftliche Zahnheilkunde in Großbritannien. Ein neues Gebiet gewann damit innerhalb der Chirurgie schon bald große Selbständigkeit, das *Pierre Fauchard* (1678 – 1761) in seiner 1728 veröffentlichten Abhandlung „Le Chirurgien Dentiste" zuerst ausführlich behandelt hatte. Andere bedeutende englische Chirurgen der Zeit, die an Londoner Krankenhäusern eine breite praktische Erfahrung sammeln konnten, waren *William Cheselden* (1688 – 1752), *Charles White* (1728 – 1813) und *Percival Pott* (1714 – 1788). *Pott* war am St. Bartholomew's Hospital tätig und der erste Arzt, der klar die tuberkulöse Erkrankung der Brustwirbelsäule darstellte (Pottsche Erkrankung oder Buckel), ohne die Ursache zu erfassen. Auch das bei Schornsteinfegern häufiger auftretende Karzinom des Hodensackes (Skrotums) beschrieb er als erster.

Die Gründung von **Kliniken für geburtshilflichen Unterricht** kennzeichnet die Weiterentwicklung dieser Disziplin im 18. Jahrhundert. Die erste Lehranstalt dieser Art wurde 1666 in Paris gegründet. Die Geburtshilfe blühte in Frankreich, wo seit 1630 eine selbständige Abteilung für Gebärende am Hôtel Dieu in Paris bestand, unter *Guillaume de la Motte* (1655 – 1737) und *Jean Louis Baudelocque* (1746 – 1810) und wurde in anderen Ländern des Kontinents von Männern wie *Johannes Palfyn* (1650 – 1730), *Pieter Camper* (1722 – 1789) und *Karl Kaspar Siebold* (1736 – 1807) gepflegt. In England wurde sie von zwei Schotten, *William Smellie* (1697 – 1763) und *William Hunter*, besonders gefördert. Die erste geburtshilfliche Klinik im deutschsprachigen Raum rief *Johann Jakob Fried* (1689 – 1769) 1733 in Straßburg ins Leben. 1755 entstand in Göttingen eine „Gebärklinik", die seit 1797 über einen großzügigen Neubau verfügte.

Neue Kenntnisse in der Pathologie und Klinischen Medizin

Im Jahre 1761 veröffentlichte *Giovanni Battista Morgagni* (1682 – 1771), der erst als Arzt in Bologna, dann seit 1711 als Medizinprofessor in Padua tätig gewesen war, im Alter von 79 Jahren sein monumentales Buch über „Sitz und Ursache der Krankheiten" (De sedibus et causis morborum). In diesem bedeutenden Werk erreichte die pathologisch-anatomische Bewegung des 18. Jahrhunderts ihren Höhepunkt. *Morgagni*s Abhandlung über **pathologische Anatomie,** die sich auf etwa **siebenhundert Sektionen** des Autors und seines Lehrers *Antonio Maria Valsalva* (1666 – 1723) gründete, übertraf alle früheren Veröffentlichungen an systematischem Charakter, Gründlichkeit und der besonders erfolgreichen Aufzeigung der **Wechselbeziehungen zwischen klinischen Symptomen und Autopsiebefunden.** Das Buch hielt an der altmodischen „Kopf-bis-Fuß"-Einteilung (De capitis ad calcem) der ägyptischen Zeiten fest, und der Autor – in vielem noch Humoralpathologe – war sich schwerlich der vollen Konsequenzen seines Werks bewußt. Doch eröffnete es eine neue Ära in der Praxis der Medizin und Chirurgie. Bei der Erklärung der Krankheit ging die Betonung jetzt endgültig von der Konzentration auf das Allgemeinbefinden und der Säfte zur Untersuchung der lokalen Veränderungen in den Organen über. Diese Veränderungen wurden mit den klinischen Symptomen in ursächlichen Zusammenhang gebracht. Der Schotte *Matthew Baillie* (1761 – 1823), Schüler und Neffe der Arztbrüder *Hunter*, wandte den neuen Standpunkt in seinem wertvollen Handbuch über pathologische Anatomie an (The morbid human anatomy, 1793). Er kommt auch in dem Werk *Eduard Sandiforts* (1740 – 1814) aus Leiden zum Ausdruck.

In demselben Jahr, in dem *Morgagnis* „Magnum opus" erschien, veröffentlichte *Leopold Auenbrugger* (1722 – 1809) aus Wien sein „Inventum novum", ein Markstein auf dem Gebiet der physikalischen Diagnostik. Dieses Werk, von dem während der Lebenszeit des Autors wenig Notiz genommen wurde, wird jetzt als bemerkenswertester Beitrag der alten Wiener Schule zur Medizin angesehen. In dieser kurzen Abhandlung lehrte *Auenbrugger* seine neue Technik zur Untersuchung des Brustkorbs durch **Perkussion** und wies auf die Dienste hin, die die neue Technik in der Diagnose und Prognose von Lungenkrankheiten leisten konnte. Man hat bisher immer angenommen, daß der hochmusikalische *Auenbrugger*, Komponist mehrerer Opern, aber auch Sohn eines Gastwirts aus Graz, das Perkutieren an den Fässern im Keller seines Vaters erlernt habe. Die Wiener Medizinhistorikerin *Erna Lesky* (1911 – 1986) hat auf die wohl wesentlichere Tatsache hingewiesen, daß *Auenbruggers* Lehrer *van Swieten* bereits den ödematösen Bauchraum abklopfte. Trotz humoralistischer Vorstellungen des Autors zeigt *Auenbruggers* Werk die gleiche Neigung zur Lokalisierung, die sich in *Morgagnis* pathologischer Anatomie findet. Es spiegelt ebenfalls den zunehmenden Wunsch nach exakteren Methoden der physikalischen Diagnostik wider.

Klinische Temperaturmessungen verbreiteten sich im 18. Jahrhundert immer mehr. Bedeutende Vorkämpfer des Temperaturmessens waren *Anton de Haen* und die Schotten *George Martine* (1702 – 1741) und *James Currie* (1756 – 1805). Bereits 1707 hatte *Sir John Floyer* (1649 – 1734) empfohlen, den Puls mit geeigneten Uhren zu zählen. Ihm ist auch eines der ersten Werke über Geriatrie zu verdanken gewesen: „Medicina gerocomia", 1724. *Martine* untersuchte dagegen in seinen „Essays medical and philosophical" als erster die Anwendung des Thermometers in der Klinik und die sich daraus ergebenden diagnostischen und therapeutischen Möglichkeiten.

Physiologische und biochemische Forschungen

Die bedeutendste Persönlichkeit der medizinischen Wissenschaft des 18. Jahrhunderts war *Albrecht von Haller* (1708 – 1777), ein Schweizer Schüler *Boerhaaves*. Im Alter von 28 Jahren wurde *Haller* 1736 Medizinprofessor an der neugegründeten Universität Göttingen, wo er ein aktives Zentrum der wissenschaftlichen Forschung schuf. Zu seinen zahlreichen Interessen gehörten **Botanik und Dichtkunst.** Sein Gedichtband „Die Alpen" zählt zu den besten Lyrikwerken der späten Barockzeit. *Haller* leistete wertvolle Arbeit auf dem Gebiet der Anatomie, besonders bei der deskriptiven Erfassung der Venen und Arterien.

Doch sein wichtigster Beitrag lag auf dem Gebiet der **experimentellen Physiologie.** Er ersetzte mechanische oder chemische Spekulationen durch die schrittweise experimentelle Untersuchung der tatsächlichen Physiologie der einzelnen Organe. Sein durch eigene Versuche gelungener Nachweis des Unterschiedes zwischen der Haupteigenschaft des Muskels (**„Reizbarkeit"** oder **„Irritabilität"**) und der Haupteigenschaft des Nerven (**„Empfindungsvermögen"** oder **„Sensibilität"**) war von weitem und anhaltendem Einfluß auf das medizinische Denken. Die Bedeutung seiner Experimente lag in der Tatsache, daß er zwischen Nervenimpulsen und Muskelkontraktionen unterscheiden lehrte.

Haller war ebenso ein großer Enzyklopädist. Seine achtbändige „Elementa Physiologiae" enthält alles, was über die Physiologie bis zu seiner Zeit bekannt war. Der Physiologe *François Magendie* (1783 – 1855) pflegte noch zwei Generationen später ärgerlich zu sagen, daß, wenn ein Mann dächte, er hätte ein neues Experiment ausgeführt, er dieses immer bereits bei *Haller* beschrieben fände. Seine Aufklärermentalität tritt am klarsten in seinen politischen Romanen zu Tage. Er regte auch *Paul von Werlhof* in Hannover, mit dem er befreundet war, zu wissenschaftlichen Arbeiten und zur Lyrik an.

Der englische Geistliche *Stephen Hales* (1677 – 1761) lieferte wertvolle Beiträge zur Hämodynamik. Er entwickelte Methoden zum Messen von Blutdruck, Schlagvolumen und der Strömungsgeschwindigkeit des Blutes beim Tier. *Hales* machte sich auch einen Namen durch Ventilationsapparate für Schiffe, Krankenhäuser und Bergwerke, um ein gesundes Raumklima zu schaffen (A description of ventilators, 1743). *William Hewson* (1749 – 1774), ebenfalls ein Schüler der *Hunters*, leistete bedeutende experimentelle Arbeit über die Koagulation des Blutes.

Es war das Jahrhundert, in dem die **Chemie** mündig wurde und die Gebiete der **Physiologie,** die vorwiegend chemische Probleme boten, sich beträchtlich weiterentwickelten. Die Versuche der Naturalisten *René Antoine de Reaumur* (1683 – 1757) und *Lazzaro Spallanzani* (1729 – 1799) zeigten deutlich, daß die Verdauung weder rein mechanischer Natur noch ein Zersetzungsprozeß ist. Sie wiesen nach, daß sie vielmehr auf einer **chemischen Auflösung** beruhte. *Spallanzani*, einer der erstaunlichsten Wissenschaftler aller Zeiten, führte wertvolle Experimente durch, um die Urzeugung zu widerlegen (Opusculi di fisica animale e vegetabile, 1776). Er beschäftigte sich ferner mit der **künstlichen Befruchtung** bei Tieren und wies das Phänomen der **Gewebeatmung** nach.

Im Jahre 1757 wurde von *Joseph Black* (1728 – 1799) aus Glasgow das Kohlendioxyd wiederentdeckt. Im Jahre 1766 experimentierte *Henry Cavendish* (1731 – 1810) mit der Luft und isolierte den **Wasserstoff** und sechs Jahre später *Daniel Rutherford* (1749 – 1819) den **Stickstoff.** Der **Sauerstoff** wurde 1772 von *Carl Wilhelm Scheele* (1742 – 1786) und 1774 von *Joseph Priestley* (1733 – 1804) beschrieben, wenn auch seine wahre Natur erst 1775 von *Antoine Laurent Lavoisier* (1743 – 1794) erkannt wurde. Dieses neue Wissen über die gasförmigen Bestandteile, aus denen die Luft zusammengesetzt ist, ermöglichte endlich die Identifizierung jenes „unbekannten Teiles" der Luft, der ursprünglich von *Boyle* angenommen wurde und für die Atmung wesentlich war. Er schuf gleichzeitig Verständnis für den **Verbrennungsprozeß,** der chemisch der Atmung entspricht.

Die Entschleierung des Geheimnisses der Atmung, der entscheidende wissenschaftliche Beitrag zur Medizin des 18. Jahrhunderts, war das Werk *Lavoisier*s. Es ist unmöglich, hier die unzähligen Aspekte der Arbeit eines Mannes zu behandeln, der die Grundlagen der modernen quantitativen Chemie als Ganzes legte und den größeren Teil der modernen chemischen Terminologie schuf. Es ist ebenfalls unmöglich, Einzelheiten über das Leben *Lavoisier*s zu bringen, wenn auch zumindest erwähnt werden soll, daß er 1794 von der Revolutionsregierung hingerichtet wurde. Dies geschah nicht wegen seiner wissenschaftlichen Ansichten, sondern weil er zu den verhaßten Steuerpächtern des Ancien régime gehört hatte.

Lavoisier stellte in seiner Denkschrift über Oxydation und Atmung 1778 fest, daß die Atmung im wesentlichen aus der Aufnahme von Sauerstoff und einer entsprechenden Ausscheidung von Kohlendioxyd besteht, eine Tatsache, die heute durch den Respirationsquotienten ausgedrückt wird (Mémoire sur la nature du principe qui se combine avec les métaux pendant leur calcination et qui en augmente le poids, 1778). Im Jahre 1780 zeigte er gemeinsam mit dem Astronomen *Pierre Simon Laplace* (1749 – 1827), daß bei der Atmung die gleiche Menge Sauerstoff gebraucht und die gleiche

Wärmemenge produziert wird wie bei der Verbrennung von Kohle. Damit lieferte *Lavoisier* die Grundlagen für die **moderne Kalorimetrie.** 1789 maß er gemeinsam mit *Armand Séguin* (1768 – 1835) die wechselnde Sauerstoffaufnahme während des Arbeitens, Essens und Ruhens. *Lavoisier*s Resultate wurden durch die Untersuchungen des Mathematikers *Joseph-Louis Lagrange* (1736 – 1813) erweitert, der 1791 erkannte, daß die chemischen Veränderungen während der Atmung nicht in der Lunge stattfinden. *Spallanzani* lokalisierte später diese Austauschvorgänge in den Geweben. Eine passende kurze Zusammenfassung von *Lavoisier*s Leben gibt die Bemerkung von *Lagrange* nach *Lavoisier*s Hinrichtung durch die Guillotine (benannt nach dem Arzt *Joseph Ignace Guillotine*, 1738 – 1814, der diese Hinrichtungsmaschine aus „humanitären" Gründen konstruierte): „Ein Augenblick genügte, um seinen Kopf abzuschlagen, doch hundert Jahre werden nicht ausreichen, um einen solchen hervorzubringen".

In dieser Periode begann mit *Caspar Friedrich Wolff* (1733 – 1794) neuzeitliches Arbeiten auf dem Gebiet der Embryologie. *Wolff*s Ergebnisse beeinflußten den Streit zwischen **Präformationisten** (alles ist nach dieser Meinung schon im Keim vorgeformt) und **Epigenetikern** zugunsten der letzteren. *Wolff* war der einzige bedeutende Mikroskopiker des Jahrhunderts. Von ihm abgesehen, kam das Mikroskopieren zu einem fast völligen Stillstand. Auch die makroskopische Anatomie machte mit Ausnahme des Gebietes der chirurgischen Anatomie keine wesentlichen Fortschritte. Die Entdeckung von *Luigi Galvani* (1737 – 1798) und *Alessandro Volta* (1745 – 1827), daß **Muskel- und Nervenfunktion elektrische Vorgänge** einschließen, trug im folgenden Jahrhundert reiche Frucht. Ihr unmittelbares Ergebnis war das Erscheinen therapeutischer Moden und Schwindeleien.

Die Aufklärung verändert die Medizin

Trotz der beachtenswerten klinischen Leistungen und der bedeutenden wissenschaftlichen Entwicklungen sind die am meisten charakteristischen medizinischen Fortschritte des 18. Jahrhunderts diejenigen, die direkt in Verbindung mit der Philosophie der Aufklärung stehen. Diese im England des 17. Jahrhunderts geborene Philosophie erreichte in den Werken bedeutender Franzosen, wie z. B. *Denis Diderot* (1713 – 1784), *Jean le Rond d'Alembert* (1717 – 1783), *Julian Offray de la Mettrie* (1709 – 1751), *François Voltaire* (1694 – 1778) und *Jean-Jacques Rousseau* (1712 – 1778) ihren Höhepunkt. In Amerika wurde sie durch den Naturforscher *Benjamin Franklin* (1706 – 1790) und den Aufklärer und Politiker *Thomas Jefferson* (1743 – 1826) vertreten (Verfasser der Unabhängigkeitserklärung der Vereinigten Staaten von 1776). Sie inspirierte die amerikanische ebenso wie die französische Revolution.

Diese Philosophie verlegte den Mittelpunkt des Interesses von der Beschäftigung mit dem Schicksal der Seele in einer anderen Welt auf die Verbesserung der Bedingungen in dieser Welt. Derartige Fortschritte wurden auf Grund von „Aufklärung" für möglich gehalten; einer vernunftmäßigen Betrachtensweise aller Probleme verbunden mit der weitestmöglichen Ausbreitung des Wissens. Die angewandten Wissenschaften standen im Vordergrund. Es ist kein Zufall, daß der Begriff **„Sozialwissenschaft"** zum ersten Mal in den Schriften der Aufklärung erschien. Das seit *Hippokrates* alles erklärende Klima trat in den Hintergrund gegenüber sozialen Bedingungen, die sich durch die beginnende **Industrialisierung** nur zu bemerkbar machten. Letztere kann man ändern, während das Klima unbeeinflußbar bleibt.

Die rasche Ausbreitung dieser neuen Philosophie ließ den Glauben an Teufel und „Besessenheit" verschwinden. Damit fielen die **Geisteskrankheiten** wieder in das Behandlungsgebiet der Ärzte. Die Erkenntnis, daß eine geistige Störung eine Krankheit und nicht Besessenheit, Sünde, Verbrechen oder Verderbtheit ist, ermöglichte eine menschlichere Behandlung der Geisteskranken, die bis zu jener Zeit unter grausamen Bedingungen, oft unter Ketten

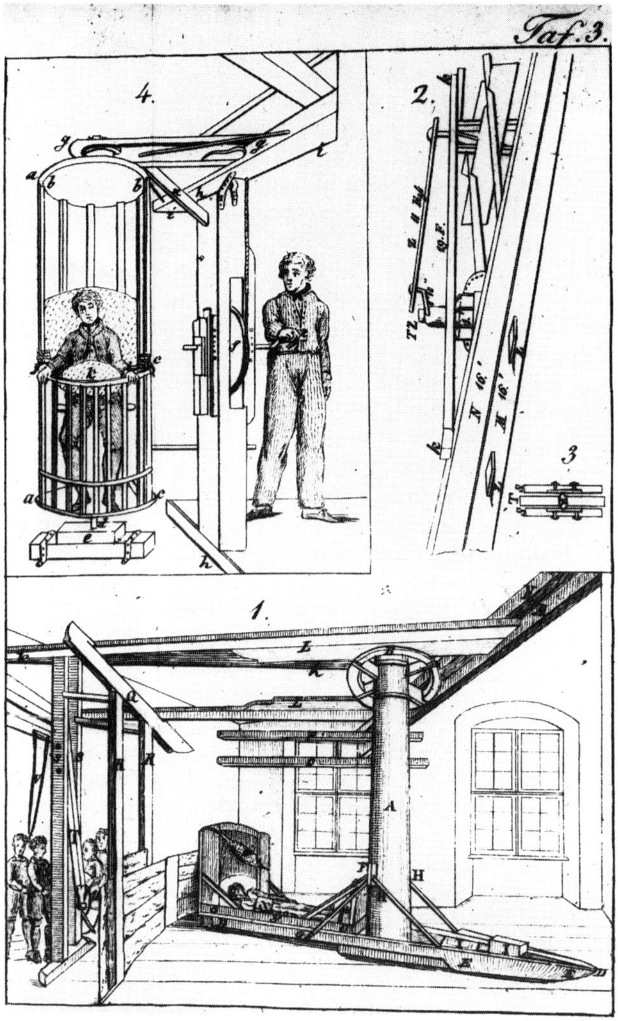

Abb. 29 Behandlung mit dem Drehstuhl oder Drehbett. Lithografie.
Aus: *Ernst Horn:* Öffentliche Rechenschaft über meine zwölfjährige Dienstführung als zweiter Arzt des Königl. Charité-Krankenhauses zu Berlin nebst Erfahrungen über Krankenhäuser und Irrenanstalten. Berlin 1818, Taf. 3

und in Zwangsjacken, gehalten wurden. Der neue therapeutische Optimismus äußerte sich zuweilen in grausamen mechanischen Mitteln, wie der Behandlung mit der Zwangsjacke, mit Kaltwasser oder mit dem Drehstuhl nach *Erasmus Darwin* (1731 – 1802) (Abb. 29). Doch führte er zu einem neuen Verständnis der **Psychotherapie** bei Ärzten wie *John Haslam* (1764 – 1844), *Friedrich Christian Gottlieb Scheidemantel* (1735 – 1796) und *Clement Joseph Tissot* (1750 – 1826). **Soziale Schwierigkeiten** wurden damals als ursächliche Faktoren bei **Geisteskrankheiten** erkannt.

Der neue wissenschaftliche und menschliche Standpunkt in der Psychiatrie wird in typischer Weise von *Philippe Pinel* (1755 – 1826) vertreten, der eine medizinisch-philosophische Abhandlung über Geistesgestörtheit schrieb. Nach der glaubwürdigen Überlieferung soll er um 1794 seine geistesgestörten Patienten in dem Pariser Bicêtre-Hospital, das geistesgestörte Männer verwahrte und wo er von 1792 – 1794 tätig war, und in dem Hôpital de la Salpêtrière (für geisteskranke Frauen) von ihren Ketten erlöst haben. *Pinel* wurde als Psychiater um so leichter anerkannt, als er auch auf anderen Gebieten einen ausgezeichneten Ruf genoß. Er war Mitglied der einflußreichen philosophischen Schule der „Idéologues“ und ein berühmter Kliniker. Sein Werk „Traité médico-philosophique sur l'aliénation mentale“ (1801) wurde in kurzer Zeit aufgenommen und von der glänzenden Schule der französischen Psychiatrie weiterentwickelt. Die neue Psychiatrie wurde in England durch *William Battie* (1703 – 1776), *Thomas Arnold* (1742 – 1816) und *William Perfect* (geb. 1740), in Deutschland durch *Johann Christian Reil* (1759 – 1813) und in den Vereinigten Staaten durch *Benjamin Rush* (1745 – 1813) vertreten.

Der neue Wandel durch die Aufklärung brachte grundlegende Verbesserungen auf dem Gebiet der Medizin, das heute Öffentliche Gesundheitspflege genannt wird. Aber auch in den anderen Bereichen der Medizin trat nun der Vorbeugungsgedanke in den Vordergrund. Die Menschen standen den schrecklichen gesundheitlichen Zuständen in Heer, Flotte, Gefängnis und Krankenhaus nicht mehr gleichgültig gegenüber. Die sanitäre Reform der Gefängnisse – in denen Fleckfieber, Typhus und Tuberkulose herrschten – war im wesentlichen das Werk des englischen Philanthropen *John Howard* (1726 – 1790). Der große *Lavoisier* studierte die hygienischen Probleme von Gefängnisbauten und einer geeigneten Kanalisation.

Verbesserungen auf dem Gebiet der Militärmedizin brachten *Sir John Pringle* (1707 – 1782), ein schottischer Schüler *Boerhaave*s und Generalarzt der britischen Armee von 1742 – 1758, und der Göttinger Professor *Ernst Georg Baldinger* (1738 – 1804). Die Schotten *James Lind* (1716 – 1794) und *Thomas Trotter* 1760 – 1832) führten einen tapferen und wirksamen Kampf gegen Skorbut, Fleckfieber und andere Krankheiten, die in der Flotte der Royal Navy eine große Anzahl von Matrosen töteten. *Lind* bewies experimentell die vorbeugende und heilende Wirkung der Zitrusfrüchte bei Skorbut. Er legte die Kleider neueingestellter Matrosen, die oft direkt aus den verpesteten, verlausten Gefängnissen der Zeit kamen, in den Backofen. Damit verhinderte er die Ausbreitung des Fleckfiebers in der britischen Flotte. Er erfand ferner eine Methode, um Seewasser durch Destillation in Trinkwasser zu verwandeln.

In jener Zeit wurden auch Verbesserungen im Krankenhauswesen durchgeführt, insbesondere nachdem *Jacques René Tenon* (1724 – 1816) die skandalösen Verhältnisse in den Pariser Krankenhäusern im Jahre 1786 aufgezeigt hatte. Deswegen hatte *Ludwig XVI.* (1754 – 1793) im gleichen Jahr eine **Hospitalkommission,** zu der auch *Tenon* gehörte, eingesetzt, die Vorschläge für eine Reformierung und Modernisierung des Pariser Krankenhauswesens ausarbeiten sollte. Die 1788 veröffentlichten Ergebnisse dieser Kommission, die statt eines Zentralkrankenhauses mit 5000 Betten für Paris vier dezentral angelegte Krankenanstalten vorschlug, wurde in den deutschsprachigen Ländern ausführlich diskutiert. Die Reformierung der Charité in Berlin, deren Neubau in drei Bauetappen von 1785 bis 1800 für 800 Krankenbetten errichtet wurde, hatte maßgebliche Impulse durch diese Diskussion um das zukünftige Krankenhaus des 19. Jahrhunderts bekommen (Abb. 30).

In England wurden als Ergebnis der Forderungen *John Haygarth*s (1740 – 1827) aus Chester, der 1805 ein glänzendes Werk über den akuten Rheumatismus vorgelegt hatte („A clinical history of diseases“), 1783 zum ersten Mal besondere Fieberstationen in London geschaffen. Das ganze Gebiet der öffentlichen Gesundheitspflege findet sich in dem grundlegenden und monumentalen Werk von *Johann Peter Frank* (1745 – 1821) zusammengefaßt. Sein sechsbändiges „System einer vollständigen medizinischen Polizei“ hat er zwischen 1777 und 1817 veröffentlicht. Er betrachtete die Not als „Mutter der Krankheit“ und nahm an, daß die Reform das Werk des aufgeklärten Absolutismus philanthroper Monarchen wie z. B. seines Herrn, des Kaisers *Joseph II. von Österreich*, sein würde. *Frank* war gleichzeitig ein hervorragender Kliniker. Er beeinflußte und wurde stark beeinflußt von dem Lausanner Hygieniker *Simon André Tissot* (1728 – 1797).

Ähnliche Anregungen empfing die Hygiene des einzelnen menschlichen Indivi-

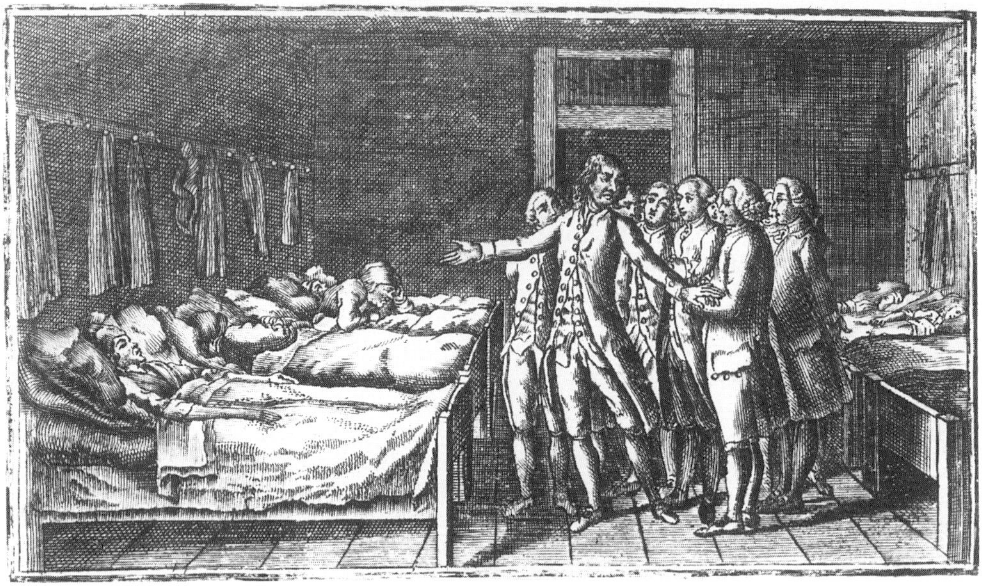

Abb. 30 Ärztliche Visite in der Charité in Berlin, dem ersten Staatskrankenhaus Preußens, das 1727 durch Friedrich Wilhelm I. ins Leben gerufen und von 1785 bis 1800 von Grund auf neugebaut worden war. Die demonstrative, belehrende Haltung des ersten Arztes gegenüber seinen Begleitern läßt darauf schließen, daß mit der Visite klinischer Unterricht am Krankenbett verbunden war.
Kupferstich von *Daniel Chodowiecki,* 1796.
Privatbesitz

duums von der Aufklärung. Der Anatom *Peter Camper* (1722 – 1789) bekämpfte die Verunstaltung der Füße durch unhygienische Fußbekleidung. Ein anderer Anatom, *Samuel Thomas Soemmering* (1755 – 1830), führte einen tapferen Kampf gegen das Korsett. Der amerikanische Loyalist *Benjamin Thompson* (1753 – 1814), der seine Laufbahn als *Graf Rumford* und bedeutender Physiker in München beendete, führte vorbildliche Untersuchungen über Heizung, Ventilation, Kleidung und Nahrung durch.

Der wichtigste Faktor in der Besserung der **gesundheitlichen Bedingungen der Kinder** war wahrscheinlich der Einfluß des schon genannten Genfer Romanschriftstellers und Philosophen *Jean-Jacques Rousseau.* Ihm ist beispielsweise die Abschaffung des Wickelns zu verdanken. Auf seine Mahnungen hin stillten die Mütter wieder selbst ihre Kinder. *Rousseaus* Bemühungen zeigen die wirksame Beteiligung von Laien an dieser und späteren Bewegungen der öffentlichen Gesundheitspflege. Natürlich spielten auch Ärzte wie *Bernhard Faust* (1755 – 1842), der Verfasser eines Gesundheitskatechismus, oder *Nils Rosén von Rosenstein* (1706 – 1773), der von Schweden aus die Pädiatrie mitbegründete, in ihr eine große Rolle. Das erste **orthopädische Institut für verkrüppelte Kinder** wurde 1790 von *Jean André Venel* (1740 – 1791) in Orbe in der Schweiz eröffnet. Das zunehmende Interesse an Gesundheit und Wohlergehen des Kindes zeigte schon bald Erfolge und fand statistisch Ausdruck in den abnehmenden Zahlen der Kindersterblichkeit. Die **Aufklärungsmedizin** kümmerte sich nicht nur um Kinder und Mütter, sondern auch um Mitglieder der Gesellschaft, die wie Greise, Taubstumme, Blinde oder sonstige Behinderte drohten vernachlässigt zu werden.

Ein entscheidender Beitrag zu dieser neuen öffentlichen Gesundheitspflege war die allgemeine Einführung einer wirksamen Vorbeugungsmaßnahme gegen die **Pocken** am Ende des Jahrhunderts. Die Pocken gehörten in dieser Periode zu den Hauptursachen der außerordentlich hohen Kindersterblichkeit. Es ist bezeichnend, daß das Abendland erst im 18. Jahrhundert, in der Epoche der Aufklärung, eine Schutzmethode gegen die Pocken annahm, die im Orient bereits seit vielen Jahrhunderten ausgeübt wurde. Diese Methode, die sogenannte **Variolation,** war eine Impfung mit echten Pocken, die eine leichtere Erkrankung hervorruft als die spontane Infektion und gegen zukünftige Erkrankungen Schutz gewährt. Das Abendland erfuhr von dieser östlichen Methode zum ersten Male aus den Schriften zweier Bewohner Konstantinopels, des Arztes *Emanuele Timoni* (gest. 1718) 1713 und der Frau des britischen Gesandten *Lady Mary Wortley Montagu* (1689–1762) 1718. Diese Methode war aber immer noch recht gefährlich (vgl. S. 32). Nachdem die Medizin aber erst einmal den Brauch der Vorbeugung gegen Pocken angenommen hatte, wurde auch eine weit bessere und sichere Methode von dem englischen Arzt *Edward Jenner* (1749–1823) entwickelt.

Jenner, ein Landpraktiker, hatte gehört, daß Melkerinnen, die sich mit Kuhpocken infiziert hatten, gegen Menschenpocken immun waren. Durch seinen Lehrer *John Hunter* ermutigt, begann er, dieses Phänomen zu untersuchen. In seiner im Jahre 1798 veröffentlichten Schrift „An Inquiry into the Causes and Effects of Variolae Vaccinae" wies *Jenner* nach, daß die Impfung mit Kuhpocken Schutz gegen die Pokkenkrankheit des Menschen gewährt, ohne daß der Geimpfte gefährlich erkrankt. Diese neue Methode der Pockenimpfung, auch **Vakzination** (vacca, ae lat. = die Kuh) genannt, verbreitete sich rasch und hat der Menschheit unschätzbaren Segen gebracht. Diese Methode hat sogar der **World Health Organization (WHO),** die 1948 in Genf von den Vereinten Nationen ins Leben gerufen wurde, um sich mit länderübergreifenden Fragen zur Gesundheit zu befassen, erlaubt, von „Ausrottung" der Pocken zu sprechen. Dies ist in Anbetracht der Statistiken mancher Länder, die von sehr häufigen Pockenerkrankungen sprechen, eine sehr problematische Feststellung.

Eine weitere Wirkung der Aufklärung und ihrer philanthropischen Tendenzen war das Wiederaufleben des Interesses an **ärztlicher Ethik.** *Thomas Percival*s (1740–1804) 1803 in Manchester veröffentlichter „Code of Ethics" (Medical ethics; or a code of institutes and precepts, adapted to the professional conduct of physicians and surgeons), wurde das Vorbild für alle späteren derartigen Vorschriften. Die Ärzte des 18. Jahrhunderts waren sozial so hochgestellt und erzielten solch hohe Einnahmen, daß spätere Generationen diese Zeit als das „Goldene Zeitalter" des ärztlichen Berufes bezeichnet haben. Die Ärzte, deren Zahl relativ gering war, arbeiteten gewöhnlich an den Höfen der Fürsten oder für die freigiebigen Familien der privilegierten Aristokratie. Man machte sich darum Gedanken über entsprechende **Krankenversicherungen, Universitäts- und Gesundheitsreformen,** um eine bessere ärztliche Versorgung der Bevölkerung zu erhalten.

Ein Produkt des 18. Jahrhunderts ist auch das homöopathische System *Samuel Hahnemann*s (1755–1843), das den Gebrauch unendlich kleiner Dosen solcher Arzneimittel vorsieht, die bei Anwendung hoher Dosen die Symptome der Krankheit erzeugen würden. Das System ist zusammengefaßt in dem Satz: **„Similia similibus curantur"** (Gleiches wird durch Gleiches geheilt). Diese Theorie ist durch die wissenschaftliche Erfahrung nicht bestätigt worden; doch war sie wahrscheinlich nicht irriger als irgendein anderes System seiner Zeit. Sie war zu Beginn des 19. Jahrhunderts sehr verbreitet und hat bis heute eine zahlreiche Anhängerschar. Zumindest bot *Hahnemann*s System eine recht unschädliche Alternative zu den heroischen und oft tödlichen therapeutischen Methoden des Jahrhunderts, die immer noch in ausgedehntem Aderlaß, Purgieren, hohen Dosen toxischer Arzneimittel und künstlich erzeugtem Erbrechen bestanden. Der Dogmatismus, der in der von *Hahnemann* begründeten **Homöopathie** steckt, hat es vom Hauptstrom der wissenschaftlichen Entwicklung abgesondert. Die andere medizinische Außenseitermethode des späten 18. Jahrhunderts, der von *Franz Mesmer* (1734 – 1815) postulierte „tierische Magnetismus“ und die daraus von ihm entwickelte Therapie psychischer Erkrankungen, wird später in Verbindung mit der Geschichte der Psychiatrie behandelt werden (vgl. S. 150).

12 Die klinischen Schulen der ersten Hälfte des 19. Jahrhunderts

Die Medizin war bereits seit langer Zeit bestrebt, wissenschaftlich zu sein, das bedeutete, sich naturwissenschaftliche Methoden zu eigen zu machen. Tatsächlich wurde sie dies jedoch erst im 19. Jahrhundert. Die **systematische Entwicklung und Anwendung der Naturwissenschaften** gab dem 19. Jahrhundert überhaupt erst seine charakteristischen Züge. Wenn auch der Raum hier nicht ausreicht, die Bestrebungen dieses Jahrhunderts im einzelnen darzustellen, so soll doch der Leser wenigstens daran erinnert werden, daß die medizinischen, technischen und wissenschaftlichen Tendenzen dieser Zeit den durch das Anwachsen von Industrie, Proletarisierung, Verstädterung und Kapitalismus bedingten wirtschaftlichen Bestrebungen parallel liefen. Gleichzeitig prägte die Entwicklung von Demokratie und Nationalismus auch die Heilkunde, ihre Vertreter und ihre Institutionen, die sich dadurch zu einer bis dahin nicht gesehenen Blüte und Breite entfalten konnte.

In den späteren Jahrzehnten des 19. Jahrhunderts wurden die Fortschritte auf dem Gebiet der Medizin fast ausschließlich durch die **Anwendung der Ergebnisse der Naturwissenschaft auf die Medizin** erzielt. Doch geschah der erste große Schritt zu einer **naturwissenschaftlichen Medizin** nicht auf diesem Wege. Ähnlich den legendären Abenteuergeschichten des *Freiherrn Karl Friedrich von Münchhausen* (1720 – 1797), der sich selbst an seinem eigenen Zopf aus einem Sumpf zog, begann die Medizin damit, sich durch Bemühungen auf ihrem ureigensten Gebiet aufzurichten. Der ärztliche Stand befreite sich zuerst aus dem Morast der Theorien und Systeme des 18. Jahrhunderts. Es kam zu einer weitgehenden Rückkehr zur **klinischen Beobachtung,** die durch ausgedehnte und gründliche Untersuchungen auf dem **Sektionstisch** kontrolliert und ergänzt wurde.

Dies war mehr als nur eine Rückkehr zu hippokratischen Methoden. Die klinische „Beobachtung" des frühen 19. Jahrhunderts unterschied sich in drei wesentlichen Punkten von der klassischen hippokratischen Beobachtungsweise. Einmal war sie umfassend. Während die berühmte Klinik *Boerhaave*s nur aus sechs Betten für Männer und sechs Betten für Frauen bestand, konnte *Jean Baptiste Bouillaud* (1796 – 1881), einer der Führer der Pariser klinischen Schule, sich rühmen, in fünf Jahren 25 000 Fälle gesehen zu haben. Weiterhin war die klinische Beobachtung des 19. Jahrhunderts nicht mehr die passive Kunst der Kliniker von *Hippokrates* bis *Sydenham* und *Boerhaave*; sie wurde durch die ausgedehnte Anwendung neuer und erneuerter Methoden der **physikalischen Diagnostik** in aktive Untersuchung umgewandelt. Und schließlich erstreckte sich die Beobachtung nicht mehr auf unerklärbare Symptome, sondern erklärte die **Symptome** im Licht der Veränderungen, die durch pathologische Untersuchungen gefunden wurden.

Begründung der Krankenhausmedizin

Die mittelalterliche Medizin hatte sich auf die Bibliotheken und die schriftliche Überlieferung konzentriert. Während der folgenden drei Jahrhunderte hatte sie sich wie im klassischen Altertum auf das einzelne Krankenbett gerichtet. Doch erst im 19. Jahrhundert fand sie ihren Mittelpunkt in den Krankenhäusern. Die Krankenhäuser wurden zu einem entscheidenden Faktor in der Entwicklung der Medizin seit der Epoche der Romantik, so daß diese Periode als die der **„Krankenhausmedizin"** bezeichnet werden kann im Unterschied zu ihren Vorgängern, der „Bibliotheks"- und „Krankenbettmedizin" und ihrer Nachfolgerin, die **„Labormedizin"** genannt werden könnte.

Krankenhäuser gab es bereits seit dem 18. Jahrhundert in Deutschland. Die ersten größeren, wie in Berlin (Charité 1727; 1785 – 1800), in Braunschweig (Armenkrankenhaus 1780), in Bamberg (Allgemeines Krankenhaus, 1789) oder München (Allgemeines Krankenhaus, 1810), begann man in der Aufklärungszeit weiter auszubauen und teilweise völlig zu reformieren (vgl. S. 99). Ihre Zahl nahm jedoch seit 1840 stark zu, als die industrielle Revolution zu einem schnellen Wachstum der urbanen Zentren in Mitteleuropa führte. Für Zehntausende junger Männer und Frauen, die vom Lande in die rasch wachsenden Städte strömten, mußte im Krankheitsfalle Unterkommen gefunden werden. Denn sie wurden sehr oft Opfer von Typhus oder Tuberkulose; Krankheiten, die notgedrungen im Mittelpunkt des klinischen Interesses jener Zeit standen. Die Neuankömmlinge, die weder Heim noch Familie besaßen, die sich um sie hätten kümmern können, wurden **Krankenhauspatienten.** Die damals meistens überfüllten Krankenhäuser, die in den größeren Städten seit etwa 1840 jeweils eine interne und eine (äußere) chirurgische Abteilung sowie eine Station für Patienten mit ansteckenden Krankheiten umfaßten, boten neben den sozialen und karitativen Aufgaben für den Unterricht, für klinische Beobachtungen und für Sektionen ein bisher in dieser Fülle und Konzentration nicht gekanntes „Material" von Krankheitsfällen. Schwierigkeiten, die Sektionserlaubnis zu erhalten, gab es bei diesen bedauernswerten, sozial entwurzelten jungen Menschen nicht.

Die klinische Schule in Frankreich

Frankreich, besonders Paris, war der Ausgangspunkt dieser neuen Art der Medizin, die in den alten und neuen Krankenhäusern von Paris um die Jahrhundertwende ihren ersten Höhepunkt erreichte. Die politische Situation in Paris förderte einen Wandel. Die Revolution von 1789 hatte die alten Universitäten, Akademien und andere traditionelle Institutionen zerstört. Als die medizinische Schule, l'Ecole de Santé, 1794 in Paris eröffnet wurde, hatte die französische Medizin sich von der Herrschaft der Tradition, die sie so lange erdrückt hatte, befreit. Hier waren neue Ausgangspunkte leichter als in den übrigen europäischen Ländern.

Die Politiker der Französischen Revolution waren von den Philosophen der Aufklärung stark beeinflußt worden. Die medizinischen Revolutionäre wurden von den Philosophen, insbesondere von *Pierre Jean Georges Cabanis* (1757 – 1808), nicht weniger beeinflußt. *Cabanis* war ein „Ideologe", oder „Sensualist", der an die primäre Bedeutung der Sinneseindrücke glaubte und daher die Wichtigkeit der klinischen Beobachtung unterstrich. Durch seinen Einfluß wurde die französische medizinische Ausbildung vorwiegend auf klinischer Grundlage aufgebaut. Der bedeutendste Kliniker der ersten zwanzig Jahre der Pariser klinischen Schule war ein anderer „Ideologe", *Philippe Pinel*, der bereits im vorhergehenden Kapitel als Psychiater und Philanthrop erwähnt wurde. *Pinel* regte seinen Schüler *Marie François Xavier Bichat* (1771 – 1802) an, den Sitz bestimmter Krankheiten in besonderen Geweben des Körpers zu suchen. Auf Grund dieser Anregung begann *Bichat* sein epochemachendes Werk über die Gewebe (Traité des membranes en géneral et diverses membranes en particulier, 1800).

Bichat sah als letzte Einheit in der Physiologie nicht wie *Morgagni* das Organ an, sondern das **Gewebe,** von dem er einundzwanzig Arten beschrieb. Darum, statt wie bisher einfach über Herzentzündungen zu berichten, dachte er nun in Begriffen wie Perikarditis, Myokarditis und Endokarditis. *Bichat*, der gleichermaßen Experimentator wie Pathologe war, versuchte diese Ergebnisse mit einem vitalistischen physiologischen System zu verschmelzen. Die Hauptwirkung seiner Arbeit war aber die Stärkung der lokalistischen und solidarpathologischen Richtung und die außerordentliche Belebung des Interessses an **pathologischer Anatomie.** Von ihm stammt der Ausspruch: „Mehrere Sektionen geben Ihnen mehr Licht als zwanzig Jahre Beobachtung von Symptomen." *Bichat*s tragischer früher Tod, wahrscheinlich Tuberkulose, hinderte ihn, die neue klinische Medizin auf einer festen Grundlage zu verankern. Auch sein Lehrer *Pinel* war nicht in der Lage, diese Rolle zu übernehmen. Trotz seiner modernen Einsichten war *Pinel* im wesentlichen ein Mann des 18. Jahrhunderts, vorwiegend interessiert an der Klassifizierung der Krankheiten auf der Grundlage von Symptomen.

Der radikale Bruch mit der Vergangenheit erfolgte durch einen anderen Schüler *Pinels*, *François Joseph Victor Broussais* (1772–1838), ehemaliger napoleonischer Soldat und bedeutender Liberaler. Sein Manifest aus dem Jahre 1816 „Examen de la doctrine médicale generalement adoptée" enthielt einen zügellosen Angriff auf *Pinel*. Durch *Broussais* wurde der „Lokalismus" Gesetz. Die Medizin der Symptome wurde umgewandelt in eine Medizin der Läsionen, die die Organe und Gewebe betrafen. Die künstliche Schöpfung von Krankheitseinheiten, die den Systematikern so teuer gewesen war, wurde als „Ontologie" verurteilt. Der glänzende und aggressive *Broussais* wurde in kurzer Zeit außerordentlich populär. Unglücklicherweise entartete seine **„Physiologische Medizin"** („médecine physiologique"), wie er sie nannte, bald in ein doktrinäres System. Unter dem Einfluß seiner zahlreichen Sektionen von Fällen von Unterleibstyphus beschränkte er seine Pathologie immer mehr auf Entzündungen des Magen-Darm-Kanals. Diese Vereinfachung beeinflußte auch seine therapeutischen Methoden; er entschied sich schließlich für die fast ausschließliche Behandlung mit Blutegeln und Diät. Unter seinem Einfluß importierte Frankreich 1833 nicht weniger als 42 Millionen Blutegel.

Der Grundzug der **Pariser klinischen Schule** – die Kombination von physikalischer Untersuchung und Sektion als Grundlage der klinischen Medizin – fand sich zu *Pinels* Zeit bereits viel klarer ausgeprägt bei *Jean Nicolas Corvisart* (1755–1821), dem Leibarzt *Napoleons* (1769–1821). *Corvisart* gehörte zu den frühen Vertretern des Unterrichts am Krankenbett. Er hinterließ eine ausgezeichnete Abhandlung über **Herzkrankheiten.** *Corvisart* veröffentlichte 1808 eine erweiterte Übersetzung von *Auenbruggers* „Inventum Novum". Dies führte zur allgemeinen Verbreitung und Annahme der Perkussion.

Corvisarts Schüler *Gaspard Laurent Bayle* (1774–1816) und *René Theophile Hyacinthe Laennec* (1781–1826) fügten den vorhandenen physikalischen Untersuchungsmethoden die **Auskultation** hinzu. *Bayle*, der ein ausgezeichnetes Buch „Recherches sur la phthisie pulmonaire" (1810) über die Tuberkulose, an der er selbst in jungen Jahren starb, hinterließ, verwandte die direkte Auskultation. Hierdurch angeregt, erfand sein jüngerer Freund *Laennec* das Stethoskop und die indirekte oder mittelbare Auskultation (1819). *Laennec* leistete für den klinischen Fortschritt mehr, als daß er nur den ärztlichen Beruf mit einem etwas würdigeren Symbol, als das mittelalterliche Uringlas es war, versah; er eröffnete der Medizin eine völlig neue Welt. Seine klinischen und pathologischen Beschreibungen der Lungentuberkulose in seiner unsterblichen Schrift über die Krankheiten des Brustkorbs – er starb ebenfalls mit 45 Jahren an Tuberkulose – sind unübertroffen. Sein bahnbrechendes Lehrbuch erschien 1819, als er die Auskultation, anfangs mit einer aus hartem Papier geformten Rolle, in die Diagnostik am Hôpital Necker in Paris einführte: „De l'auscultation médiate, ou traité du diagnostic des maladies des poumons et du coeur" (Abb. 31). Er einte die verschiedenen Manifestationen dieser Krankheit unter einem übergeordneten pathologischen Begriff und beschrieb erstmalig **Bronchiektasen, Pneumothorax, hämorrhagische Pleuritis, Lungengangrän, -infarkt** und **-emphysem.**

Laennec wird heute mit Recht als größter französischer Arzt und einer der bedeutendsten Kliniker angesehen. Während seines Lebens war er jedoch, besonders wegen seines extremen Royalismus, wenig beliebt. Es gelang ihm nicht, *Broussais* dominierende Rolle in der damaligen französischen Medizin zu überwinden. Diese Aufgabe blieb anderen Gliedern seines Kreises, der als **„pathologisch-anatomische Schule"** bekannt war, vorbehalten. Als einer der ersten erschütterte *Gabriel Andral* (1791–1876) *Broussais*' Stellung. *Andrals* kritische Klinik machte ihn unter seinen Zeitgenossen berühmt, und sein Interesse an der Chemie des Blutes ließ ihn zu einem

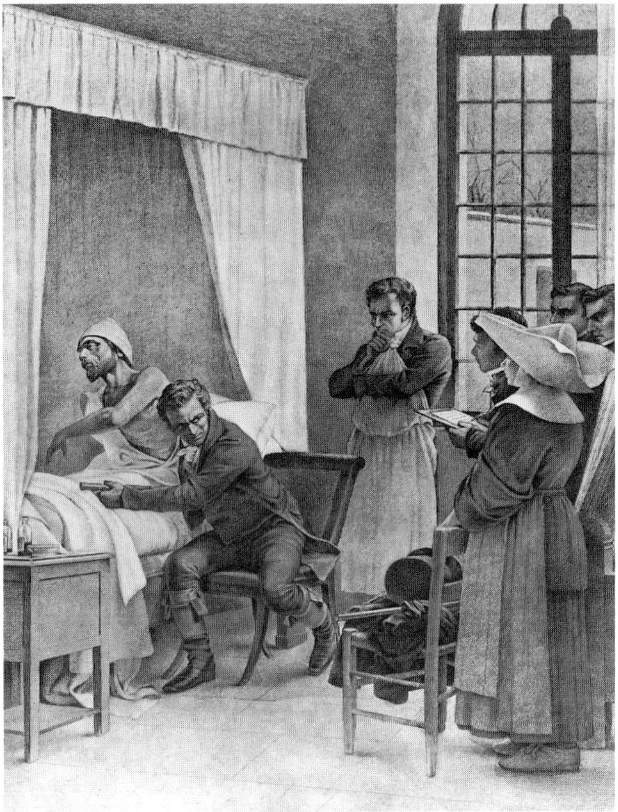

Abb. 31 Auskultation eines lungenkranken Patienten durch den Arzt *René Theophile Hyacinthe Laennec* (1781 – 1826) in einem Krankenzimmer des Hôpital Necker in Paris um 1816. In der linken Hand hält *Laennec* ein Hörrohr, das durch ihn in die klinische Diagnostik eingeführt wurde.
Lithographie nach einem Gemälde von *Theophile Chartran* um 1880.
Musée de l'Assistance publique, Paris

Vorkämpfer der späteren **Labormedizin** werden.

Wahrscheinlich am wirksamsten wurde *Broussais'* Autorität untergraben von *Pierre Charles Alexandre Louis* (1787 – 1872), dem Erfinder der **„numerischen Methode“**, die als klinische Statistik bekannt ist. *Louis* versuchte in seinen ausführlichen Büchern über Tuberkulose und Unterleibstyphus (der für letzteren in angelsächsischen und romanischen Ländern gebräuchliche Ausdruck **„typhoides Fieber“** stammt von ihm), die Hauptsymptome dieser Krankheiten und ihre entsprechenden Erscheinungen durch statistische Methoden zu bestimmen. Sehr fruchtbar waren auch die statistischen Untersuchungen *Louis'* über die Wirkung des **Aderlasses,** in denen er zeigte, daß dieses Allheilmittel von *Broussais* und früheren Autoren in vielen Fällen nutzlos, wenn nicht gar schädlich war. In jener Zeit war Paris das Mekka der Medizinstudenten aller Nationen. *Louis* war der Lehrer zahlreicher amerikanischer Mediziner, unter ihnen *Oliver Wendell Holmes* (1809 – 1894), *William Wood Gerhard* (1809 – 1872) und *Henry Ingersoll Bowditch* (1808 – 1892).

Es ist unmöglich, alle bedeutenden Pariser Kliniker aus der Zeit der ersten Hälfte des 19. Jahrhunderts, die in den zahlreichen Krankenhäusern der französischen Metropole arbeiteten, aufzuzählen. Doch sollen einige wenige erwähnt werden. *Broussais'* Schüler *Jean-Baptiste Bouillaud* (1796 – 1881) begann mit der Lokalisierung der **Aphasie** (Verlust der Sprachfähigkeit bei intaktem Sprachwerkzeug) und erkannte den Zusammenhang zwischen **Polyarthritis und Endokarditis.** Er lebt in den literarischen Werken *Honoré de Balzac*s (1799 – 1850) als *Dr. Bianchon* weiter. *Pierre Adolphe Piorry* (1794 – 1879) erfand das **Plessimeter** und die mittelbare

Perkussion. *Pierre François Olive Rayer* (1793–1867) schrieb im klassischen Stil der Pariser klinischen Schule ausgezeichnete Abhandlungen über **Haut- und Nierenkrankheiten** und war gleichzeitig ein Vorläufer der neuen **Laborära in der Medizin.** Erwähnenswert auf diesem Gebiete sind seine experimentellen Untersuchungen des Rotz, seine Gründung der „Societé de Biologie" und seine Förderung junger Wissenschaftler, wie *Claude Bernard* (1813–1878), *Casimir Joseph Davaine* (1812–1882) und *Jean Antoine Villemin* (1827–1892). Die jüngeren Mitglieder der Pariser Schule wurden „Eklektiker" genannt, da sie sich nicht mehr an die strengen Richtungen aus der Zeit von *Laennec* und *Broussais* hielten.

Eine der originellsten Gestalten der französischen Medizin jener Zeit war der Provinzler *Pierre Bretonneau* (1771–1862) aus Tours, der mehr als jeder andere seiner Zeitgenossen den spezifischen Charakter der Krankheiten unterstrich. *Bretonneau*s ausgezeichnete Abhandlung über den **Unterleibstyphus** erschien vor der Schrift von *Louis*. Er arbeitete ferner über das Krankheitsbild der **Diphtherie,** die unter den Kindern damals weit verbreitet und tödlich war. Ihr heutiger Name stammt von ihm. Auch führte er als erster die Tracheotomie durch. Im Gegensatz zu den meisten seiner Kollegen sah *Bretonneau* beide Krankheiten als ansteckend an und beschäftigte sich mit dem Problem der **Immunität.** *Armand Trousseau* (1801–1867), der hervorragendste Schüler *Bretonneau*s, machte die Ergebnisse seiner Arbeit den Pariser medizinischen Kreisen zugänglich. Nach der Zeit von *Trousseau*, insbesondere nach dem deutsch-französischen Krieg 1870/1871, ging die internationale Führungsrolle der französischen Medizin auf die deutsche Medizinschule über.

Die Chirurgie spielte eine große Rolle in der Entwicklung der Pariser Schule. Der klinische Unterricht wurde in Paris von dem Chirurgen *Pierre Joseph Desault* (1744–1795) eingeführt, und andere schon genannte oder noch zu nennende Ärzte, die für die Innere Medizin große Bedeutung erlangten, wie *Bichat, Joseph Claude Anthelme Récamier* (1774–1852), *Laennec, Jean Cruveilhier* (1791–1874) und *Broussais*, waren alle ursprünglich als Chirurgen ausgebildet. Während der Lokalismus bis zu einem gewissen Grade durch Chirurgen in die Medizin gebracht wurde, regte die lokalistische Ausrichtung der Medizin ihrerseits die Chirurgie stark an.

In der Biedermeierzeit wurden die ersten **Exstirpationen** durchgeführt: der Schilddrüse durch *Philibert Joseph Roux* (1780–1854), der Gebärmutter durch *Récamier* und des Mastdarms durch *Jacques Lisfranc* (1790–1847). *Antoine Lembert* (1802–1851) entwickelte die Darmnaht. Dem Wirken der bedeutenden Pariser Kliniker entsprachen Meisterleistungen der französischen Chirurgen. Der bedeutendste unter ihnen war *Guillaume Dupuytren* (1777–1835), ursprünglich pathologischer Anatom. Erwähnenswert sind ferner *Dominique Jean Larrey* (1766–1842), Hauptchirurg in *Napoleon*s Heer, *Alfred Armand Velpeau* (1795–1867), *Joseph François Malgaigne* (1806–1865), *Auguste Nélaton* (1807–1873) und *Jacques Mathieu Delpech* (1777–1832). Eine der erfreulichsten Leistungen der französischen Revolution war die Beseitigung der Trennung zwischen Ärzten und Chirurgen und die Begründung eines geeinten ärztlichen Berufes.

Ein weiterer charakteristischer Zug der französischen klinischen Schule, der sich weitgehend aus ihrem Lokalismus ergab, war die Entwicklung von Spezialgebieten, die nach *Bichat* einem „Naturgesetz" entsprach. In einer Schule, in der so viel Wert auf **pathologische Anatomie** gelegt wurde, mußte dieses Gebiet zu einem eigenen Fach werden. Der erste Professor der pathologischen Anatomie in Paris war *Jean Cruveilhier*.

Die Pariser Dermatologen und Syphilologen jener Zeit waren ausgezeichnet. Die Entwicklung der Psychiatrie zu einer selbständigen Disziplin in Paris unter *Pinel* und seinen bedeutenden Schülern, besonders *Esquirol*, wurde bereits erwähnt. Die Kinderheilkunde, die stark von den neuen Untersuchungsmethoden profitierte, wurde bereits von zahlreichen Spezialisten ausgeübt. Klassisch auf diesem Gebiet das Buch des jungverstorbenen *Charles Michel Billard* (1800–1832), das er 1828 unter dem

Titel „Traité des maladies des enfans nouveau-nés et à la mamelle" veröffentlichte. Die **Geriatrie** wurde anerkanntes Spezialgebiet. Die Otologie entwickelte sich unter *Jean Marie Gaspard Itard* (1774–1838) und *Prosper Menière* (1799–1862), nach dem das Menière-Syndrom benannt worden ist. Die **gerichtliche Medizin** gelangte unter *Mathieu Joseph Orfila* (1787–1853) zu besonderem Ansehen. Durch das Wirken von *Louis René Villerme* (1782–1863), *François Emmanuel Fodéré* (1764–1835) und *Alexandre Jean Baptiste Parent-Duchâtelet* (1790–1836) übernahm Frankreich auch die Führung auf dem Gebiet der **öffentlichen Gesundheitspflege** in jener Periode. Die zunehmende Betonung der vorbeugenden Medizin beruhte zum Teil auf dem mangelnden Vertrauen in die verfügbaren aktiven Therapiemethoden.

Es war nur natürlich, daß der Österreicher *Franz Joseph Gall* (1758–1828), der wegen seines „Materialismus" sein Land verlassen mußte, in Paris Zuflucht und Anhänger fand. *Gall* versuchte, die **Geistesfunktionen und -krankheiten im Gehirn** zu lokalisieren und die Entwicklung dieser Gehirnzentren durch Vorwölbung am Schädel von außen, d. h. sogenannte **„Kranioskopie"**, festzustellen. In seiner Suche nach neuen lokalen Methoden der physikalischen Diagnostik entsprach er dem Modell der Pariser Kliniker. Seine Anwendung der vergleichenden Anatomie ließ ihn in einer Stadt, in der diese Disziplin unter den berühmten Naturforschern *Georges Cuvier* (1769–1832), *Jean-Baptiste de Monet de Lamarck* (1744–1829) und *Etienne Geoffroy Saint-Hilaire* (1772–1844) besondere Erfolge zeigte, schnell beliebt werden. Während seine verfrühten Befunde den Grund für die pseudowissenschaftliche **Phrenologie** legten, dienten seine Grundprinzipien als wichtiger Anreiz für spätere wissenschaftliche Entwicklungen.

Die klinischen Schulen in Dublin und London

Im Ausland fanden die Methoden der französischen Kliniker ihre erste Anwendung in den Hauptstädten mit ihren Krankenhäusern. Als erste sei Dublin genannt, wo die Medizin in jener Zeit eine einzigartige Entwicklungsperiode durchmachte. Der Name des größten Dubliner Arztes, *Robert James Graves* (1796–1853), der in Irland eine eigene klinische Schule begründete, ist im Englischen noch in der Bezeichnung „Graves disease" erhalten. In den deutschsprachigen Ländern bezeichnet man diese Erkrankung der Schilddrüse nach dem Merseburger Arzt *Karl von Basedow* (1799–1854) als Basedow-Krankheit oder Morbus Basedow. Sie geht, wie *Graves* und *Basedow* beschrieben haben, mit drei Symptomen (Merseburger Trias) einher: Struma, Exophthalmus und Tachykardie. Charakteristisch für die damals aufblühende Krankenhausmedizin ist der Titel der 2. Auflage von *Graves* berühmtem Handbuch „A system of clinical medicine" (1843): „Clinical lectures on the practice of medicine" (1848). Der Name *William Stokes* (1804–1878), Nachfolger *Graves* in Dublin, lebt im *Adams-Stokes*-Symptomenkomplex (Herzblock) und in der *Cheyne-Stokes*-Atmung fort. „Corrigan's Puls" erinnert an die klassischen Beschreibungen der Aorteninsuffizienz durch *Dominic John Corrigan* (1802–1880). Das Zählen des Pulses mit einer Uhr wurde hauptsächlich durch die Dubliner klinische Schule zu einem Routineverfahren. Ihr bedeutendster Chirurg war *Abraham Colles* (1773–1843), bekannt durch die „Colles' Fraktur".

Die meisten Ärzte, die die neue klinische Medizin in England vertraten, untersuchten und behandelten stationär Aufgenommene im Guy's Hospital in London. *Richard Bright* (1781–1858) entdeckte den Zusammenhang zwischen bestimmten Arten von **Ödemen mit Eiweißausscheidung im Urin** und pathologischen Veränderungen in der Niere (**Brightsche Krankheit**). *Thomas Addison* (1783–1860) beschrieb das Syndrom, das seinen Namen trägt und auf **Veränderungen der Nebenniere** beruht. *Thomas Hodgkin* (1798–1864), Quäker, Philanthrop und Schüler *Laennecs*, beschrieb die „Hodgkinsche Krankheit" (Lymphogranulomatose). Er war vorwiegend pathologischer Anatom. Ebenso wie in Frankreich entsprach in England der Entwicklung der klinischen Disziplin ein Aufblühen der chirurgischen Schule, zu deren führenden Persönlichkeiten *Samuel Cooper* (1780 – 1848), die Gebrüder *John Bell* (1763 – 1820) und *Charles Bell* (1774 – 1842), *Benjamin Collins Brodie* (1783 – 1862), *William Ferguson* (1808 – 1877) und *James Syme* (1799 – 1870) gehörten.

Die klinische Schule in Wien und Berlin

Die neue klinische Medizin gelangte schließlich von Paris und London nach Wien. Es bildete sich die neue Wiener Schule aus, die ebenso berühmt wie die alte eines *van Swieten* und *Maximilian Stoll* (1742 – 1788) wurde. Es ist kein Zufall, daß Österreich das erste deutschsprachige Land war, das die neue Richtung annahm. Trotz seiner politisch konservativen Haltung war Österreich damals bei weitem das reichste und entwickeltste Land deutscher Zunge. Die beiden herausragendsten medizinischen Lehrer der neuen Wiener Schule stellten *Josef Skoda* (1805 – 1881) und *Karl Rokitansky* (1804 – 1878) dar. *Rokitansky* war der bedeutendste pathologische Anatom jener Zeit. *Skoda* entwickelte **Auskultation** und **Perkussion innerhalb exakter physikalischer Grenzen.** Die französischen Kliniker waren durch objektive Untersuchungen der Therapie Skeptiker auf diesem Gebiet geworden. Die Wiener gingen noch einen Schritt weiter, indem einige von ihnen sich als **„therapeutische Nihilisten"** bekannten. Sie waren überzeugt, daß das Unterlassen jeder Therapie besser sei, als Anwendung der zur Verfügung stehenden Behandlungsmethoden, was sie gelegentlich sogar beweisen konnten. Eine solche skeptische Einstellung konnte man auf die Dauer nicht aufrechterhalten. Aber sie brachte eine wohltuende Ernüchterung auf dem Gebiet der Inneren Medizin, die noch lange Zeit der schwächste Punkt der Heilkunde blieb. Die glänzendsten Leistungen der neuen Wiener Schule lagen auf Spezialgebieten, auf die die neuen naturwissenschaftlichen Methoden angewandt wurden; hierzu gehörten **Dermatologie, Syphilologie, Gerichtsmedizin** und die **Krankheiten der Sinnesorgane.** Der Geburtshelfer *Ignaz-Philippe Semmelweis* (1818 – 1865) ist wahrscheinlich der typischste Repräsentant der neuen Wiener Schule, und zwar sowohl in bezug auf seine hohe klinische Begabung als auch auf die Beschränkung auf sein Fach (vgl. S. 132).

In Deutschland stand das klinische Wirken in dieser Zeit auf sehr niedrigem Niveau. Einzelne Fortschritte sind zwar auf dem Gebiet der Krankheitsbeschreibung zu verzeichnen, wie z. B. die Beschreibung der **Poliomyelitis** durch *Jakob von Heine* (1799 – 1879) im Jahre 1840 und die des **Botulismus** durch den Arzt und Dichter *Justinus Kerner* (1786 – 1862) 1820. Im ganzen gesehen stand die deutsche Medizin aber während der ersten Jahrzehnte des 19. Jahrhunderts ganz unter dem Zauber der **romantischen Naturphilosophie.** Während sich die englische und die französische Medizin durch nüchterne Beobachtungen weiter entwickelte, ergingen sich die deutschen Ärzte in der Zeit der Romantik unter Führung des Philosophen *Friedrich Schelling* (1775 – 1854) in ausgedehnten Spekulationen über das Wesen von Leben und Krankheit. Sie philosophierten mit Vorliebe über die Polaritäten und über die paracelsischen Analogien zwischen Makrokosmos und Mikrokosmos. *Johann Lucas Schoenlein* (1793 – 1864) führte als erster 1840 die neuen wissenschaftlichen Methoden in Deutschland ein, als er zum Professor an der Medizinischen Fakultät der 1810 gegründeten Universität Berlin berufen worden war. Er unterrichtete dort in seiner Muttersprache. *Schoenlein*, anfangs Naturphilosoph, war durch die naturgeschichtliche Schule gegangen, die auf Symptome gegründete Klassifizierungssysteme pflegte. Er kam schließlich dahin, exakte diagnostische Kriterien auszuarbeiten, mit großem Erfolg anzuwenden und zu lehren. Ihm gelang 1839 die Entdeckung eines der ersten bekannten **pathogenen Parasiten,** des „Achorion schoenleinii". Es handelt sich um eine Fadenpilzerkrankung (Trichophyton schoenleinii) des behaarten Kopfes vornehmlich bei Kindern, die heute noch seinen Namen trägt.

Eine weniger schädliche und eher anregende Wirkung hatte die Romantik auf die biologische Forschung Deutschlands. Bedeutende Beiträge stammen von dem Embryologen *Ignaz Doellinger* (1770 – 1841) und *Johann Friedrich Meckel* (1781–1833), Pathologe und vergleichender Anatom, oft der „deutsche *Cuvier*" genannt. Es lag in der Natur der Dinge, daß die deutsche Chirurgie dem romantischen Einfluß am wenigsten unterlag. Zu den hervorragenden Chirurgen dieser Zeit, die oft im Ausland ausgebildet worden waren, zählen der ältere *Bernhard Langenbeck* (1810–1887), *Philipp Franz von Walther* (1782–1849) und der orthopädische Chirurg *Ludwig Stromeyer* (1804–1876). Der ältere *Carl Ferdinand von Graefe* (1787–1840) sowie *Johann Friedrich Dieffenbach* (1792–1847) waren ausgezeichnete plastische Chirurgen.

Die Geschichte der **klinischen Schulen** in Paris, Dublin, London, Wien und Berlin in der ersten Hälfte des 19. Jahrhunderts gehört zu den bedeutendsten Kapiteln in der Medizingeschichte und ihre Lehren sollten niemals vergessen werden. Die Möglichkeiten ihrer beiden grundlegenden Beiträge, der **physikalischen Diagnostik** und der **makroskopischen pathologischen Anatomie**, waren jedoch begrenzt. Weder Unterricht noch Forschung konnten für alle Ewigkeit ausschließlich im Krankensaal einer Spitalabteilung getrieben werden. Der Lokalismus war zwar eine fortschrittliche Bewegung; doch war er noch weit davon entfernt, alle Probleme der Pathologie zu beantworten. Ein unvermeidbarer toter Punkt wurde erreicht; und es mußten neue Wege gegangen werden. Sie wurden gefunden in der Anwendung der Grundlagenforschung auf die Probleme der klinischen Medizin.

13 Die naturwissenschaftlichen Grundlagen der Medizin im 19. Jahrhundert

Bevor die Geschichte der klinischen Medizin weiter beschrieben werden kann, erscheint es notwendig innezuhalten, um die großen Fortschritte zu überblicken, die in der **Grundlagenforschung** – der **mikroskopischen Anatomie,** der **Physiologie, Pathologie** und **Pharmakologie** – in der ersten Hälfte des 19. Jahrhunderts gemacht wurden. Gegen Mitte des Jahrhunderts hatte man mit der ausschließlichen Anwendung von **klinischer Beobachtung** und **Autopsie,** der beiden Pfeiler der zukünftigen Krankenhausmedizin, ungefähr alles erreicht, was sich mit diesen Methoden erreichen ließ. Die weitere Entfaltung der Heilkunde hing von der Fähigkeit der Mediziner ab, die großen naturwissenschaftlichen Entdeckungen auf ihre Disziplinen anzuwenden.

Seit dem Anbruch des 19. Jahrhunderts hing d**er medizinische Fortschritt** weitgehend von der Entstehung eines neuen Typus des Wissenschaftlers ab. Bis dahin hatte die Forschung in den Händen praktizierender Ärzte oder wohlhabender Naturforscher, die unabhängig von Ämtern oder vom Broterwerb waren, gelegen. Diese soziale Situation mußte sich auf die Dauer als Hindernis erweisen; der zukünftige Fortschritt war abhängig von der Entwicklung eines sozial und psychologisch günstigen Milieus für den neuen Typus des hauptamtlichen „reinen" Wissenschaftlers.

Die reformierten deutschen Universitäten – Deutschland gelang es, seine Universitäten ohne Revolution zu modernisieren – erwiesen sich als der Ort, an dem eine solche Entwicklung am frühesten verwirklicht werden konnte. Deutschlands führende Rolle in der Medizin der zweiten Hälfte des 19. Jahrhunderts beruht größtenteils auf dieser Pflege der naturwissenschaftlichen Grundlagenfächer und ihrer frühzeitigen Eingliederung in den Unterricht im Gegensatz zu Frankreich und England. Die angelsächsischen Länder behinderte die gefühlsmäßige Opposition gegen Sektionen, die als einzigen Ausweg den Leichenraub offenließ. Auf dem Kontinent wurde die medizinische Forschung schon längst nicht mehr von solchen Gefühlsreaktionen gestört.

Die neue Blüteperiode der medizinischen Grundwissenschaften wird durch den Physiologen *Johannes Müller* (1801 – 1858) eröffnet. In seiner Jugend Romantiker, wurde er in seinen reiferen Jahren zu einem exakten Wissenschaftler. Während seines Wirkens an der Universität Berlin unterrichtete er viele Geistesgrößen der kommenden Generation und war für viele von großem Einfluß. Als *Müller* seine Laufbahn begann, war die Medizin als Wissenschaft noch so wenig entwickelt, daß er sich gleichzeitig mit mehreren Disziplinen beschäftigen konnte. Zur Zeit seines Todes hatte die starke Zunahme an Wissen eine Spezialisierung notwendig gemacht, und verschiedene Männer mußten die Lehrstühle, die er allein innegehabt hatte, besetzen. In seiner Universalität war *Müller* der letzte in der Reihe bedeutender allseitiger Naturforscher von der Art eines *Malpighi, Spallanzani* und *von Haller.*

Am bekanntesten sind *Müller*s Leistungen auf dem Gebiet der Physiologie. Er bestätigte das *Bell-Magendie*-Gesetz (die Mehrzahl der sensiblen afferenten Bahnen tritt durch die hinteren Wurzeln der Spinalnerven in das Rückenmark ein, die Mehrzahl der motorischen efferenten Bahnen durch die vorderen Wurzeln aus (vgl. S.113). Gleichzeitig formulierte er das Gesetz von der spezifischen Energie der Nerven, das feststellt, daß **Reizung der optischen, akustischen, sensorischen oder motorischen Nerven immer nur optische, akustische, sensorische oder motorische Reaktionen erzeugt** (Physiologie der Reflexe). Erwähnenswert sind ferner seine Leistungen in mikroskopischer Anatomie, in der ihn am meisten die Drüsen beschäftigten; in der **Embryologie,** wo er dem „Müllerschen Gang" den Namen gab; in der pathologischen Anatomie, wo seine Arbeit über Tumoren die Zellularpathologie vorausahnen ließ und die Forschungen seines Schülers *Virchow* auf diesem Gebiet anregte; und in der vergleichenden Anatomie der Meeresfauna. Unter *Müller*s Schülern waren die Histologen *Theodor Schwann* (1810 – 1882), *Jakob Henle* (1809 – 1885), *Joseph Gerlach* (1820 – 1896), *Max Johann Sigismund Schultze* (1825 – 1874) und *Albert Koelliker* (1817 – 1905), der Pathologe *Rudolf Virchow* und die Physiologen *Hermann von Helmholtz* (1821 – 1894), *Emil Du Bois-Reymond* (1818 – 1896), *Ernst Wilhelm Brücke* (1819 – 1892), *Eduard Pflüger* (1829 – 1910) und *Friedrich Heinrich Bidder* (1810 – 1894), von denen noch zu sprechen sein wird.

Die zahlreichen histologischen Entdekkungen der Periode wurden schließlich durch die **Zelltheorie** gekrönt. Seit Beginn des Jahrhunderts hatten Naturforscher wie *Lorenz Oken* (1779 – 1851) und *Johann Friedrich Meckel* (1781 – 1833) und später *François Vincent Raspail* (1794 – 1878), *René Joachim Dutrochet* (1776 – 1847) und andere, behauptet, daß lebende Körper in ihrer Grundlage aus „Bläschen", „Zellen" oder „Kügelchen" bestehen, ein Fortschritt gegenüber *Bichat*s Gewebetheorie. Botaniker wie *Charles François Brisseau de Mirbel* (1776 – 1854), *Gottfried Reinhold Treviranus* (1776 – 1837) und *Hugo von Mohl* (1805 – 1872) hielten diese Überzeugung besonders streng aufrecht. Dies ist nur natürlich, weil die Zellstruktur am leichtesten bei Pflanzen zu erkennen ist; bei der Beschreibung von Pflanzen hatte *Robert Hooke* bereits 1665 den Ausdruck „Zelle" geprägt. Untersuchungen von Männern wie *Jan Evangelista Purkinje* (1787 – 1869), *Gabriel Gustav Valentin* (1810 – 1883) und *Alfred Donné* (1801 – 1878) trugen nach 1830, als bessere Mikroskope eingeführt wurden, zur starken Erweiterung der direkten Kenntnisse über die Zelle bei.

Die Formulierung der Zelltheorie war das Ergebnis der Bemühungen *Theodor Schwanns* (1809 – 1885), eines Schülers von *Johann Müller*. Angeregt durch die Arbeiten seines Botaniker-Freundes *Matthias Schleiden* (1804 – 1881), verkündete *Schwann* 1838 seine berühmte Theorie, daß alle lebenden Gewebe aus Zellen bestehen. Die *Schleiden-Schwann*sche Zelltheorie wies einen sehr schweren Fehler auf, der besonders ihre erfolgreiche Anwendung in der Pathologie verhinderte. Nach *Schleiden* und *Schwann* entstehen die Zellen aus einer amorphen Proteinmasse, die **Blastem** genannt wird. Daß Zellen sich aus Zellen, allein aus Zellen, entwickeln, zeigten *Hugo von Mohl*, *John Goodsir* (1814 – 1867), *Robert Remak* (1815 – 1865) und im Jahre 1854 in hervorragender Weise *Rudolf Virchow*. Diese große biologische Entdeckung, die bei den unzulänglichen Mikroskopen der Zeit so schwierig war, vervollständigte die Zelltheorie, die die Grundlage des ganzen modernen biologischen Denkens wurde.

In der Entdeckung und Beschreibung **mikroanatomischer Strukturen** wurde *Jakob Henle* sicher von keinem Mikroskopiker des Jahrhunderts übertroffen. Der amerikanische Medizinhistoriker *Garrison* vergleicht seine Rolle in der Mikroskopie mit der Rolle von *Vesal* in der makroskopischen Anatomie. *Henle* war als einer der Gründer der „Zeitschrift für rationelle Medizin" auch eine führende Persönlichkeit der neuen Ära in der klinischen Medizin (vgl. Kap. 14). Er gehörte ferner zu den Verfechtern der Theorie, daß **Epidemien durch Mikroorganismen hervorgerufen und durch Ansteckung übertragen werden.** Diese alte Theorie des *Fracastoro* war zu *Henle*s Zeit fast völlig aufgegeben worden. Ihre Wahrheit wurde später durch *Louis Pasteur* (1822 – 1895) und *Henle*s Schüler *Robert Koch* (1843 – 1910) nachgewiesen. Ein ausgezeichneter Mikroskopiker wie auch experimenteller Physiologe war der Tscheche *Jan Evangelista Purkinje*, der als erster das Mikrotom benutzte und die Flimmerbewegungen in den Zellen beschrieb. Mit seinem Namen wurden bestimmte Strukturen im Kleinhirn benannt. Er führte den Ausdruck **„Protoplasma"** ein und wies auf die Bedeutung von Fingerabdrücken zu Identifizierungszwecken hin.

Albert von Koelliker, der Autor des ersten Handbuchs über **Histologie** („Handbuch der Gewebelehre des Menschen", 1852), ist besonders bekannt wegen seiner Untersuchungen über die glatte Muskulatur und das Samentierchen. Er führte 1844 die Zelltheorie in die Embryologie ein. Im Jahre 1856 benutzte *Augustus Volney Waller* (1816 – 1870) bei der Untersuchung der Nervenbahnen die Erscheinungen der nervösen Entartung. Diese Forschungen waren für die Ausdehnung dieses schwierigsten Gebietes der mikroskopischen Anatomie von besonderer Bedeutung. 1882 erklärte *Walther Flemming* (1843 – 1905) den Mechanismus der Zellteilung. *Wilhelm Waldeyer* (1837 – 1921) baute aus früheren Arbeiten über Neuroanatomie 1891 seine Neuronentheorie auf. *Waldeyer* bewies ferner, daß Krebszellen aus Epithel-, nicht aus Bindegewebe stammen. Von ihm stammt die Bezeichnung für die **Chromosomen** („Über Karyokinese und ihre Beziehungen zu den Befruchtungsvorgängen", Archiv für mikroskopische Anatomie 32 (1888), S. 1 – 122). Ebenso trug er viel zum besseren Verständnis der Funktion der Tonsillen bei.

Die Entwicklung der Histologie hing weitgehend von der Konstruktion besserer Mikroskope und der Einführung der modernen **Einbettungs- und Färbemethoden** ab. Solange die Histologen ausschließlich mit Frischpräparaten arbeiten mußten, konnte eine große Zahl der Tatsachen, die heute dem Medizinstudenten bereits im ersten Jahr bekannt sind, nicht entdeckt werden. Die neuen Färbemethoden wurden unter anderem von *Joseph von Gerlach* (1820 – 1896), *Max Schultze*, dem Pathologen *Carl Weigert* (1845 – 1904) und seinem Vetter *Paul Ehrlich* (1854 – 1914) eingeführt. Die Paraffineinbettung wurde von dem Berliner Bakteriologen *Edwin Klebs* (1834 – 1913) 1869, die Formaldehydmethode von dem Freiburger Assistenzarzt *F. Blum* 1895 beschrieben.

Da die **Embryologie** von der **Histologie** kaum zu trennen ist, gingen die Entwicklungen auf beiden Gebieten ineinander über. Die Genfer *Jean Louis Prévost* (1790 – 1850) und *Jean Baptiste Dumas* (1800 – 1884) traten 1821 mit einer Reihe wichtigster Entdeckungen (Herkunft der Spermatozoen, Ort der Befruchtung, Furchung des befruchteten Eies etc.) hervor. *Karl Ernst von Baer* (1792 – 1876) dehnte das Gebiet der vergleichenden Embryologie über das Studium des Kükenembryos hinaus aus, der seit den Zeiten des *Aristoteles* das fast ausschließliche Studienobjekt der Embryologie gewesen war. Er beschrieb 1827 als erster das Ei des Säugetiers. Somit wurde die weibliche Geschlechtszelle fast 200 Jahre später als die männliche bekannt. *Von Baer* differenzierte ferner die Keimschichten, die von *Remak* endgültig beschrieben worden sind. Der ältere *Wilhelm His* (1831 – 1904) verfolgte die embryologischen Ursprünge der Gewebe und arbeitete mit Hilfe von Serienschnitten an der Rekonstruktion des Embryos. *Wilhelm Roux* (1850 – 1924) führte 1883 die experimentelle Embryologie ein.

Der erste große experimentelle Physiologe des 19. Jahrhunderts war *François Magendie* (1783 – 1855), der – typisch für die französischen Verhältnisse – gleichzeitig als Kliniker wirkte und nie Professor einer medizinischen Fakultät wurde. *Magendie* verkörperte in seinem Leben und Werk in hohem Maße die Abneigung des Naturwissenschaftlers des 19. Jahrhunderts gegenüber jeglicher Art von Theorien und breiteren Synthesen. Sein Hauptziel war, auf jedem Gebiet möglichst viele experimentelle Daten zu sammeln, ohne dabei irgendein Organsystem besonders zu bevorzugen. Am bekanntesten ist seine Entdeckung des **motorischen bzw. sensorischen Charakters der vorderen bzw. hinteren Spinalwurzeln.** Diese Entdeckung führte ihn zu einem bitteren Prioritätsstreit mit dem Chirurgen und Anatom *Sir Charles Bell* (1774 – 1842) (vgl. S.111). Ein weiterer bedeutender französischer Neurophysiologe der Zeit war *Marie Jean Pierre Flourens* (1794 – 1867), der mit seinem „noeud vital" in der Medulla oblongata die erste klare Beschreibung des **Atemzentrums,** das bereits vorher von *Julien Jean César Legallois* (1770 – 1814) beobachtet worden war, brachte. Seine besten Arbeiten stammen aus den zwanziger Jahren des 19. Jahrhunderts und beschäftigen sich mit der Funktion des Kleinhirns und den Bogengängen des Ohres. Auch er war nie Professor an einer medizinischen Fakultät. *Marshall Hall* (1790 – 1857) führte die Begriffe des **unbewußten**

Reflexes (bereits von *Willis, Bohn* und *Whytt* angedeutet) und des **traumatischen Schocks** ein. *Charles Bell* erklärte die Funktionen und die Zusammensetzung des fünften und des siebenten Hirnnerven. Es ist typisch für die damalige Lage der Physiologie in England, daß die drei bedeutendsten Physiologen *Marshall Hall, Augustus Volney Waller* (1816 – 1870) und *William Bowman* (1816 – 1892) ihr Brot als ärztliche Praktiker verdienen mußten.

Galls Theorien über die Lokalisierung der Funktionen in der Hirnrinde waren verlacht worden. Die Arbeit seines Anhängers *Bouillaud* über das Sprachzentrum hatte man gar nicht beachtet. Erst im Jahre 1861, als der große französische Chirurg und Anthropologe *Paul Broca* (1824 – 1880) ein Sprachzentrum in der vorher von *Gall* und *Bouillaud* erforschten Gegend beschrieb, wurde der Gedanke angenommen und damit ein völlig neues Gebiet für die Lokalisierungsuntersuchungen im menschlichen Gehirn eröffnet. In den siebziger Jahren stellten *Gustav Theodor Fritsch* (1838 – 1891), *Eduard Hitzig* (1838 – 1907) und *Sir David Ferrier* (1843 – 1928) die **sensorischen und motorischen Bezirke des Gehirns** dar. *Broca* wandte als erster das Lokalisationsprinzip praktisch auf die Hirnchirurgie an. *Friedrich Leopold Goltz* (1834 – 1902) machte in den sechziger Jahren wichtige Untersuchungen über den Schock und wenig später über enthirnte Tiere.

Ein Großteil des physiologischen Fortschritts im 19. Jahrhundert kam aus Deutschland, wo die von Physikern entwikkelte Apparatur in geschickter Weise bei physiologischen Experimenten verwendet wurde, wie das oft unterschätzte Wirken der drei Gebrüder *Weber* deutlich zeigt. *Wilhelm Eduard Weber* (1804 – 1891) war ein bedeutender Physiker und trug zur Erfindung des elektrischen Telegraphen bei. Der Physiologe *Ernst Heinrich Weber* (1795 – 1878) setzte den Begriff der **„Reizschwelle"** fest. Gemeinsam mit seinem Bruder *Eduard Friedrich Weber* (1806 – 1871) maß er die Geschwindigkeit der Pulswelle und wies den hemmenden Einfluß des Vagus nach. Die Brüder *Weber* wurden so die Väter des **Hemmungsbegriffes** in der Neurophysiologie.

Um 1840 verbanden sich vier junge deutsche Physiologen, *Emil Du Bois-Reymond, Hermann Helmholtz, Ernst Brücke* und *Carl Ludwig* (1816 – 1895), um eine neue und rein **physikalische Physiologie** zu schaffen. Wenn sie das letztere Ziel auch nicht erreichten, so haben sie doch Außerordentliches auf dem Gebiet der Physiologie geleistet. *Du Bois-Reymond* legte die Grundlagen der **modernen Elektrophysiologie,** während *Helmholtz* zahlreiche physikalische Erkenntnisse auf die Physiologie anwandte, um schließlich selbst Physiker zu werden. 1847 formulierte *Helmholtz* das Gesetz von der Erhaltung der Energie; nur wenige Jahre nach den Formulierungen von *Julius Robert von Mayer* (1814 – 1878) und *James Prescott Joule* (1818 – 1889) im Jahre 1840. Als Physiologe maß er die **Wärmeerzeugung des Muskels und die Geschwindigkeit des Nervenimpulses.** Er arbeitete an den Grundlagen der **Physiologie der Sinnesorgane,** in deren Verlauf er das Ophthalmoskop erfand (1851), und entwickelte die Grundbegriffe der **Akustik.** *Ludwig* beschäftigte sich vorwiegend mit der Physiologie von Herz und Kreislauf. Viele seiner ausgezeichneten Entdeckungen wurden in Doktorarbeiten seiner Schüler veröffentlicht. Ein so selbstloser und uneigennütziger Lehrer zog naturgemäß eine große Zahl von Schülern an, von denen einige, unter ihnen *William Henry Welch* (1850 – 1934), *Henry Pickering Bowditch* (1840 – 1911), *Franklin Paine Mall* (1862 – 1917) und *John Jacob Abel* (1857 – 1938), die amerikanische Medizin neu beleben sollten.

Die Begründung der physiologischen Chemie (Biochemie)

Der größte Teil der oben erwähnten Forschungsarbeit wurde im Rahmen physikalischer Begriffe mit physikalischen Apparaten ausgeführt. Die Fortschritte der Chemie um die Jahrhundertwende führten dazu, daß auch diese Disziplin für die Physiologie sehr wichtig wurde. In der ersten Hälfte des 20. Jahrhunderts überschattete sie schließlich die physikalischen Forschungsmethoden in der Physiologie. Es ist bezeichnend, daß um 1840 und später die meisten der wichtigen **Routineuntersuchungen des Urins** entwickelt wurden, darunter die Proben von *Johann Florian Heller* (1813 – 1871), *Hermann Christian Fehling* (1812 – 1885), *Max Josef von Pettenkofer* (1818 – 1901), *Carl August Trommer* (1806 – 1879) und *Henry Bence Jones* (1813 – 1873). Der bedeutende Chemiker *Justus von Liebig* (1803 – 1873) aus Gießen bereicherte die chemische Physiologie durch seine Aufteilung der Grundnährstoffe in Kohlehydrate, Eiweiße und Fette. *Achille Adrien Proust* (1834 – 1903) analysierte vor allem die **Kohlehydrate** und *Michel Eugène Chevreuil* (1786 – 1889) die **Fette.** Der Gedanke, den **Eiweißstoffwechsel** durch die Bestimmung des **Stickstoffgehaltes im Urin** zu messen, stammt ebenfalls von *Liebig*. Die Synthese einer organischen Verbindung, wie etwa der des **Harnstoffes,** durch seinen Freund *Friedrich Wöhler* (1800 – 1882) im Jahr 1828 war von großer prinzipieller Bedeutung („Über künstliche Bildung des Harnstoffes"). Damit verschwand die romantische Idee, daß die organische Chemie ihre eigenen Gesetze habe.

Gemeinsam mit *Max von Pettenkofer* führte ein Schüler *Liebigs*, *Carl von Voit* (1831 – 1908), die Entwicklung der Bestimmung des Grundstoffwechsels auf einen außerordentlich hohen Stand. Durch den Einfluß von *Emil Du Bois-Reymond, Francis Gano Benedict* (1870 – 1957) und *Wilbur Olin Atwater* (1844 – 1907) faßte *Voits* Schule auch in den Vereinigten Staaten Fuß. *Voits* Werk wurde von seinem Schüler *Max Rubner* (1854 – 1932) ergänzt, der entdeckte, daß der Stoffwechsel der Körperoberfläche proportional ist. *Rubner* bestimmte ferner die spezifische dynamische Wirkung der Nahrung beim Stoffwechsel, mit der sich schon *Jean Baptiste Auguste Chauveau* (1827 – 1917) beschäftigt hatte. Diese **Stoffwechseluntersuchungen** ermöglichten die Einführung einer neuen wissenschaftlichen Diätetik, die bisher völlig empirisch gewesen war.

Mit der Entdeckung des Enzyms **Pepsin** durch *Schwann* im Jahre 1833 begann ein neues Kapitel im Verständnis der Verdauungsvorgänge. Auf diesem Gebiet, und zwar besonders im Hinblick auf die Funktionen des Pankreassaftes, machte *Claude Bernard* (1813 – 1878), ein Schüler *Magendies*, einige seiner berühmtesten Entdeckungen (Abb. 32). *Bernard* hatte als Dramatiker begonnen, wurde jedoch durch einen Kunstkritiker glücklicherweise überredet, seine Talente der Medizin zu widmen. Gelegentlich der Entdeckung des Glykogenaufbaus in der Leber prägte *Bernard*, der seit 1853 als Professor für Physiologie an der Sorbonne in Paris wirkte, den Ausdruck **„innere Sekretion"**, der heute in etwas anderem Sinne gebraucht wird. Seine Entdeckung zeigte zum ersten Mal, daß der Körper im Stoffwechselprozeß ebenso aufbaut, wie er abbaut. Im Laufe seiner Glykogenuntersuchungen gelang es *Bernard*, durch Punktion einer bestimmten Gegend des vierten Ventrikels im Tierversuch einen **künstlichen Diabetes mellitus** zu erzeugen. Zu den größten Leistungen auf dem Gebiet der Physiologie gehört *Bernards* Klärung von Funktion und Natur der vasomotorischen Nerven. Das **Vasomotorensystem** bedeutete ihm einen wichtigen Faktor in der Schaffung dessen, was er „inneres Milieu" nannte, nämlich die Gesamtheit der Bedingungen, die die Warmblüter von äußeren Einflüssen relativ unabhängig machen.

Durch Krankheit am Experimentieren gehindert, wandte sich *Bernard* der Abfassung theoretischer Schriften zu. In seiner berühmten, 1865 veröffentlichten „Einführung in die experimentelle Medizin" formulierte er die philosophischen Grundgedanken der Physiologen des 19. Jahrhunderts. Diese unübertroffene Schrift hat vielleicht am meisten dazu beigetragen, *Bernard* zum Symbol der Physiologie des 19. Jahrhunderts zu machen. Aus dem Inhalt von *Bernards* Notizbüchern, die nach seinem Tode veröffentlicht wurden, geht hervor, daß dieses Werk das gründlich durchdachte Ergebnis lebenslanger Überlegungen und innerer Konflikte darstellte, die vor der Öffentlichkeit verborgen worden waren. Denn Gegner der **Vivisektion** (lat. vivus, a, um = lebend; secare = schneiden; Eingriffe am lebenden Tier, das seit 1846 narkotisiert werden konnte) bereiteten *Bernard*, der seine Kenntnisse vor allem durch das

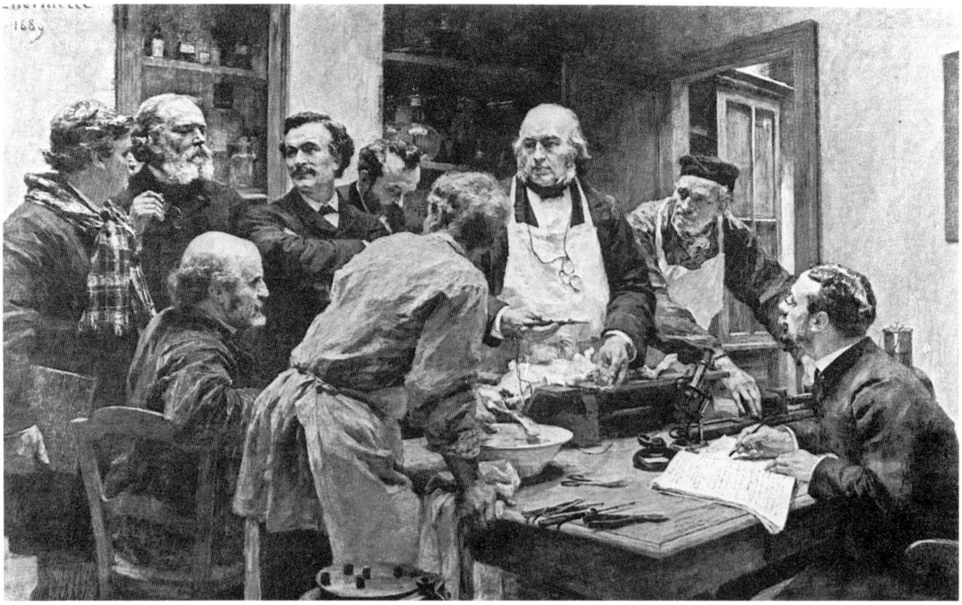

Abb. 32 *Claude Bernard* im Labor bei der Demonstration eines physiologischen Versuches am Kopf eines Kaninchens, um einen künstlichen Diabetes zu erzeugen.
Gemälde von *Léon-Auguste Lhermitte* 1889.
Académie de Médecine, Paris

Tierexperiment gewann, große Schwierigkeiten.

Charles Edouard Brown-Séquard (1817 – 1894), ein weiterer bedeutender Experimentator des 19. Jahrhunderts, wurde als Sohn eines amerikanischen Vaters und einer französischen Mutter auf der Insel Mauritius geboren und wirkte in den Vereinigten Staaten, Frankreich und England. Seine Entdeckung der vasomotorischen Nerven ging der Entdeckung *Bernards* voraus, wenn er auch zu Lebzeiten *Bernards* immer in dessen Schatten stand. *Brown-Séquard* eröffnete die Ära der **Hormontherapie** und der intensiven Beschäftigung mit **Endokrinologie.** 1889 führte er an sich selbst Versuche mit **Hodenextrakten** durch. Dadurch erkrankte er noch mit 72 Jahren an Keuchhusten. Experimentelles Arbeiten auf dem Gebiet der Endokrinologie durch Männer wie *Arnold Adolph Berthold* (1803 – 1861), *Moritz Schiff* (1823 – 1896) und *Brown-Séquard* ging bis in die Jahre um 1840 und 1850 zurück. Bedeutung erlangte die Hormonforschung jedoch erst nach *Brown-Séquards* Experimenten in den achtziger Jahren.

Die Untersuchungen *Paul Berts* (1830 – 1886), des Lieblingsschülers von *Claude Bernard*, über die physiologischen Wirkungen von Veränderungen des Luftdrucks, einschließlich der Wirkungen von Luftunterdruck wie von Luftüberdruck, waren für die Luftfahrtmedizin von grundlegender Bedeutung. Sein 1878 geschriebenes Buch mußte noch im Zweiten Weltkrieg ins Englische übersetzt werden, um es für praktische Zwecke auswerten zu können.

Die physiologische Chemie wurde unter der Führung *Felix Hoppe-Seylers* (1825 – 1895) zu einer wesentlichen Disziplin der Medizin. Die Laufbahn *Hoppe-Seylers*, eines Schülers von *Virchow*, erschien zu Beginn so hoffnungslos, daß er vorhatte, in die Vereinigten Staaten auszuwandern. Seine bekanntesten Arbeiten behandeln die **Blutchemie.** Er entdeckte im Jahre 1862 das **Hämoglobin** („Über das Verhalten der Blutfarbstoffe im Spectrum des Sonnenlichtes“).

Neue Fortschritte in der pathologischen Anatomie

Im Jahre 1846 veröffentlichte *Karl von Rokitansky*, zu jener Zeit unbestritten führend auf dem Gebiet der **pathologischen Anatomie,** in Wien den ersten Band seines „Handbuches der allgemeinen pathologischen Anatomie". Mit seiner ausgedehnten lokalistischen Arbeit nicht zufrieden, versuchte er, in der Form einer Doktrin von „Dyskrasien" eine synthetische Theorie der Pathologie zu schaffen. Seine tatsächlichen Unterlagen waren bedauerlicherweise unzulänglich, und das Ergebnis war nur ein Rückfall in die spekulative Humoralpathologie. Diese Theorie wurde in einer Besprechung von einem jungen Berliner Pathologen *Rudolf Virchow* völlig zerpflückt. In späteren Auflagen des Buches ließ *Rokitansky* die angegriffenen Passagen nicht mehr mitdrucken.

Virchow hatte damals die Aufmerksamkeit der Ärzteschaft bereits durch seine Entdeckung der **Leukämie** und seine experimentellen Untersuchungen von **Embolie** und **Thrombose,** deren Bezeichnungen er prägte, auf sich gezogen. In seinen Untersuchungen widerlegte er *Cruveilhier*s übermäßig vereinfachte Ableitung aller Krankheiten von der **Phlebitis.** Es sei übrigens daran erinnert, daß eine derartige Überschätzung der **Venenentzündungen** in einer Zeit verständlich war, in der das pathologische Material weitgehend von Fällen mit Wundgangrän und Kindbettfieber, die in den Krankenhäusern der damaligen Zeit grassierten, stammte.

Virchow symbolisiert den Übergang von der makroskopischen zur mikroskopischen Anatomie auf dem Gebiet der Pathologie. Er bereicherte die Pathologie in den folgenden Jahrzehnten mit Hunderten von Einzeluntersuchungen. Er entdeckte Amyloid, Hämatoidin und Myelin; er arbeitete über Bindegewebe und Entzündung; er studierte **Tumoren** (1863) und **Trichinose** (1864). Doch noch wichtiger als diese Einzelleistungen war seine Festlegung von Grundprinzipien, die bis heute die pathologische Anatomie beherrschen. In seiner **„Cellularpathologie"**, die 1858, ein Jahr vor *Charles Darwin*s (1809 – 1882) „Origin of Species", veröffentlicht wurde, wies er nach, daß die Zelle die letzte Einheit pathologischer Störungen wie auch des normalen Lebens ist (Abb. 33). Erst durch die Anwendung dieses Kriteriums war es möglich, eine überwältigende Menge von Einzelfakten zu ordnen. *Virchow*s Nachweis, daß jede Zelle das Produkt einer anderen Zelle ist, war für die allgemeine Biologie von großer Bedeutung. Es ist interessant festzustellen, daß die Zellulartheorie als Grundtheorie der Pathologie fast zu gleicher Zeit wie die Atomtheorie als die der Physik entwickelt wurde.

Während der zweiten Hälfte des 19. Jahrhunderts wurde *Virchow* der bestbekannte und am meisten geachtete Mediziner seiner Zeit, eine Art „Papst" der Medizin. Es ist bezeichnend für den Geist der Zeit, daß diese führende Rolle jetzt von einem Mann des Labors übernommen wurde. Seine einzigartige Stellung gab gelegentlich falschen Auffassungen, wie es z. B. seine Ansichten über Tuberkulose und Diphtherie waren, mehr Gewicht, als sie verdienten. Auf der anderen Seite wurde ihm zu Unrecht ein mangelndes Verständnis für die neue **Bakteriologie** und die neuen **Entwicklungstheorien** vorgeworfen. Beim Lesen von *Virchow*s Schriften gegen seine ehemaligen Schüler *Arnold Carl Klebs* (1870 – 1943) und *Ernst Haeckel* (1834 – 1919) wird deutlich, wie er lediglich gesunde wissenschaftliche Skepsis gegen gefährlichen Enthusiasmus verteidigte.

*Virchow*s vielseitige praktische Tätigkeit im Labor und am Sektionstisch isolierte ihn nicht von seiner Umwelt. Seine Teilnahme an der Revolution im März 1848 in Berlin legte ihm als Prosektor an der Berliner Charité große Einschränkungen auf. Er ging 1849 nach Würzburg, wo er bis 1856 lehrte. Nach seiner Rückkehr nach Berlin, wo er das nach seinen Vorstellungen neu errichtete Institut für Pathologie übernahm, leitete er die liberale Opposition in Preußen während der entscheidenden sechziger Jahre, bis *Otto von Bismarck* (1815 – 1898), dessen entschiedender Gegner *Virchow* war, 1870/71 endgültig die Oberhand gewann, als er den deutsch-französischen Krieg für Preußen gewinnen konnte. Wäh-

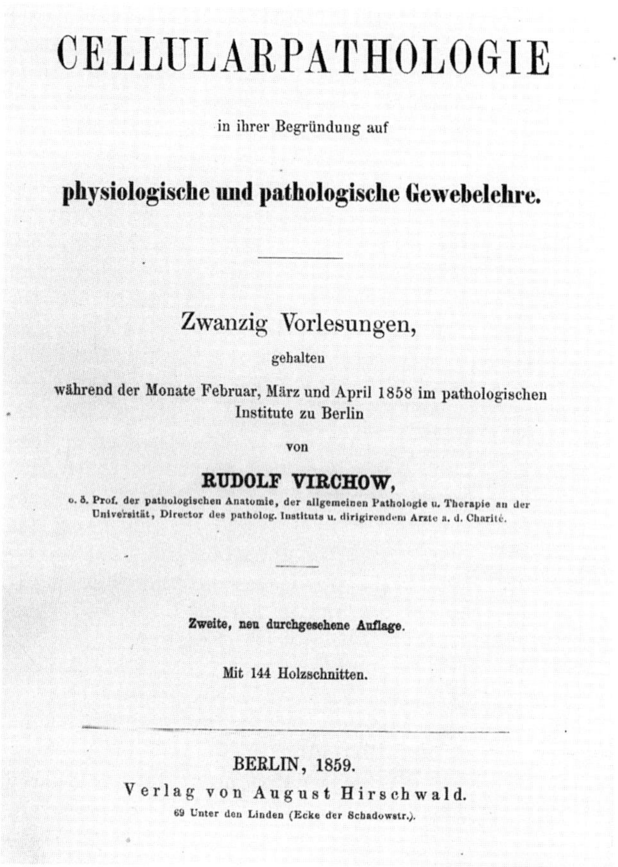
CELLULARPATHOLOGIE

in ihrer Begründung auf

physiologische und pathologische Gewebelehre.

Zwanzig Vorlesungen,

gehalten

während der Monate Februar, März und April 1858 im pathologischen Institute zu Berlin

von

RUDOLF VIRCHOW,

o. ö. Prof. der pathologischen Anatomie, der allgemeinen Pathologie u. Therapie an der Universität, Director des patholog. Instituts u. dirigirendem Arzte a. d. Charité.

Zweite, neu durchgesehene Auflage.

Mit 144 Holzschnitten.

BERLIN, 1859.

Verlag von August Hirschwald.

69 Unter den Linden (Ecke der Schadowstr.).

Abb. 33 *Rudolf Virchow* veröffentlichte 1858 sein epochemachendes Werk „Die Cellularpathologie in ihrer Begründung auf physiologische und pathologische Gewebelehre". Damit wurde die Lehre von den Zellen zur Grundlage der modernen Pathologie.
Titelblatt der 2. Aufl. von 1859

rend der letzten dreißig Jahre seines Lebens beschäftigte *Virchow* sich fast ausschließlich mit **Anthropologie** und prähistorischer Archäologie; Disziplinen, als deren Begründer er in Deutschland anzusehen ist. *Virchow* war ferner an der **öffentlichen Gesundheitspflege** stark interessiert. Seinen Bericht über die **Fleckfieberepidemie** in Oberschlesien im Jahre 1848 sah er als das entscheidende Ereignis seines Lebens an. Seine **soziale Theorie der Epidemien** und sein Ausspruch: „Die Medizin ist eine soziale Wissenschaft", sind wohlbekannt. Die Umwandlung Berlins in eine gesunde Stadt war weitgehend sein Werk, sowohl in seiner Eigenschaft als Kommunalpolitiker, der bis kurz vor seinem Tod dem Berliner Stadtparlament angehörte, als auch als sozial engagierter Mediziner.

Zu den vielen begabten Schülern *Virchows* gehörten der bereits erwähnte *Hoppe-Seyler* und die Pathologen *Friedrich Daniel von Recklinghausen* (1833 – 1910) und *Julius Cohnheim* (1839 – 1884). *Recklinghausen*, als Sohn eines Lehrers in Gütersloh geboren, wurde nach Ausbildungsjahren in Berlin an dem dortigen Institut für Pathologie 1872 an die Universität Straßburg berufen. Nach ihm sind zwei Krankheitsbezeichnungen benannt: Recklinghausensche Neurofibromatosis generalisata und Recklinghausensche Osteodystrophia fibrosa generalisata. *Cohnheim* erläuterte den **zellularen Mechanismus der Entzündung,** indem er die Wanderung der Leukozyten durch die Gefäßwände experimentell nachwies. *Virchow* hatte an eine örtliche Leukozytenbildung bei der Entzündung geglaubt.

Begründung der klinischen Pharmakologie

Die Behandlung mit Arzneimitteln war bisher rein empirisch gewesen. Die Fortschritte der experimentellen Methoden in der Physiologie sowie der offensichtliche Fortschritt der chemischen Analyse führten naturgemäß dazu, diese Methoden zur Prüfung von Arzneimitteln heranzuziehen. Damit war eine neue Wissenschaft, die Pharmakologie, geboren.

Nicht zufällig war ein führender Physiologe, *Magendie*, einer der Väter der modernen Pharmakologie. Die neuzeitliche Pharmakologie war erst möglich, nachdem Pharmazeuten aus den rohen Drogen genügend **Reinsubstanzen** isoliert hatten. Die ersten Substanzen, die isoliert wurden, gehörten zur Familie der **Alkaloide.** Der Apotheker *Friedrich Wilhelm Sertürner* (1783 – 1841) gewann 1806 in Paderborn aus dem Opium das Morphin. *Joseph Pelletier* (1788 – 1842) und *Bienaimé Caventou* (1795 – 1877) fanden 1819 das Strychnin und 1820 das Chinin. *Magendie* arbeitete mit Strychnin, Morphium, Emetin, den Bromiden und Jod. Sein Schüler *Bernard* analysierte die Wirkung von Opium, Nikotin, Äther und Curare.

In Deutschland wurde die Pharmakologie als selbständiges Fach von *Rudolf Buchheim* (1820 – 1879) begründet. Sein Schüler *Johann Ernst Oswald Schmiedeberg* (1838 – 1921) führte grundlegende pharmakologische Untersuchungen, besonders über Digitalis und Histamin, durch. Er wurde der Schöpfer einer über die ganze Welt verbreiteten Schule (vgl. S. 164).

In England versuchten *Alexander Crum Brown* (1838 – 1922) und *Thomas Frazer* 1841 – 1920) chemische Konstitution und pharmakologische Wirkungen in Verbindung zu bringen. *Sir Thomas Lauder Brunton* (1844 – 1916) analysierte Herzmittel und wandte Amylnitrit bei Angina pectoris an. In den achtziger Jahren wurden durch die schnell wachsende Pharmaindustrie synthetische Arzneimittel eingeführt, in der Hauptsache Antipyretika, wie zum Beispiel Antipyrin, Salipyrin, Antifebrin und Sulfonal. Aus diesen Anfängen entwickelte sich im 20. Jahrhundert die Wissenschaft von den spezifischen Mitteln oder die Chemotherapie, die in einem späteren Kapitel erörtert werden soll.

Die naturwissenschaftlichen Grundlagenfächer vermittelten der Medizin ein bisher beispielloses Wissen von den verwickelten Strukturen des menschlichen Körpers. Sie lieferten die Möglichkeit, eine Verbindung zwischen pathologischen Symptomen und Veränderungen an diesen Strukturen herzustellen; sie ermöglichten ein besseres Verständnis der Hauptfunktionen des Körpers – Atmung, Kreislauf, Verdauung, Stoffwechsel, Tätigkeit der Nerven, innere Sekretion und Fortpflanzung; sie ließen eine objektivere Messung dieser Funktionen und ihrer Abweichungen vom Normalen zu; und sie erlaubten die **therapeutischen Eingriffe zu dosieren** und ihre Wirkung vorauszubestimmen. Diese neuen Grundlagen mußten einen entscheidenden Einfluß auf die weitere Entwicklung der klinischen Medizin haben.

14 Die klinische Medizin in der zweiten Hälfte des 19. Jahrhunderts

Die enormen Fortschritte von Histologie, Pathologie, Physiologie und Pharmakologie führten in der zweiten Hälfte des 19. Jahrhunderts zur Entwicklung einer neuen, grundlegenden Disziplin in der klinischen Medizin, die noch immer gilt. Einer ihrer Vorkämpfer, *Claude Bernard*, stellte fest, daß das **Laboratorium** das „Heiligtum" der Medizin sei. So kann die neue Periode wohl auch als die der Labormedizin charakterisiert werden, im Gegensatz zur Bibliothekenmedizin des Mittelalters, der Krankenbettmedizin von *Boerhaave* und *Sydenham* und der Krankenhausmedizin von *Laennec*, *Stoll* und *Graves*. Die Labormedizin, welche unmittelbare Sinneseindrücke durch Zahlenwerte ersetzt hat, zeigte eine unverkennbare Tendenz, zu einer „abstrakten Medizin" heranzureifen. In dieser neuen Entwicklung spielte Deutschland eine führende Rolle, da es nur hier eine große Anzahl hauptamtlicher medizinischer Wissenschaftler gab.

Etwa zur gleichen Zeit, als *Helmholtz, Ludwig, Bruecke* und *Du Bois-Reymond* ihre Zusammenarbeit auf dem Gebiet der Physiologie begannen, riefen einzelne Gruppen junger deutscher Ärzte neue **medizinische Fachzeitschriften** ins Leben, um eine klinische Medizin zu schaffen. *Carl Reinhold August Wunderlich* (1815–1877), *Wilhelm Roser* (1817–1888) und *Wilhelm Griesinger* (1817–1868) gaben 1842 das „Archiv für physiologische Heilkunde" heraus; *Henle* und *Karl Pfeufer* (1806–1869) 1844 die „Zeitschrift für rationelle Medizin"; und *Virchow* und *Benno Reinhardt* (1819–1852) begründeten 1847 das „Archiv für pathologische Anatomie und Physiologie und für klinische Medizin". Im Wettstreit um die Verfolgung desselben Ziels kämpften diese Ärzte wiederholt gegeneinander, aber ihr grundsätzlicher Standpunkt war derselbe. Sie traten energisch gegen die romantische Vergangenheit auf, die die deutsche Medizin in eine Sackgasse hohler Spekulationen geführt hatte. Gleichzeitig weigerten sie sich jedoch, mit der Art der Medizin zufrieden zu sein, die von den Schulen in Paris und Wien vertreten wurde. Sie lehnten den „ontologischen Standpunkt" dieser Schulen, wie sie ihn nannten, ab; die Medizin sollte sich in erster Linie mit dem Studium gestörter Funktionen beschäftigen und nicht mit der künstlichen Konstruktion von Krankheitseinheiten. Auch den rein anatomischen Standpunkt von Paris und Wien lehnten die jungen Deutschen ab. Sie behaupteten, daß das, was auf dem Sektionstisch zu beobachten sei, nur das Endergebnis eines pathologischen Prozesses, nicht den Prozeß selbst, darstelle. Dieser Prozeß könne nur durch das Studium der gestörten Funktion erkannt werden. Damit wurde **„pathologische Physiologie"** zum Schlagwort der neuen Schule. Hier ist der Einfluß des französischen Pathologen *Broussais* deutlich zu erkennen.

Die Zukunft sollte zeigen, daß diese Kritik des ontologischen Standpunktes voreilig geschah. Der Fehler von *Pinel* und *Schoenlein* lag nicht in der Konstruktion von Krankheitseinheiten als solcher, sondern in der Konstruktion von falschen. Die „ontologischen" Identitäten von Krankheiten eines *Laennec* oder eines *Bretonneau* sind durch die Entdeckungen der Bakteriologie voll bestätigt worden. Auf der anderen Seite war das Eintreten der Reformatoren für eine pathologische Physiologie im Gegensatz zu einem rein anatomischen Blickwinkel gesund und fortschrittlich. Ebenso wie sich die Anatomie von *Vesal* zu *Harvey*, von der Morphologie zur Physiologie entwickeln mußte, so mußte die Klinik vom Studium pathologischer Strukturen zum Studium pathologischer Funktionen fortschreiten, da das eine das andere bedingte.

Die Synthese der neuen medizinischen Grundlagenfächer mit der Klinik

Das Vergleichen und Abwägen von Laborergebnissen und mit der klinischen Beobachtung war keineswegs eine leichte Aufgabe; sie ist auch heute noch schwierig. Es verging einige Zeit, bis die neue Klinik mehr wurde als lediglich ein Anhang des Laboratoriums. Zwei hervorragende Vertreter ihrer frühen Stadien sind die Berliner Kliniker *Friedrich Theodor von Frerichs* (1819–1885), der sich besonders mit Leberkrankheiten beschäftigte, und *Ludwig Traube* (1818–1876), der Lungenentzündung, Nieren- und Herzkrankheiten experimentell erforschte. Systematische Untersuchungen über **Temperaturveränderungen bei Krankheiten** wurden in den sechziger Jahren von *Carl Reinhold August Wunderlich* durchgeführt. Das war **pathologische Physiologie** in ihrer besten Form. Doch gehört es zur Ironie der Geschichte, daß *Wunderlich*, der zu Beginn die „Ontologie" so heftig bekämpft hatte, zum Schluß eine eigene konstruierte mit einer Theorie der **spezifischen Fieberkurven** für spezifische Krankheiten. *Wunderlich*s Untersuchungen lösten die sogenannte **„antipyretische Welle"** aus, während der Fieber rücksichtslos unterdrückt wurden, besonders mit den neuen synthetischen Mitteln wie Salizylsäure, Antipyrin und Phenazetin. Einer der repräsentativsten und vielseitigsten Kliniker jener Zeit war *Adolf Kussmaul* (1822–1902), der 1859 über die Psychologie des Neugeborenen und 1860 über die Periarteriitis nodosa schrieb. Er wies 1874 die Rolle der Azetonämie beim diabetischen Koma nach. 1877 veröffentlichte er ein ausgezeichnetes Buch über „Die Störungen der Sprache", in dem er den Begriff der „Wort-Blindheit" bei **Aphasie** prägte.

Die Einführung der Magenpumpe zur Behandlung von Magenkrankheiten im Jahre 1867 eröffnete den Weg zur Untersuchung des Magens und seiner Physiologie. Das Studium **physiologischer Funktionen** gewann immer mehr an Bedeutung und wurde schließlich das Credo der neuen klinischen Medizin.

Gerade auf dem Gebiet der Magenkrankheiten wandte sich das Interesse der Kliniker zuerst von der Untersuchung der Struktur zur Untersuchung der Funktion. Beweglichkeit, Sekretion und Verdauungsfähigkeit des Magens wurden dem Kliniker damals wichtiger als seine postmortale Morphologie oder die akustischen Erscheinungen, die während des Lebens zu beobachten waren. *Carl Anton Ewald* (1845–1915) und *Ismar Boas* (1858–1938) entwickelten **Probemahlzeiten zur Untersuchung der Magenfunktion.** Zu den Pionieren des funktionellen Standpunktes gehörte *Ottomar Rosenbach* (1851–1907), der in den siebziger Jahren behauptete, daß die Funktion wichtiger sei als die Struktur. Er begann deshalb anatomische durch funktionelle Diagnosen zu ersetzen und z. B. für den Begriff der Herzerweiterung den der **Herzinsuffizienz** einzusetzen. So nützliche Begriffe, wie der der **„latenten Reservekraft"** der Organe, wurden von ihm geprägt.

Funktionelles Interesse beherrschte auch den Kardiologen *James Mackenzie* (1853–1925) in seinen Untersuchungen über die Unregelmäßigkeiten des Herzschlags. An die Krankheiten von Niere und Leber wurde in ähnlicher Weise herangegangen. Wenn auch die modernen Untersuchungen zum **Nachweis** von **Harnstoff, Bilirubin** und **Zucker** im Blut jüngeren Datums sind, so wurden die Prinzipien, die ihnen zugrunde liegen, welche im wesentlichen die Funktion untersuchen, bereits in der zweiten Hälfte des 19. Jahrhunderts festgelegt. *Friedrich von Müller* (1858–1941) und *Adolf Magnus Levy* (geb. 1865) zeigten, daß der Zustand **innersekretorischer Drüsen** wie z. B. der Schilddrüse, durch Untersuchung der Stoffwechselfunktion festgestellt werden konnte.

Bernard Naunyn (1839–1925) beschäftigte sich vorwiegend mit der Untersuchung von Diabetes und Gallensteinen. In seiner komfortablen, neu errichteten Klinik für Innere Medizin an der Universität in Straßburg führten *Oscar Minkowski* (1858–1931) und *Joseph von Mering* (1849–1908) 1889 das entscheidende Experiment durch, das bewies, daß der **Diabetes** auf einer **Erkrankung des Pankreas** beruht. Der Versuch selbst – **die Exstirpation des Pankreas bei Hunden** – war bereits 1638 von dem Schweizer *Johann Conrad Brunner* durchgeführt worden. Doch man hatte die Konsequenzen daraus noch nicht verstehen können. Neben *Mackenzie* waren typische Vertreter der Labormedizin in England *Sir Thomas Clifford Allbutt*(1836 – 1925) und der Kanadier *Sir William Osler* (1849 – 1919), der viele Jahre in den Vereinigten Staaten von Amerika arbeitete. Die eigentlich großen klinischen Leistungen in England und Frankreich lagen in dieser Periode auf dem Gebiet der Neurologie (vgl. S. 146).

Die Verwendung von Laborwerten aus der Physiologie, experimentellen Pathologie und Pharmakologie trug wesentlich zur Vermehrung der klinischen, besonders der diagnostischen Kenntnisse bei, wenn auch die Ergebnisse mehr allmählich als schlagartig gewonnen wurden. Selbst diese neue Art der Forschung drang nur selten zu den tatsächlichen Krankheitsursachen vor und die therapeutischen Folgerungen aus ihr ergaben sich erst im 20. Jahrhundert. Die frühen Ergebnisse genügten, um die wissenschaftlich eingestellten Ärzte zu begeistern. Doch mußte diese Begeisterung auch den Durchschnittspraktiker und den Laien ergreifen, bevor die wissenschaftliche Medizin ihren heutigen Stand erreichen konnte. Dazu mußten aus den Laboratorien Resultate kommen, die sich in kurzer Frist praktisch anwenden ließen und dadurch auf breitere Kreise der Heilkunde dramatisch wirkten.

Dieses entscheidende Ereignis war die Entdeckung, daß **Infektionskrankheiten durch Mikroorganismen** verursacht werden. Aus dieser sensationellen Erkenntnis erwuchs die neue Wissenschaft der Bakteriologie. Damit konnte die jüngste der Grundwissenschaften entstehen, von der im folgenden Kapitel noch ausführlich zu sprechen sein wird. In den siebziger und achtziger Jahren des 19. Jahrhunderts wurde ein pathogener Organismus nach dem anderen nachgewiesen. **Vakzination, Serumtherapie** und **Vorbeugungsmaßnahmen** wurden in rascher Folge entwickelt. Damit begann der erfolgreiche Kampf gegen ganze Krankheitsgruppen. Diese Ereignisse bewiesen dann endgültig Wert und Bedeutung der Labormedizin.

15 Die Ära der Bakteriologie

Die Vorstellung, daß die epidemischen Krankheiten durch **Ansteckung** übertragen und durch Mikroorganismen, **„Samen"** oder winzige Tierchen verursacht würden, bedeutete eigentlich in der Mitte des 19. Jahrhunderts nichts Neues. Die Theorie war von *Fracastoro* im 16. Jahrhundert vorgebracht und von *Athanasius Kircher* (1602 – 1680) im 17. und von *Giovanni Maria Lancisi* (1654 – 1720) und *Linné* im 18. Jahrhundert verfochten worden. Als sie am wenigsten geachtet wurde, verkündete *Jacob Henle* sie im Jahre 1840 erneut, als er vom „Contagium vivum" sprach. Dadurch erschien er aber seinen Zeitgenossen nicht als Vorläufer einer neuen Ära, sondern als ritterlicher Verteidiger eines altmodischen Irrtums. Epidemiologische Erfahrungen mit Gelbfieber, Flecktyphus und Cholera, bei denen sich die Quarantäne als vollkommen unwirksam erwiesen hatte, unterstützten die Behauptungen der Antikontagionisten, die die Ansteckung verneinten. Unter ihnen befanden sich bedeutende Wissenschaftler wie *Magendie, Villermé, Bouillaud* und *Corrigan.*

Nach einer lebendigen Ursache der Ansteckung zu suchen, war durchaus nicht modern in einer Periode, in der der Glaube an die Aussichten der Chemie nahezu unbegrenzt war. So konnte sich der Chemiker *Justus von Liebig* erfolgreich über den deutlichen Nachweis der Rolle, die lebende Formen bei chemischen Prozessen spielen, hinwegsetzen. So wurden die Forschungsergebnisse, die *Charles Cagniard de la Tour* (1777 – 1859) 1836 und *Schwann* und *Kützing* 1837 für die **Hefe** bei der **Gärung** aufzeigten, eine Zeitlang kaum beachtet.

In der zweiten Hälfte des 19. Jahrhunderts bahnte sich allmählich ein Wandel in den medizinischen Ansichten an. Dies war zum Teil einfach die pendelartige Rückkehr zu einer früheren Einstellung, da sich die Ablehnung der Erkenntnisse über die Infektion bei den Choleraepidemien von 1830/31 als unwirksam erwiesen hatte. Ein mehr positiver Faktor war die rasche Zunahme der Beweise für die Verursachung von Krankheiten durch Mikroorganismen. Ein sehr wichtiger Schritt in dieser Richtung wurde getan, als der Rechtsanwalt *Agostino Bassi* (1773 – 1856) 1835 nachwies, daß bestimmte ansteckende Krankheiten der Seidenraupe durch Pilze hervorgerufen werden. Diese Entdeckung führte *Bassi* zu weitreichenden Schlußfolgerungen über die allgemeine Natur der **ansteckenden Krankheiten.** 1837 wies der französische Arzt *Donné*, der als einer der ersten Mikroskopiekurse für Studenten der Medizin in Paris abhielt, das pathogene Protozoon „Trichomonas vaginalis" und 1839 *Schoenlein*, damals Kliniker in Zürich, den **Favuserreger** nach (vgl. S.109). *David Gruby* (1810 – 1898) beschrieb 1844 andere **Pilze,** die Hautkrankheiten verursachen.

Im Jahre 1850 wurden schließlich die **Bakterien** in die Liste der **Mikroorganismen,** die Krankheiten erzeugen können, aufgenommen. Als erster hatte der schon genannte niederländische Naturforscher *Leeuwenhoeck* Mikroorganismen unter dem Mikroskop 200 Jahre zuvor gesehen. Sie waren gründlich von dem dänischen Naturforscher *Otto Friedrich Müller* (1730 – 1784) im 18. Jahrhundert und dem Wissenschaftler *Christian Gottfried Ehrenberg* (1795 – 1876) und dem Botaniker *Ferdinand Cohn* (1828 – 1898) im 19. Jahrhundert studiert worden. Bis dahin hatte man jedoch ihre pathogenen Eigenschaften noch nicht erkannt. *Casimir Davaine* (1812 – 1882) und *Pierre Rayer* (1793 – 1867) entdeckten 1850 den **Milzbrandbazillus** in dem Blut von Tieren, die an Milzbrand gestorben waren, und konnten diese Krankheit erfolgreich übertragen. 1855 veröffentlichte *Franz Aloys Pollender* (1800 – 1879) die gleiche Entdeckung, die sich auf Beobachtungen stützte, die er im Jahre 1849 gemacht hatte.

Es war kein Zufall, daß das erste pathogene Bakterium, das entdeckt wurde, eines

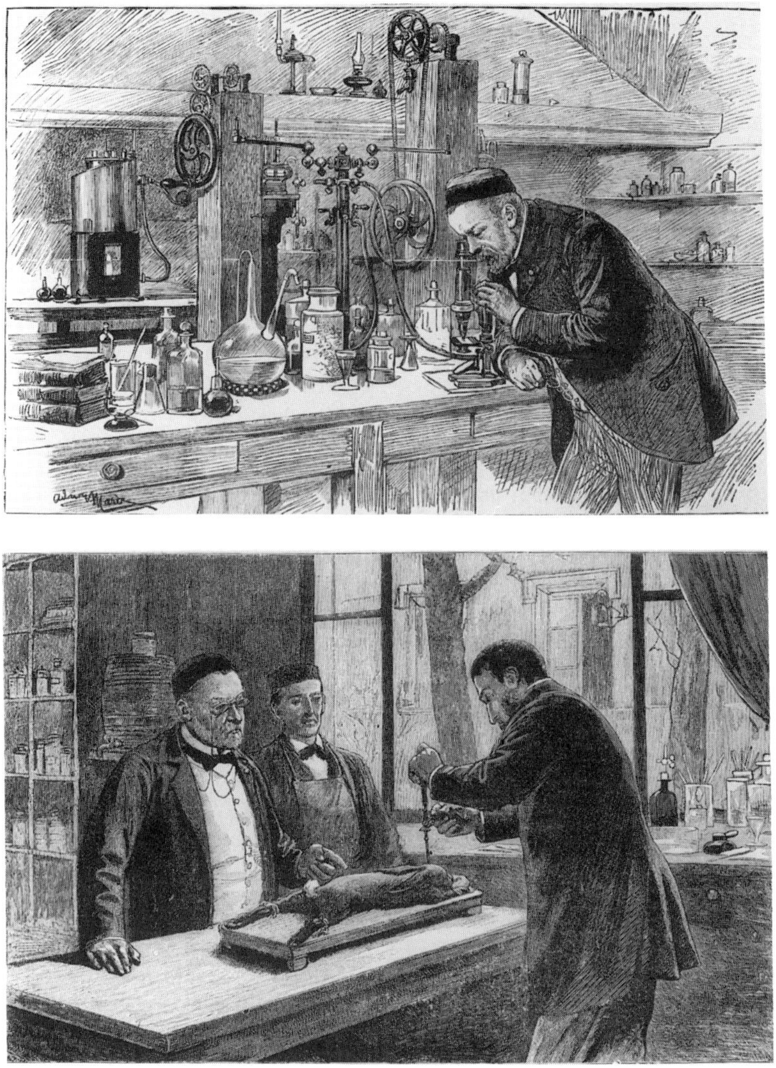

Abb. 34 *Louis Pasteur* in seinem Labor am Mikroskop und bei dem Impfversuch eines Kaninchens.
Holzschnitt um 1890

der größten war. *Davaine*, ein Allgemeinpraktiker, hatte nicht einmal ein Labor. Er hielt seine Versuchstiere in dem Garten eines Freundes. Weitere pathogene Mikroorganismen, die in jener Zeit entdeckt wurden, waren die **Trichinen,** deren pathogene Eigenschaften 1860 von *Virchow* und *Friedrich Albert Zenker* (1825 – 1895) nachgewiesen wurden, und die **Spirillen,** die Erreger des **Rückfallfiebers,** die *Virchows* Assistent, *Otto Hugo Franz Obermeier* (1843 – 1873), 1868 entdeckte.

1872 lieferten *Léon Coze* (1817 – 1896), *Victor Timothée Feltz* (1835 – 1893) und *Davaine* den Nachweis für die bakterielle Entstehung der **Septikämie. Inokulationsversuche bei Krankheiten wie Rotz** (Maliasmus = Infektionserkrankung bei Tieren) unterstützten die Vorstellung der Ansteckkung. Die ersten derartigen Versuche wurden von *Rayer* im Jahre 1837 durchgeführt. *Villemin* bewies 1865 die Ansteckungsfähigkeit der Tuberkulose durch Überimpfungsversuche. *Philipp Friedrich Klencke* (1813 – 1881) hatte 1843 schon ähnliche Versuche durchgeführt, doch keine Anerkennung gefunden („Über die Ansteckung und Verbreitung der Scrophelkrankheit bei Menschen durch den Genuß der Kuhmilch", 1846).

Die Entwicklung dieser einzelnen, vorwiegend praktischen Beobachtungen zu einer neuen Wissenschaft ist weitgehend dem Genie eines Mannes, *Louis Pasteur* (1822 – 1895), zu verdanken (Abb. 34). Der Franzose *Pasteur*, als Sohn eines Gerbers in Dole im Juragebirge geboren, war allerdings nicht Arzt, sondern Chemiker. Dies mag erklären, warum er an die medizinischen Probleme mehr in grundlegender, naturwissenschaftlicher Weise als aus praktischen Erwägungen heranging. Nachdem *Pasteur* den Lehrstuhl eines Professors für Chemie an den Hochschulen von Dijon, Straßburg und Lille innegehabt hatte, ging er 1857 als Direktor für wissenschaftliche Untersuchungen an die Ecole Normale in Paris, die die Gymnasial- und Universitätsprofessoren für das ganze Land ausbildete. Als Chemiker machte er 1848 seine erste große Entdeckung, als er die Asymmetrie von Molekülen nachwies. Im Jahre 1857 begann er seine biologischen Untersuchungen über die **Gärung,** deren Ergebnisse aber im Gegensatz zur vorherrschenden Meinung der damaligen Chemiker standen. Sie sahen die Gärung als rein chemischen Vorgang an. *Pasteur* wies eindeutig nach, daß die Gärung das Werk verschiedener Mikroorganismen aus der Luft sei. Mit diesen Befunden begab sich *Pasteur* in das Gebiet, das später als Bakteriologie bezeichnet wurde[1].

Die neue Wissenschaft von den Bakterien konnte sich nur weiterentwickeln durch die Aufgabe der Theorie über ihre Urzeugung, der immer noch einige Naturforscher anhingen. Dies wurde 1862 von *Pasteur* in einer Reihe hervorragender Laborversuche plausibel gemacht. Als Spezialist auf dem Gebiete der Mikroorganismen war er jetzt ein weitgesuchter Mann, der von öffentlichen und privaten Organisationen gebeten wurde, diejenigen französischen Industrien zu retten, die von durch **Mikroorganismen** hervorgerufenen Prozessen bedroht zu sein schienen. Bei seinen Untersuchungen der „Krankheiten" des Weines entwickelte er 1863 das Verfahren, das noch heute bei der Haltbarmachung der Milch seinen Namen trägt: **„Pasteurisierung"**. 1865 untersuchte er die Krankheiten der Seidenraupe und 1871 die „Krankheiten" des Biers. Durch *Pasteurs* erfolgreichen Nachweis der entsprechenden Keime wurden wichtige Zweige der französischen Wirtschaft vor dem Ruin gerettet. *Pasteur* arbeitete unentwegt weiter, obwohl er durch die Folgen eines 1868 schon im Alter von 46 Jahren erlittenen Schlaganfalles nicht unbeträchtlich behindert war.

Erst 1877, nach zwanzigjähriger Forschung über die Biologie der Mikroorganismen, dehnte *Pasteur* seine Untersuchungen auch auf die Krankheiten des Menschen und der höher entwickelten Tiere aus. Als erstes ging er an das Problem von **Milzbrand** und **Hühnercholera** heran. Er gab sich nicht mit dem Nachweis der Krankheitserreger zufrieden, sondern wandte sich 1880 mit Hilfe seiner Schüler *Pierre Paul Emile Roux* (1853 – 1933), *Charles Chamberland* (1851 – 1908) und *Louis Thuillier* (1856 – 1883) der Ausarbeitung von **Schutzimpfungen** für beide Krankheiten zu, die schon vorher von Veterinären versucht worden waren. Seine großen Erfolge auf diesen Gebieten führten ihn 1885 zu einer berühmten Leistung, der **Schutzimpfung gegen die Tollwut.** Die Möglichkeiten der Impfung wurde in den neunziger Jahren von *Carl Fraenkel* (1861 – 1915) auf die Diphtherie, von *Georges Ferdinand Widal* (1862 – 1929) und *Almroth Wright* (1861 – 1947) auf den Unterleibstyphus und von *Waldemar Haffkine* (1860 – 1930) auf **Cholera** und **Pest** ausgedehnt.

Die dankbare französische Nation erbaute *Pasteur* 1889 ein besonderes For-

---

[1] Der Ausdruck „Bakteriologie" wird hier im traditionellen, nicht genauen Sinne für die Wissenschaft von allen pathogenen Mikroorganismen gebraucht

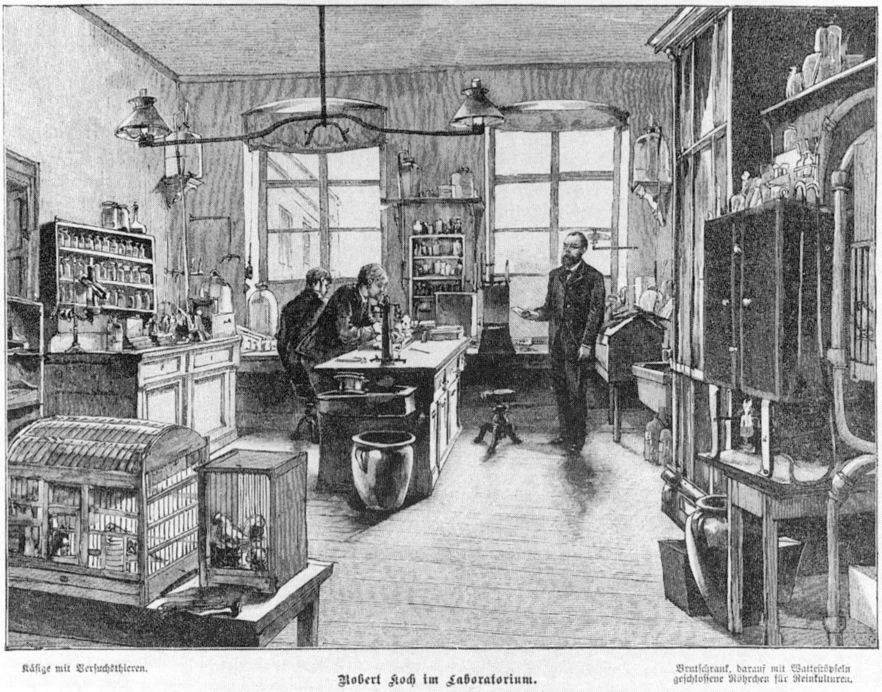

Abb. 35 *Robert Koch* mit Mitarbeitern im Labor der Klinik für Infektionskrankheiten, die 1891 auf dem Gelände der Berliner Charité errichtet wurde.
Holzschnitt nach einer Zeichnung von *Hans Lüders* um 1891

schungsinstitut, das bis heute berühmte „Institute Pasteur" in Paris. Es war das erste dieser Art, die bald auch in anderen europäischen Ländern gegründet wurden. *Pasteur*s ruheloses, schöpferisches Genie und seine große Menschlichkeit, für die ihn die ganze Welt ehrte, sind bekannt. Doch besaß er noch eine andere Eigenschaft, die für den Sieg seiner Gedanken nicht weniger wichtig war – seine unermüdliche Bereitschaft, für das von ihm als wahr Erkannte zu kämpfen.

In der Begründung der Wissenschaft von der Bakteriologie ist der Name *Robert Koch*s (1843 – 1910) untrennbar mit dem *Pasteur*s verbunden (Abb. 35). Im Gegensatz zu *Pasteur* war *Koch* Mediziner; er hatte seine medizinische Ausbildung in Göttingen unter *Jacob Henle* erhalten. *Henle* wirkte dort als Professor für Anatomie. Bereits 1840 hatte er seine epochemachende Schrift „Von den Miasmen und Contagien" publiziert. Als Kreisarzt in den damals noch zu Preußen gehörenden Westgebieten Polens, vor allem in Wollstein (Wolsztyn), machte er nebenher Untersuchungen über den **Milzbrand.** Seine überraschenden Befunde, die er 1876 veröffentlichte, erklärten viele **unbekannte Phasen des Lebenszyklus dieses Bazillus.** Die Bedeutung der Entdeckungen dieses bis dahin unbekannten Landarztes wurden sogleich von dem Breslauer Botaniker *Ferdinand Cohn* (1828 – 1898) und dem Breslauer Pathologen *Julius Ferdinand Cohnheim* erkannt, die *Koch*s Laufbahn in uneigennütziger Weise förderten.

Koch erfand feste **Nährböden** und entwickelte neue Methoden des **Färbens und Fixierens.** Diese bedeutenden technischen Verbesserungen führten ihn 1879 zum Nachweis der Erreger von **Wundinfektionen.** Bedeutenden Ärzten und Naturwissenschaftlern, unter ihnen *Friedrich Daniel* *von Recklinghausen*, *Edwin Klebs*, *Joseph Lister* (1827 – 1912), *Theodor Billroth* (1829 – 1894) und *Ernst Hallier* (1831 – 1904), war es nicht gelungen, das gleiche Problem zu lösen, weil sie bei ihren Versuchen, reine Kulturen zu erhalten, unüberwindbaren technischen Schwierigkeiten gegenübergestanden hatten. Sie hatten ihr Versagen mit der Theorie der Polymorphie erklärt, die besagte, daß die Bakterien sich selbst in verschiedene Arten umwandeln könnten. Die Vorstellung von der Polymorphie war bereits von *Ferdinand Cohn* kritisiert worden. *Koch*s Werk zerstörte diese Theorie völlig.

In dem Versuch, die Welle unkritischer Arbeiten, die jetzt auf dem Gebiet der Bakteriologie einsetzte, aufzuhalten, gab *Koch* seine berühmten Postulate heraus, deren Ursprung in der Abhandlung „Von den Miasmen und Contagien", die sein Lehrer *Henle* geschrieben hatte, zu finden ist. Diese Forderungen hießen:

1. Der Erreger sollte in jedem spezifischen Krankheitsfall gefunden werden;
2. er sollte bei anderen Krankheiten nicht gefunden werden;
3. er sollte isoliert werden;
4. er sollte gezüchtet werden;
5. er sollte bei Überimpfung die gleiche Krankheit erzeugen;
6. er sollte von dem geimpften Tier zu gewinnen sein.

1880 wurde *Koch* an das 1876 gegründete Kaiserliche Gesundheitsamt in Berlin berufen. Dort führte er seine Untersuchungen über die Infektionskrankheiten weiter. Er verwandte seitdem feste Nährböden, die es erlaubten, die Bakterien rein zu züchten. Zwei Jahre nach seinem Wechsel nach Berlin, 1882, entdeckte er – gleichzeitig mit *Paul von Baumgarten* (1888 – 1928) – den **Tuberkelbazillus,** den man deshalb auch als **„Kochschen Bazillus"** bezeichnet. 1883 fand er auf einer Reise nach Ägypten und Indien den **Erreger der Cholera,** den **Kommabazillus.** Diese beiden Entdeckungen ermöglichten den erfolgreichen Kampf gegen zwei der gefährlichsten Feinde der Menschheit. Im Jahre 1885 wurde *Robert Koch* Professor für **Hygiene** an der Universität von Berlin; seine akademischen Verpflichtungen gab er aber schon sechs Jahre später wieder auf, um das eigens für ihn gegründete Institut für Infektionskrankheiten zu übernehmen, das 1891 mit einer eigenen klinischen Abteilung auf dem Gelände der Berliner Charité errichtet worden war.

Als *Koch* 1890 der Berliner Ärzteschaft das von ihm hergestellte Heilmittel **„Tuberkulin"** vorstellte, glaubte die medizinische Welt, endlich eine wirksame Methode zur Behandlung der Tuberkulose gefunden zu haben. Diese Hoffnung ließ sich durch die Erfahrung leider nicht bestätigen; doch erwies sich das Tuberkulin als wertvolles diagnostisches Hilfsmittel. Die letzten bedeutenden Forschungsarbeiten *Koch*s waren seine Untersuchung der Rinderpest in Südafrika im Jahre 1897 und der Pest in Indien 1898.

Als Mensch war *Koch* eine nicht so eindrucksvolle Persönlichkeit wie *Pasteur*. Da er auch zwanzig Jahre später auf dem Schauplatz der Medizingeschichte erschien, fand er bedeutend bessere Bedingungen für seine Arbeit auf dem Gebiet der Hygiene und Mikrobiologie vor. Es darf jedoch nicht vergessen werden, daß seine charakteristischen Eigenschaften, großer Fleiß, Einfallsgabe und medizintechnischer Sachverstand wesentliche Voraussetzungen für wissenschaftlichen Fortschritt in der Entwicklung der Medizin in den vergangenen vier Generationen gewesen sind.

Es ist im Rahmen dieses Buches nicht möglich, auf die Einzelheiten der Entfaltung der Bakteriologie, eines der spannendsten Kapitel der Medizingeschichte, einzugehen. Nachdem die ersten entscheidenden Schritte getan waren, ging die Entwicklung in den 70er und 80er Jahren rasch voran. Natürlich wurden gleichzeitig auch sehr viel wertlose Arbeiten von inkompetenten Enthusiasten vorgelegt, die jede Krankheit und jede biologische Funktion auf bakteriologische Art erklärten.

Eine unvollständige Liste von Krankheiten, deren Erreger in den nächsten Jahrzehnten entdeckt wurde, zusammen mit den Namen ihrer Entdecker, zeigt die rasche Fortentwicklung:

Übersicht über die wichtigsten Infektionskrankheiten und die Entdecker ihrer Erreger.

1875	*Fedor Aleksandrovich* **Lesh** (1840–1903)	Amöbenruhr
1879	*Albert* **Neisser** (1855–1916)	Gonorrhoe
1880	*Carl Joseph* **Ebert** (1835–1926)	Unterleibstyphus
	Gerhard Henrik Armauer **Hansen** (1841–1912)	Lepra
	Charles Louis Alphonse **Laveran** (1845–1922)	Malaria
1882	*Robert* **Koch** (1843–1910)	Tuberkulose
	Friedrich **Löffler** (1852–1915)	Rotz (Maliasmus)
1883	*Friedrich* **Fehleisen** (1854–1924)	Erysipel
	Robert **Koch**	Cholera
1884	*Arnold Carl* **Klebs** (1870–1943) und *Friedrich* **Löffler** (1852–1915)	Diphtherie
	Arthur **Nicolaier** (geb. 1862) und *Shibasaburo* **Kitasato** (1852–1931)	Tetanus
	Albert **Fraenkel** (1848–1916)	Pneumonie
1887	*Anton* **Weichselbaum** (1845–1920)	Meningitis epidemica
	David **Bruce** (1855–1931)	Maltafieber (Brucellose)
1889	*Augusto* **Ducrey** (1860–1940)	Weicher Schanker (Ulcus molle)
1892	*William Henry* **Welch** (1850–1934)	Gasbrand
1894	*Alexander John Emile* **Yersin** (1863–1943) und *Shibasaburo* **Kitasato**	Pest
	Pierre Marie **van Ermengem** (1851–1932)	Botulismus
1898	*Kiyoshi* **Shiga** (1870–1957)	Bakterienruhr
1901	*David* **Bruce** und *Joseph Everett* **Dutton** (1876–1905)	Schlafkrankheit (Trypanosomiasis)
1905	*Fritz Richard* **Schaudinn** (1871–1906)	Syphilis
1906	*Jules Jean* **Bordet** (1870–1961)	Keuchhusten (Pertussis)

In den neunziger Jahren wurden von den Bakteriologen, besonders von *Friedrich Löffler* und *Pierre Paul Emile Roux*, festgestellt, daß eine Anzahl von Krankheiten, wie beispielsweise die **Maul- und Klauenseuche der Rinder,** durch Organismen erzeugt werden, die so klein sind, daß sie die zum Auffangen von Bakterien benutzten Filter, die sogenannten Chamberland-Filter (nach dem französischen Bakteriologen *Charles Chamberland* (1851 – 1908) benannt), passieren können. Diese Krankheitserreger, die *Pasteur* 1881 erstmals als **Viren** (virus, lat. = das Gift, der Ansteckungsstoff) bezeichnet hat, waren so winzig, daß sie unter den gewöhnlichen Mikroskopen nicht nachgewiesen werden konnten.

Eine dritte Gruppe von Organismen, die eine Stellung zwischen Viren und Bakterien einnimmt, wurde im 20. Jahrhundert nachgewiesen. Man bezeichnete sie nach dem amerikanischen Pathologen *Howard Tayler Ricketts* (1871 – 1910) als **Rickettsien.**

Die vielen biographischen Einzelheiten über die zahlreichen bedeutenden Pioniere der Bakteriologie würden sicher mehrere Bücher füllen. Diese engagierten Naturwissenschaftler waren in allen europäischen Ländern zu finden, besonders aber in Frankreich und Deutschland, wo der Einfluß von *Pasteur* und *Koch* am stärksten war. Hinzu kamen zwei Länder, die bis dahin der medizinischen Wissenschaft noch keine so bedeutenden Beiträge geliefert hatten und nun wichtige bakteriologische Entdeckungen machten: Japan durch die Arbeiten von *Shibasaburo Kitasato* und *Kiyoshi Shiga* und die Vereinigten Staaten durch den schon genannten *Welch*, durch *Simon Flexner* (1863 – 1946) und *Theobald Smith* (1859 – 1934).

Die grundlegenden bakteriologischen Entdeckungen geschahen zwischen 1878 und 1887 in der Gründerzeit. Durch das einzigartige Wirken von *Pasteur* angefeuert, beschränkten sich die Bakteriologen nicht nur auf den einfachen Nachweis der Krankheitserreger, sondern forschten auch nach Abwehrmaßnahmen. In dieser Epoche begann sich auch das Krankenhauswesen und mit ihr die klinische Medizin zu entfalten. Schon von daher wurde der Hygiene und Mikrobiologie eine steigende Aufmerksamkeit geschenkt.

Von 1886 bis 1896 entwickelten sich als weitere verwandte Fächer die **Serologie** (serum, i. lat. = das Flüssige, die Molke, Lehre von dem wäßrigen Bestandteil des Blutes) und die **Immunologie** (immunis, e. lat. = frei, unbeschädigt, Lehre von Reaktionen und Gegenreaktionen des Serums wie des Körpers überhaupt auf ihn unbekannte und bekannte Substanzen). Damit erweiterte man allmählich die therapeutischen Möglichkeiten, nachdem man die serologischen Reaktionen im Blut näher kennenlernte.

1889 wiesen *Yersin* und *Roux* nach, daß der wesentliche Schaden bei der Diphtherie nicht von den Krankheitserregern zugeführt wird, sondern vielmehr von den **Toxinen** (toxicon gr. = Gift), die von ihnen erzeugt werden. Später machte *Sidney Farber* (1903 – 1973) eine ähnliche Entdeckung beim **Tetanus** (tetanos gr. = Spannung), dem Wundstarrkrampf. Ein Jahr danach bewiesen *Emil von Behring* (1854 – 1917) und *Kitasato*, daß der Körper **Antitoxine** gegen Tetanusbazillen ausbildet. 1890 konnte *von Behring* wirksame **Diphtherieantitoxine** entwickeln, die, wurden sie injiziert, die entsprechenden Giftstoffe neutralisierten. Damit eröffnete er das Gebiet der Serumtherapie. Seine Entdeckung senkte die Mortalitätsziffer von einer der mörderischsten Kinderkrankheiten erheblich. Gleichzeitig regte sie die Herstellung ähnlicher Antitoxine für Tetanus, Schlangenbiß und andere Krankheiten an.

Paul Ehrlich (1854 – 1915) nannte dieses neue Verfahren **passive Immunisierung** im Gegensatz zur **aktiven Immunisierung** oder der Schutzimpfung, deren Entdeckung bereits dargestellt worden ist. *Ehrlich* selbst lieferte bedeutende Beiträge über Antitoxine und Immunität. Er entdeckte die erste Autoimmunkrankheit. Mit der Serumtherapie beginnt die moderne spezifische Therapie.

Die Tatsache, daß Mikroorganismen einen Anstieg der Antikörper im Blut erzeugen, wurde 1896 in dem von den Ärzten *Georges Fernand Isidor Widal* und *Jean-Athanase Sicard* (1872 – 1929) entwickelten Agglutinationstest für Typhus für diagnostische Zwecke ausgenutzt. Fast gleichzeitig wie diese französischen Bakteriologen hatte in München *Max von Gruber* (1853 – 1927) zusammen mit *Herbert Edward Durham* (1866 – 1945) das Phänomen der **bakteriellen Agglutination** entdeckt: „Eine neue Methode zur raschen Erkennung des Choleravibrio und des Typhusbacillus" (1896). Damit begann die Blütezeit der Serumdiagnostik (Gruber-Widal-Reaktion), die von *Jules Jean Baptiste Bordet* (1870 – 1971) und *Octave Gengou* (1875 – 1957) 1901 mit der Komplementbindungsreaktion und von *August von Wassermann* (1866 – 1925) 1906 mit der Syphilisreaktion weiter ausgebaut wurde. *Behring* und andere Serologen glaubten in der ersten großen Begeisterung, daß ihre Ergebnisse eine neue Ära der „Humoralpathologie" einleiteten und das Ende der Zellularpathologie bedeuteten. Der Nachweis der **Phagozytose** durch *Elie Metchnikow* (1845 – 1916) vom Institut Pasteur zeigte jedoch, daß die Zellen nicht nur in der Erzeugung von Antikörpern eine wichtige Rolle spielen, sondern auch in der Aufnahme und Zerstörung der eindringenden Bakterien.

Trotz der neuen Erkenntnisse von den Krankheitserregern blieben die Entstehung vieler Epidemien und der Ansteckungsmechanismus rätselhaft, bis die Bedeutung der Vektoren oder Zwischenträger bei der Übertragung der Seuchen nachgewiesen wurde. Als bemerkenswertester Überträger wurde der gesunde menschliche Bazillenträger festgestellt, den der Münchner *Max von Pettenkofer* für die Ausbreitung der Cholera bereits 1855 angenommen hatte. Die Übertragung einiger Infektionskrankheiten durch Gesunde wurde von *Löffler, Roux, Yersin, Koch, William Hallock Park* (1863 – 1939) und anderen in den neunziger Jahren bewiesen. Es wurde aufgezeigt, daß für die Verbreitung von Diphtherie, Cholera, Meningitis, Unterleibstyphus, Poliomyelitis und Ruhr weitgehend gesunde Bazillenträger verantwortlich waren.

Der zweite wichtige Schritt zum Verständnis der Entstehung von Infektionskrankheiten war die Identifizierung von Tieren als **Überträger parasitärer Organismen.** Es war bereits bekannt, daß Hunde Tollwut und bestimmte Würmer übertragen. Außerdem hatte man festgestellt, daß die Fliege oft infektiöses Material aus Exkrementen auf die Nahrung überträgt. Doch war die Verschleppung infektiösen Stoffes durch Tiere gewöhnlich wesentlich komplizierter als die rein mechanische Tätigkeit der Fliegen.

In den meisten Fällen der tierischen Übertragung durchlaufen die Krankheitserreger bestimmte Stadien im Körper des Tieres und des Menschen. *Gottlob Friedrich Heinrich Küchenmeister* (1821 – 1890) wies 1853 diesen Vorgang für **Bandwürmer** nach. *Karl Georg Friedrich Leuckart* (1823 – 1898) belegte 1868, daß die **Hundelaus** auf diesem Wege den Hundebandwurm überträgt. 1877 zeigte *Sir Patrick Manson* (1844 – 1922), daß **Moskitos** Überträger der Filaria sanguinis hominis sind. *Theobald Smith* (1859 – 1934) und *Frederick Lucius Kilborne* (1858 – 1925) entdeckten 1893 Zecken als Überträger des Plasmodiums des texanischen Rinderfiebers. *David Bruce* zeigte 1894, daß die **Tsetsefliegen die tödlichen Trypanosomen** einer afrikanischen Rinderkrankheit übertragen. Die ungeheuer wichtige Entdeckung, daß das Malariaplasmodium, die Ursache der verbreitetsten Krankheit der Welt, tatsächlich von Moskitos übertragen wird, gelang 1897 *Sir Ronald Ross* (1857 – 1932). *Giovanni Battista Grassi* (1854 – 1925) identifizierte 1898 diese Moskitos als Anopheles-Mükken. Die amerikanischen Armeeärzte, *Walter Reed* (1851 – 1902), *James Carroll* (1854 – 1907), *Aristida Agramonte y Simonini* (1868 – 1931), konnten im Jahre 1901 darlegen, als sie nach einer Hypothese des kubanischen Arztes *Juan Carlos Finlay* (1833 – 1915) arbeiteten, daß das **Gelbfieber** durch die Stechmücke Aedes aegypti übertragen wird. 1909 entdeckte *Charles Nicolle* (1866 – 1936), daß **Fleckfieber** durch dieselben Läuse übertragen wird, die auch das Wolhynische und das Rückfallfieber übertragen. Die Entdeckung der Überträger bahnte mehr noch als die Isolierung der Krankheitserreger den Weg für wirksameren Schutz vor Infektionskrankheiten.

Die Folgen, die sich aus der Entwicklung der Bakteriologie ergaben, waren gewaltig. Die Bedeutung der Tatsache, daß zum ersten Male in der Geschichte der Heilkunde die Ursachen zahlreicher Krankheiten bekannt wurden, kann nicht genügend betont werden. Den Weg für den Ersatz der symptomatischen oder empirischen Behandlung durch kausale Therapie und Vorbeugung war geöffnet. Endlich konnte die Frage beantwortet werden, ob der Krankheitserreger ein „Miasma", ein chemisches Agens, oder „Contagium", ein lebender Organismus, sei. Das Problem der Spezifität der Krankheiten war weitgehend gelöst. Die Kluft zwischen den Entdeckungen der reinen Naturwissenschaft und ihrer erfolgreichen Anwendung in der ärztlichen Praxis wurde schneller denn je zuvor überbrückt. Diese Tatsache überzeugte die Laienwelt mehr von den Möglichkeiten der Medizin als jede vorhergehende Entdeckung. Eine vernünftige Behandlung und Verhütung der Infektionskrankheiten wurde seit Ende des 19. Jahrhunderts in weitem Umfang möglich. Die ganze Medizin wurde umgewandelt, wobei die Gebiete der **öffentlichen Gesundheitspflege** und der Chirurgie eine vollkommene Erneuerung erfuhren.

Die Aufstellung des klinischen Begriffs von Krankheiten wie etwa Tuberkulose und Syphilis hatte es erforderlich gemacht, eine große Anzahl klinischer Symptome unter einem gemeinsamen Nenner zu vereinigen. Diese klinischen Begriffe konnten jetzt labormedizinisch objektiv geprüft werden. Es ist erstaunlich, wieviel Krankheitseinheiten, die ursprünglich auf rein klinischer und pathologisch-anatomischer Grundlage isoliert waren, damals durch die bakteriologischen Entdeckungen tatsächlich nachgewiesen und bestätigt werden konnten. Der Wert klinischer Methoden wurde so schlagend dokumentiert. Nur eine Minderzahl an früher postulierten Krankheitseinheiten erwiesen sich als Phantasieprodukte, wie es etwa bei dem „Typhus-Malaria-Fieber" der Fall war, das man nach dem amerikanischen Militärarzt *Joseph Janvier Woodward* (1833 – 1884) benannt hatte.

Krisen und Enttäuschungen blieben natürlich bei der Entwicklung der Bakteriologie nicht aus. Bei einer großen Zahl von Bakterien, die als Erreger von Krebs und anderen Krankheiten vermutet worden waren, wurde später festgestellt, daß sie die ihnen in der ersten Begeisterung zugeschriebenen pathogenen Eigenschaften nicht besitzen. Viele Krankheiten, wie die **Pneumonien,** zeigten sich bald als ein wesentlich komplexeres Geschehen als es durch die Einwirkung einer **einzigen Bakterienart** möglich gewesen wäre. Und in ihrer Erforschung der **Viruskrankheiten** stießen die Bakteriologen auf technische Hindernisse, die sie mit den ihnen damals zur Verfügung stehenden Methoden nicht überwinden konnten.

Schließlich erkannte man deutlich, daß Bakterien zwar die Ursache vieler Krankheiten, doch nicht die Krankheit selbst sind, wie in der ersten Begeisterung angenommen worden war. Schon die Pathologen *Henle* und *Virchow* hatten warnend darauf hingewiesen, daß ein Unterschied bestünde zwischen Krankheitsursache und Krankheitsprozeß; ihre Warnung erwies sich als wohlbegründet. Bakterien waren nicht die einzigen Krankheitsursachen. Eine große Zahl anderer Faktoren mußte neben der mechanischen Begegnung zwischen einem Bakterium und einem Wirt beachtet werden. Konstitutionelle, geographische und soziale Faktoren, die jahrzehntelang vollständig in dem blinden Vertrauen auf die Bakteriologie vernachlässigt worden waren, mußten bei der Diagnose und Therapie wieder miteinbezogen werden.

Man machte die Erfahrung, daß die Kenntnis der **parasitären Krankheitsursache** und ihrer wirksamen Behandlungsweise nicht zur Ausrottung der Krankheit führen kann, wenn **bestimmte soziale und wirtschaftliche Faktoren** für die volle Anwendung dieser Kenntnis ungünstig sind. Dies gilt besonders für die Cholera, für die Malaria, für die Tuberkulose und für die Syphilis. Das ärztliche Wissen würde beim damals schon hohen Stand der Mikrobiologie wahrscheinlich ausreichend gewesen sein, um diese Krankheiten allmählich auszurotten. Doch die schlechten hygienischen und sozialen Bedingungen sicherten noch ihr Fortbestehen und lassen bis heute ihre Ausbreitung in der Dritten Welt zu.

Trotz dieser Einschränkungen, trotz der Tatsache, daß in dem Gesamtgefüge der Naturwissenschaften die Entwicklung der Bakteriologie nur eine der vielen großen biologischen Entdeckungen gewesen ist, war es zweifellos vom rein medizinischen Standpunkt aus das wichtigste Ereignis des an Ideen und Neuerungen so reichen 19. Jahrhunderts.

16 Die Entwicklung der Chirurgie und Gynäkologie im 19. Jahrhundert

Die großartigen Fortschritte der Chirurgie im 19. Jahrhundert waren, abgesehen von der Aufhebung der mittelalterlichen Trennung von Medizin und „Wundtarzney" durch drei Faktoren bedingt: **„Lokalismus"**, **Anästhesie** sowie **Anti- und Asepsis.** Jeder dieser neuen medizinischen Wege bedeutete die Anwendung naturwissenschaftlicher Erkenntnisse auf das Gebiet der Chirurgie. Die Chirurgen gewannen dadurch in bisher kaum gekannten Maße soziales Ansehen.

Der Einfluß des sogenannten Lokalismus wurde bereits in einem früheren Kapitel erörtert. Solange die Humoralpathologie als Lehrgebäude die Mediziner beherrschte, mußte der Chirurg gleichsam „messerscheu" sein. Es erschien danach sinnwidrig, einen Tumor zu entfernen, da man von der Voraussetzung ausging, daß der Tumor nur Ausdruck einer Dyskrasie sei und an derselben oder einer anderen Stelle wieder wachsen müßte. Die lokalistische pathologische Anatomie, die zum Teil von Chirurgen begründet und von ihnen voller Begeisterung begrüßt wurde, gab vielen Operationen eine neue Bedeutung. Die chirurgische Tätigkeit nahm schon in den Jahren vor der Einführung der Anästhesie und der Anti- und Asepsis stark zu. Ein neuer Typus der Chirurgen entstand, der nun zu einem aktiven operativen Eingriff motiviert und bereit war. Die Hauptbeschäftigung der Wundärzte zuvor war es gewesen, Frakturen einzurichten, Wunden und Geschlechtskrankheiten zu behandeln und in Kriegsfällen Arme und Beine zu amputieren.

Erste hygienische Maßnahmen gegen das Wund- und Kindbettfieber

Trotz dieser neuen Kenntnisse und Techniken arbeitete der Chirurg immer noch unter zwei sehr ernsten Schwierigkeiten. Die erste war die fast unvermeidliche Wundinfektion, als deren Ergebnis sonst „erfolgreiche" Operationen häufig zu **tödlichen Blutvergiftungen** führten. Diese Infektionen griffen besonders in den Krankenhäusern – die von *Gottfried Wilhelm von Leibniz* (1646–1716) als „seminaria mortis" bezeichnet wurden – um sich. Die Furcht ist durchaus verständlich, die frühere Generationen bei der Aussicht, „ins Krankenhaus zu gehen", empfanden. Dort drohte dem Patienten auf den internistischen Stationen, am **„Krankenhausfieber"** durch Flecktyphus zu sterben, während der chirurgisch behandelte Kranke häufig dem **„Hospitalbrand"**, einer im Krankenhaus erworbenen Infektion (**Wundfieber**) erlag. Noch Ende des 18. Jahrhunderts starben in den großen Krankenanstalten wie etwa dem Hôtel Dieu in Paris (5000 Betten) 25 % aller stationär betreuten Patienten. Diese letzte, aber auch größte Schwierigkeit wurde durch die Einführung der **Antisepsis** seit 1867 allmählich behoben. Das bedeutete die Durchsetzung von Methoden zur Beseitigung der Keime durch die **Desinfektion** der Operationswunden, des Verbandmaterials, der Instrumente, der operierenden und untersuchenden Hände der Ärzte.

Die Geschichte der **modernen Antisepsis** beginnt mit einer tragischen Gestalt. Nahezu eine Generation vor dem Triumph der modernen Chirurgie mit ihren sauberen Operationssälen und Ärzten in weißen Kitteln entdeckte ein unbekannter Geburtshelfer, der schon genannte *Ignaz Philipp Semmelweis*, den Schlüssel zum Kampf gegen das Kindbettfieber, das der Wundinfektion entspricht. Er legte sein kaum zu überschätzendes Geschenk der medizinischen Welt zu Füßen – und wurde verlacht oder bestenfalls ignoriert. Dabei half es ihm auch nicht, daß er mit bedeutenden Pionieren der modernen Medizin wie *Karl von Rokitansky*, *Josef Skoda* und *Ferdinand Hebra* (1816 – 1880) befreundet war.

Als *Semmelweis* als Jungarzt seit 1845 an der ersten geburtshilflichen Klinik der Universität Wien arbeitete, war er betroffen über den deutlichen Unterschied der **Sterblichkeitszahlen der Wöchnerinnen an Kindbettfieber** zwischen seiner und der zweiten geburtshilflichen Klinik. Die Mortalitätsziffer der ersten Klinik lag dreimal höher als die Zahl der anderen Klinik. Nur die erste Klinik stand den Medizinstudenten offen, während die zweite nur dem Unterricht der Hebammen diente. Eine kluge Analyse der Sektionsberichte führte *Semmelweis* 1847 zu dem Schluß, daß das Kindbettfieber in der ersten Klinik vorwiegend durch Berührung mit den verunreinigten Händen der Ärzte und Medizinstudenten, die aus dem Sektionsraum der Pathologie kamen, erzeugt würde. Er bewies die Wahrheit seines Schlusses durch die Einführung einer Waschmethode im März 1847, bei der vor jeder manuellen Untersuchung die Hände mit einer **Chlorkalklösung** gewaschen wurden. Diese einfache hygienische Maßnahme zeigte sofort überraschende Erfolge, indem die Sterblichkeitsrate der Frauen im Wochenbett drastisch auf unter 2% gesenkt werden konnte.

Seine seiner Zeit weit vorausgreifenden Erkenntnisse beschrieb er in einem kurzen, zwei Folgen umfassenden Aufsatz in der „Zeitschrift der Gesellschaft der Wiener Ärzte", 1847 – 1848 und 1849: „Höchst wichtige Erfahrungen über die Aetiologie der in Gebäranstalten epidemischen Puerperalfieber". *Semmelweis* hatte nicht nur die Ursache des Kindbettfiebers erkannt, sondern er stellte auch fest, daß Kindbettfieber und Wundfieber identisch waren. Nur wenige seiner Kollegen wurden durch seine erfolgreiche Kindbettfiebertheorie beeindruckt. Alle damaligen Geburtshelfer und Chirurgen lehnten seine Behauptung ab, daß das Wundfieber dieselbe Ursache habe. Für seine an sich epochemachende Entdeckung erntete er Undank, Spott und Hohn. Er wurde aus seiner Stellung an der Wiener Frauenklinik entlassen und mußte in sein Heimatland Ungarn nach Budapest zurückkehren.

Aber schon damals war an sich *Semmelweis*' Entdeckung keineswegs etwas völlig Neuartiges. Englische Geburtshelfer des 18. Jahrhunderts, wie *Alexander Gordon* (1752 – 1799) aus Aberdeen und *Charles White* (1728 – 1813) aus Manchester, hatten bereits zwei Generationen zuvor angenommen, daß Ärzte die Quelle der Wochenbettinfektion wären. Doch stellten sie sich den Mechanismus ähnlich wie bei der Pockenübertragung mittels Partikel in der Luft vor. Sie wußten aus Erfahrung, die sie an den noch nicht lange bestehenden Entbindungsanstalten gewonnen hatten, daß Sauberkeit die Mortalität der Wöchnerinnen an Puerperalfieber (puerpera, ae lat. = Wöchnerin) senkte. Sehr ähnliche Vorstellungen wurden von dem vielseitig talentierten Arzt *Oliver Wendell Holmes* (1809 – 1894) 1843 in Boston geäußert. Da *Holmes* jedoch den gleichen heftigen Widerstand erfuhr, wie *Semmelweis* ihn erleben sollte, bestand er nicht auf seiner Entdeckung. Er begnügte sich mit einer stillen Anatomieprofessur und widmete sich in seinen Mußestunden der amerikanischen Lyrik, die er durch eigene mehr oder weniger schöne Gedichte bereicherte. Später nahm er auch das Amt eines Richters am obersten Gerichtshof der Vereinigten Staaten wahr, das ihn sehr bekannt machte.

Semmelweis sah den Übertragungsprozeß als erster viel klarer und war einzigartig in einer unnachgiebigen Energie und seinem Eifer, mit dem er den neuentdeckten Übertragungsweg verteidigte. Mit unbestechlichen Augen beobachtete er, wie die Leben von Tausenden von Müttern infolge von **Nosokomialinfektionen** (nosokomeion, gr. = das Krankenhaus) jedes Jahr in den Krankenhäusern durch die Unwissenheit der Ärzte dahingeopfert wurden. Er predigte Umkehr von den bisherigen Gepflogenheiten, doch er wurde nicht gehört. In seinem fanatischen Kampf gegen den törichten und kostspieligen Konservatismus seiner Kollegen verdunkelte sich sein Geist immer mehr. 1865 starb *Semmelweis* im Alter von 47 Jahren an einer Sepsis in einem Asyl für Geisteskranke in Wien. Als der englische Chirurg *Joseph Lister* (1827 – 1912) in den achtziger Jahren von *Semmelweis*' Wirken hörte, erkannte er großzügig an, daß der Dank für die Einführung der Antisepsis in die Chirurgie an sich diesem ungarischen Geburtshelfer gebühre.

Entdeckung der Narkose

Neben der Wundinfektion und der sich daraus ergebenden Blutvergiftung stand der Ausdehnung der Chirurgie aber noch ein zweites großes Hindernis entgegen: die unzureichenden Mittel, die dem Chirurgen zur **Schmerzbekämpfung** zur Verfügung standen. Dadurch wurde der Bereich der Operation eingeengt, die Schockneigung verstärkt und Geschwindigkeit ein wesentlicher Faktor. Die weitere Entwicklung der Chirurgie hing von der Entdeckung geeigneter Methoden zur Bekämpfung des Schmerzes ab.

Seit Beginn des Jahrhunderts hatten **Äther und Lachgas** vor allem in Nordamerika als Quellen der Belustigung bei den sogenannten „Frolics“, bei Varieté und Zirkusveranstaltungen gedient. Europäische Wissenschaftler, angefangen mit *Sir Humphry Davy* (1778 – 1829) im Jahre 1800, hatten theoretisch schon die Möglichkeiten erwogen, diese Gase als Anästhetika zu verwenden. Der entscheidende praktische Schritt in dieser Richtung geschah aber in den Vereinigten Staaten von Amerika. Im Jahre 1844 begann der Zahnarzt *Horace Wells* (1815 – 1847) aus Connecticut, seine Patienten mit Lachgas erfolgreich zu betäuben. *William Thomas Green Morton* (1819 – 1868), ein anderer Zahnarzt, lernte *Wells*' Vorgehen kennen. Sein Lehrer, *Charles T. Jackson* (1805 – 1880) aus Boston, legte seine Aufmerksamkeit auf **Schwefeläther** als mögliches Anästhetikum und experimentierte damit. Nach der ersten erfolgversprechenden Anwendung von Äther in seiner Zahnarztpraxis bat *Morton* den berühmten Bostoner Chirurgen *John Collins Warren* (1778 – 1856), die neue Methode bei einer Operation zu versuchen. Die berühmte Versuchsoperation, die Beseitigung eines Angioms

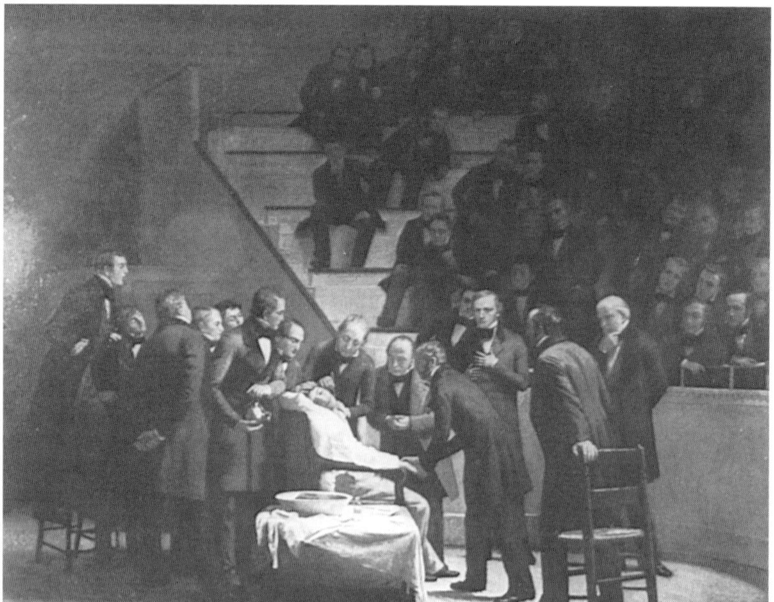

Abb. 36 Erste öffentliche Demonstration eines erfolgreichen operativen Eingriffes am Unterkiefer unter Einsatz der Äther-Narkose am 16. Oktober 1846 im Massachusetts General Hospital in Boston.
Gemälde von *Robert Hinckley*, 1882.
Medical Library, Cambridge, USA

am Kiefer, fand am 16. Oktober 1846 im Massachusetts General Hospital in Boston statt und war ein voller Erfolg (Abb. 36).

Trotz der unvermeidbaren Opposition der Konservativen breitete sich die neue Methode mit großer Geschwindigkeit auf beiden Seiten des Atlantiks aus. Ihre drei Förderer wurden in einen häßlichen Prioritätsstreit verwickelt. Alle drei starben einen tragischen Tod, *Wells* durch Selbstmord, *Jackson* als Geisteskranker und *Morton* in Armut. Die Ironie der Geschichte ist, daß keiner von ihnen tatsächlich der erste in der Anwendung der Gasanästhesie war. *Crawford Williamson Long* (1815 – 1878) aus Danswille in Georgia hatte bereits 1842 die **Äthernarkose** angewendet. Da er jedoch seine Entdeckung erst 1849 veröffentlichte, blieb sie für die Einführung der Anästhesie in die ärztliche Praxis belanglos.

Sir James Young Simpson (1811 – 1870), Professor für Geburtshilfe in Edinburgh, hatte als einer der ersten Äther in Europa gebraucht. 1847 probierte er das **Chloroform,** das *Justus von Liebig* in Gießen 1832 erstmals hergestellt hatte, als Anästhetikum aus. Chloroform wurde sehr beliebt und verdrängte zeitweise fast den Äther als wichtigstes Narkosemittel.

In Deutschland benutzte schon 1847 der Chirurg *Johann Friedrich Dieffenbach* (1792 – 1847) Äther zur Anästhesie bei plastischen Operationen, worüber er gleich berichtete: „Die Aether gegen den Schmerz". *Johann Ferdinand Heyfelder* (1798 – 1869) versuchte in Erlangen 1848, **Schwefeläther und Chloroform für Narkosen** durchzusetzen. Seither ist noch eine große Zahl anderer Mittel erfunden worden, die Technik und ihre Anwendung ist immer mehr verbessert worden. Schließlich hat sich die **Anästhesie** seit dem Zweiten Weltkrieg zu einer eigenen Disziplin der Medizin entfaltet.

Der **Einführung der Vollnarkose** folgte vierzig Jahre später die Erfindung verschiedener Formen der örtlichen Betäubung. Ein **Lokalanästhetikum** in Form des Kokains wurde 1884 zuerst in der Ophthalmologie durch *Carl Koller* (1857 – 1944) angewandt. Die Leitungsanästhesie wurde 1885 von *William Stewart Halstedt* (1852 – 1922) entwickelt und die Infiltrationsanästhesie 1885 von *Carl Ludwig Schleich* (1859 – 1922). Es erscheint unnötig, hier mehr über den ungeheuren Wert der Anästhesie und die großen Veränderungen zu sagen, die sie in allen Zweigen der Chirurgie wie auch in der experimentellen Physiologie hervorbrachte.

Die Durchsetzung der Antisepsis und ihr Ausbau zur Asepsis

Zwei Jahrzehnte nach der Einführung der Narkose wurde das Problem Wundinfektion erneut aufgegriffen. Dieses Mal von dem schon erwähnten englischen Arzt *Joseph Lister*, der an der chirurgischen Klinik in Glasgow seit 1860 arbeitete. *Lister*, der letzte der zu den Quäkern zählenden Ärzte des 19. Jahrhunderts, war stark beeindruckt von den großen Verlusten an Menschen in der chirurgischen Praxis. Er war besonders betroffen von dem Unterschied in der Mortalitätsziffer zwischen Fällen von einfachen und solchen von komplizierten Knochenbrüchen. Der Hauptunterschied zwischen einfacher und komplizierter Fraktur ist, daß letztere mit der Luft in Verbindung steht. Der französische Chemiker *Louis Pasteur* hatte gerade nachgewiesen, daß Bakterien überall in der Luft vorhanden sind. *Lister* kam nun der Gedanke, daß Bakterien aus der Luft in die Wunde eindringen und die tödliche Sepsis hervorrufen könnten. Er begann daher, *Pasteur*s Entdeckungen praktisch anzuwenden und die offenen Frakturen mit **Karbolsäure,** einem von *François Jules Lemaire* (1814 – 1886) bereits 1860 empfohlenen Desinfiziens, gegen Bakterien zu schützen. *Lemaire* war der erste gewesen, der auf die antiseptische Wirkung von Karbolsäure hingewiesen hat.

Die Erfahrungen, die *Lister* in der Klinik mit der Anwendung von **Karbolsäurespray,** mit deren Veröffentlichung er 1867 im „Lancet", der traditionsreichsten Medizinerzeitschrift, begann, brachten sehr erfolgversprechende Ergebnisse („On a new method of treating compound fracture, abcess etc. with observations on the condition of supparating" und „On the antiseptic principle in practice of surgery"). Er dehnte bald den Gebrauch der Karbolsäure auf alle Gebiete der Chirurgie aus und nannte

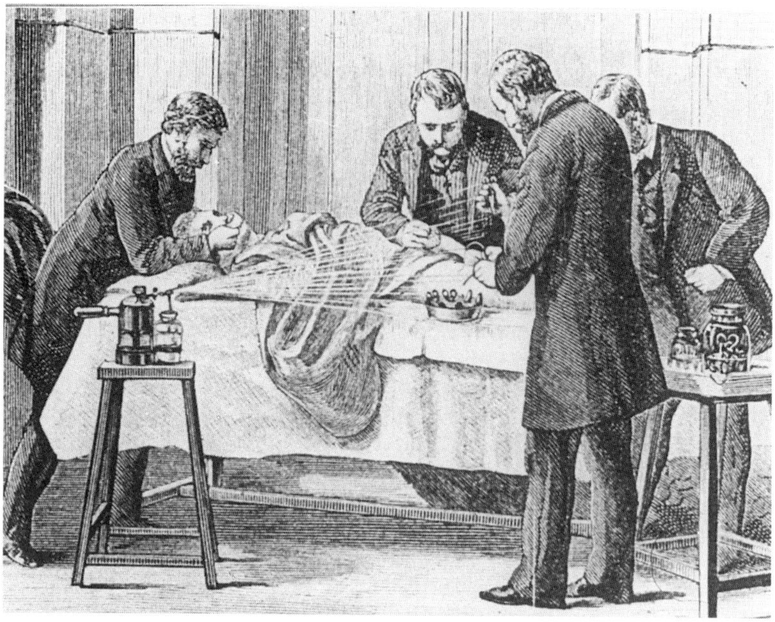

Abb. 37 Operation am Unterleib unter Einsatz der Äther-Narkose und unter Schutz von Karbolsäurespray, dessen antiseptische Wirkung sich der englische Chirurg *Joseph Lister* seit 1867 bei chirurgischen Eingriffen zunutze machte.
Holzschnitt von *T. P. Collings* um 1882.
Aus: *William Watson Cheyne:* Die antiseptische Chirurgie. Ihre Grundsätze, Ausübung, Geschichte und Resultate. Leipzig 1883

sein neues Verfahren das **„antiseptische Prinzip“** (Abb. 37). Mit *Lister* nahm man endlich von der Vorstellung des „lobenswerten Eiters“ Abschied.

Trotz *Lister*s überzeugenden Ergebnissen wurde seine neue Methode weder schnell noch in weitem Umfang angenommen. Erst nachdem zahlreiche deutsche Ärzte wie *Richard von Volkmann* (1830–1889), *Carl Thiersch* (1822–1895), *Johann von Mikulicz-Radecki* (1850–1905) und viele andere seine Technik in den frühen siebziger Jahren in ihren Kliniken übernommen hatten, setzte sich die antiseptische Methodik in den Vereinigten Staaten, Frankreich und schließlich in England durch. *Lister*s etwas schwerfällige Anwendung der Desinfektion durch das Versprühen der Karbolsäure wie ein dünner Film über dem Operationsfeld wurde sehr bald an der chirurgischen Universitätsklinik in Berlin unter der Ägide *Ernst von Bergmann*s (1836–1907) mit Hilfe seines begabten Assistenten *Curt Schimmelbusch* (1860–1895) zur **Asepsis** erweitert (Abb. 38). *Schimmelbusch* konstruierte um 1884 Autoklaven mit einer metallenen Einsatztrommel (Schimmelbuschtrommel), durch deren durchlöcherten Boden und Deckel Wasserdampf zur Sterilisation strömen konnte.

Im Jahre 1882 führte *Friedrich von Trendelenburg* (1844–1924) bereits die **Sterilisation mit gesättigtem Wasserdampf** (Dampf-Sterilisator) ein. Die Sterilisation der Instrumente durch Abkochung und durch trockene Hitze entwickelte als einer der ersten der französische Chirurg *Octave Roche Simon Terrillon* (1844–1895) 1883. Der Kieler Chirurg *Gustav Adolf Neuber* (1850–1932) baute 1886 den ersten aseptischen Operationsraum in seiner mit eigenen Mitteln errichteten und unterhaltenen Klinik aus. Bei dem klassischen Verfahren nach *Lister* wurden Instrumente, Wunde und Chirurg mit Karbolsäure besprengt.

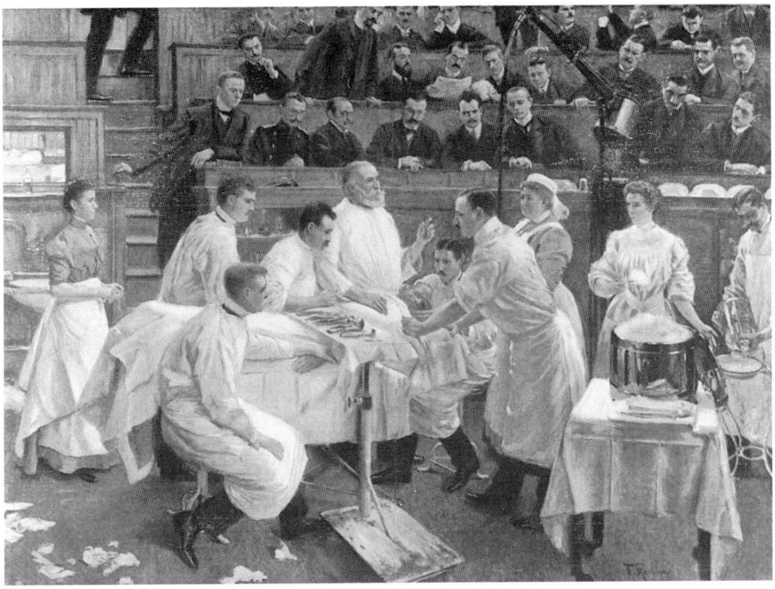

Abb. 38 *Ernst von Bergmann* im Hör- und Operationssaal der chirurgischen Universitätsklinik in Berlin im Jahre 1906. Das Bild zeigt den Chirurgen *von Bergmann* unmittelbar vor einer operativen Eröffnung der Schädelhöhle (Trepanation) inmitten seiner Assistenten. Lithographie nach einem Ölgemälde von *Franz Skarbina,* 1906

Die neue Technik sicherte Bakterienfreiheit durch Desinfektion der Instrumente und Tücher mit gesättigtem Wasserdampf in Autoklaven, nachdem Hände und Operationsgebiet vorher mit verschiedenen Mitteln desinfiziert worden waren. Antisepsis und Asepsis führten zu einer völligen Erneuerung der Chirurgie und verwandelten die chirurgischen Abteilungen nach Jahrhunderten des Hospitalbrands in straff geführte Krankenstationen und keimarme Operationssäle, in die der Patient in der Hoffnung, sie lebend wieder zu verlassen, sich beruhigt schieben lassen konnte. In dieser Zeit um 1886 setzte sich auch der weiße Operationskittel durch. Nach den ersten Erfolgen der Chirurgie, besonders auf dem Gebiet der Bauchchirurgie mit ihren seitdem leicht und erfolgreich durchzuführenden Eingriffen wie etwa bei Blinddarmentzündungen oder Gallenblasenleiden, die vor der antiseptischen Ära fast hoffnungslos gewesen waren, ließen sie das Schlagwort von den **„Halbgöttern in Weiß"** aufkommen.

Es soll aber nicht übersehen werden, daß auch eine große Zahl kleinerer technischer Verbesserungen und Erfindungen beträchtlich zu der raschen Entwicklung der Chirurgie beitrug. Die Chirurgen *Eugène Koeberle* (1828 – 1915) und *Jules Péan* (1830 – 1898) entwickelten 1862 die **Gefäßklemme,** die von *William Stuart Halsted,* der den **Gummihandschuh** 1897 in den Operationssaal einführte, verbessert wurde. *Carl Arnold Ruge* (1846 – 1926) beschrieb 1878 in Berlin die Biopsie mit Gefrierschnitten.

In den achtziger Jahren begannen die Chirurgen, in Bezirke des menschlichen Körpers vorzudringen, die sie vorher nur im Notfall anzurühren gewagt hatten – die Gelenke, die Bauchhöhle, den Kopf und die Wirbelsäule. Der große Wiener Chirurg *Theodor Billroth* (1829 – 1894), der Freund von *Johannes Brahms* (1833 – 1897), leitete diese erste große Periode der Bauchchirurgie ein. *Billroth* resezierte 1872 **die Speiseröhre,** 1881 **den Pylorus** und 1878 **Teile des Dünndarms.** Sein Schüler, *Anton Wölfler* (1850 – 1917), führte 1881 die **Gastroenter-**

ostomie ein. Die ersten **Appendektomien** werden *Rudolph Ulrich Krönlein* (1847–1910) 1885 und *Reginald Heber Fitz* (1843–1913) 1886 zugeschrieben. *James Marion Sims* (1813–1883) führte 1878 die Cholezystektomie durch und *Gustav Simon* (1824–1876) 1869 die Entfernung der Niere. *Victor Horsley* (1857–1916) begann mit der Operation von Tumoren des Hirns und des Rückenmarks. Er beschäftigte sich seit 1886 mit der Entfernung von Drüsen. Dieses neue chirurgische Gebiet, das damals zum ersten Male eröffnet wurde, betraf vorwiegend die Entfernung der Schilddrüse beim Kropf oder der Basedowschen Krankheit (Entzündung der Schilddrüse). Pioniere auf diesem Gebiet waren *Theodor Kocher* (1841–1917), *Jacques Louis Reverdin* (1842–1929) und *Anton von Eiselsberg* (1860–1939). Unglücklicherweise führte die Unkenntnis der Schilddrüsenfunktion und die Existenz der Nebenschilddrüse bei diesen frühen Fällen zur Totalentfernung der Drüse. Die katastrophalen gesundheitlichen Folgen dieses Vorgehens, das ein schweres **Myxödem** herbeiführte, wurden durch das ehrliche Zugeständnis der Fehler durch ihre Urheber bald berichtigt.

Ältere Operationen, wie z. B. die **Entfernung einer an Krebs erkrankten Brust** und die Behebung von Brüchen, wurden von *William Stuart Halsted* und *Edoardo Bassini* (1844–1924) bedeutend verbessert. *Karl Thiersch* (1822–1895) führte die Hautverpflanzung ein. Zu den bedeutenden englischen Chirurgen der Periode gehörten neben *Lister* und *Horsley Sir James Paget* (1814–1899), bekannt durch die beiden „Pagetschen Krankheiten", der vielseitige *Sir William Macewen* (1848–1924) und *Sir Berkeley Moynihan* (1865–1936), ein Bauchchirurg. Die Vereinigten Staaten trugen neben der Anästhesie durch das Werk verschiedener gynäkologischer Chirurgen zur Verbesserung der Operationsmöglichkeiten bei. Zu ihnen zählen *James Marion Sims*, *Thomas Addis Emmett* (1828–1919) und die Brüder *John Light Atlee* (1799–1885) und *Washington Lemuel Atlee* (1808–1878), die die **Tumore der Eierstöcke** seit 1843 erfolgreich operativ behandelten. Ihre Technik wurde, ebenso wie die der amerikanischen Zahnärzte, in Europa nachgeahmt. Die Russen brachten in dieser Periode einen bedeutenden Chirurgen, *Nikolai Ivanovich Pirogoff* (1810–1881) hervor, der sich auch um den Ausbau des Lazarettwesens verdient machte.

Geburtshilfe und Gynäkologie sind alte chirurgische Spezialgebiete, denen die gleichen Kräfte, die die Chirurgie neu belebten, neue Horizonte eröffneten. Die erste **Ovarektomie** (Entfernung der Eierstöcke) wurde mit seltenem Mut und Verständnis 1809 in den Urwäldern von Kentucky durch *Ephraim McDowell* (1771–1830) erfolgreich bei einer schwer erkrankten Frau gewagt. *McDowell* folgten *John Light Atlee* und *Washington Lemuel Atlee* in Pennsylvania. Zwei Engländer, *Thomas Spencer Wells* (1818–1897) 1858 und *Robert Lawson Tait* (1845–1899) 1871, machten schließlich auch in Europa die Herausnahme der Eierstöcke zu einer Routineoperation. *Tait* begann ferner, die **Tubargravidität** und den **Pyosalpinx** (vereiterter Eileiter) zu operieren. Er führte die **Hysterektomien** bei Erkrankungen der Gebärmutter durch. Dieses operative Verfahren wurde 1878 von dem deutschen Gynäkologen *Wilhelm Alexander Freund* (1833–1918) bedeutend verbessert. Seit den zwanziger Jahren gehören Operationen des Uterus und der Ovarien zur Standardausbildung angehender Gynäkologen, die heute angesichts neuer technischer und medikamentöser Therapiemöglichkeiten einer kritischen Überprüfung bedarf, um diese Organe bis ins hohe Alter zu erhalten.

Jahrhundertelang waren die Gynäkologen nicht in der Lage gewesen, die **Blasenscheidenfistel** wirksam zu behandeln. Durch aus heutiger Sicht fragwürdige chirurgische Versuche an Sklavinnen entwickelte *James Marion Sims* aus Süd-Carolina 1852 die erste zuverlässige Operation für dieses Krankheitsbild. Andere experimentierfreudige Gynäkologen dieser Periode aus dem Süden der USA waren *Thomas Addis Emmett* und *Robert Battey* (1828–1895) aus Georgia. Der **Kaiserschnitt** wurde durch die Verbesserungen von *Edoardo Porro* (1842–1902) 1876 und *Max Sänger* (1853–1903) 1882 zu einem Routineverfahren.

Die Beiträge *Karl Siegmund Credés* (1819 – 1892) sind nicht rein chirurgischer Art; doch können sie sich an Nützlichkeit mit jedem neuen operativen Verfahren jener Zeit durchaus messen. *Credé* führte eine Methode zur **Lösung der Plazenta** (Credé-Handgriff) ein, die viele postnatale Blutungen verhindert. Und durch das einfache Mittel, **antiseptische Silbernitratlösung** ($AgNO_3$-Lösung) in die Augen jedes Neugeborenen zu tropfen (Credé-Prophylaxe), beseitigte er die gonorrhoischen Augeninfektionen der Säuglinge, die so häufig zur Erblindung geführt hatten.

17 Das neue Spezialistentum in der Medizin

Im 19. Jahrhundert begann die Entwicklung **der Differenzierung der Medizin in Fachgebiete,** die heute so charakteristisch geworden ist. In den Vereinigten Staaten waren schon in den 50er Jahren mehr als die Hälfte aller praktizierenden Ärzte bei 18 offiziell anerkannten Fachgebieten Spezialisten. In der Bundesrepublik Deutschland werden 29 verschiedene Facharztbezeichnungen vergeben (1988). Die heutige Spezialisierung der Medizin beschränkt sich nicht auf die alten großen Fächer – Medizin, Chirurgie, Geburtshilfe und Gynäkologie – die seit Jahrhunderten bestehen, sondern sie hat sich auch auf die sich schon im 19. Jahrhundert entwickelnden Disziplinen wie Augenheilkunde, Kinderheilkunde, Röntgenologie oder Dermatologie ausgedehnt.

Die Krankheiten, die den Gegenstand dieser Spezialgebiete bilden, waren schon untersucht, erforscht und gelegentlich in der Literatur gesondert behandelt worden. Doch die bedeutende Erweiterung wissenschaftlicher Kenntnisse im 19. Jahrhundert machte es zum ersten Male möglich und sogar notwendig, daß Ärzte ihre Praxis auf die Krankheiten bestimmter Organe oder Organgruppen beschränkten.

Einen weiteren Anreiz zur Bildung von eng umrissenen Fachgebieten lieferte die Erfindung neuer Instrumente wie etwa der vielen „Skope" (Spiegel), mit denen man **in die Körperhöhlen sehen** kann. Diese **Endo- und Zystoskope, Augen-, Kehlkopf- und Blasenspiegel** konnten nur von besonders geübten Personen richtig angewendet werden und wandelten oft die Gebiete, in denen sie zunehmend benutzt wurden, vollständig um.

Ferner sei daran erinnert, daß die neue lokalistische Pathologie die Entwicklung von Spezialgebieten begünstigte. Es ist kein Zufall, daß die klinischen Schulen in Wien und Paris, und später in Berlin, eine wichtige Rolle in der Geschichte der Aufzweigung der Medizin in viele Einzelfächer spielten, weil dort die **Gewebe- und Organpathologie** nicht zuletzt durch die von *Rudolf Virchow* begründete Zellularpathologie ganz im Vordergrund stand.

Auch nichtmedizinische Faktoren übten einen Einfluß aus. Insbesondere galt dies für die Bevölkerungszunahme mit der dadurch hervorgerufenen Entwicklung der Großstädte und das Anwachsen mittelgroßer Städte, die genügend Patienten mit bestimmten Organleiden stellten, um eine Spezialisierung ökonomisch möglich zu machen. Die Öffentlichkeit reagierte sehr günstig auf die Differenzierung der Medizin, deren Wachsen und heutige Größe weitgehend das Ergebnis der Nachfrage von seiten der Allgemeinheit gewesen sind. Der Berufsstand, der von dem Allgemeinpraktiker und dem Allgemeinchirurgen vertreten wurde, brachte der Entwicklung des Spezialistentums starken Widerstand entgegen. Dies geschah teilweise deshalb, weil es in der Vergangenheit mit übelbeleumdeten Elementen wie dem reisenden „Steinschneider", „Zahnbrecher" oder dem „Okulisten" verbunden gewesen war. Die Gefahren, die einer Differenzierung anhaften, wurden ebenfalls vorausgesehen. Auch weniger humane Gründe, unter ihnen die traditionell-konservative Haltung der Ärzteschaft und die Furcht, Patienten zu verlieren, spielten in den weit verbreiteten Gefühlen gegen die Spezialisierung eine Rolle.

Die Entwicklung verlief für die sich neu etablierenden Fächer der Medizin wie etwa die Augenheilkunde, die Orthopädie oder Pädiatrie in ähnlicher Weise. Gewöhnlich eröffneten die neuen Spezialisten auf eigene Kosten besondere **Privat- und Polikliniken,** wo sie die Armen unentgeltlich behandelten und dadurch weniger Widerstand durch ihre niedergelassenen Kollegen entgegengebracht bekamen.

Als typisches Beispiel sei dafür *Albrecht von Graefe* (1828 – 1870), der Begründer der Augenheilkunde, genannt. Er eröffnete

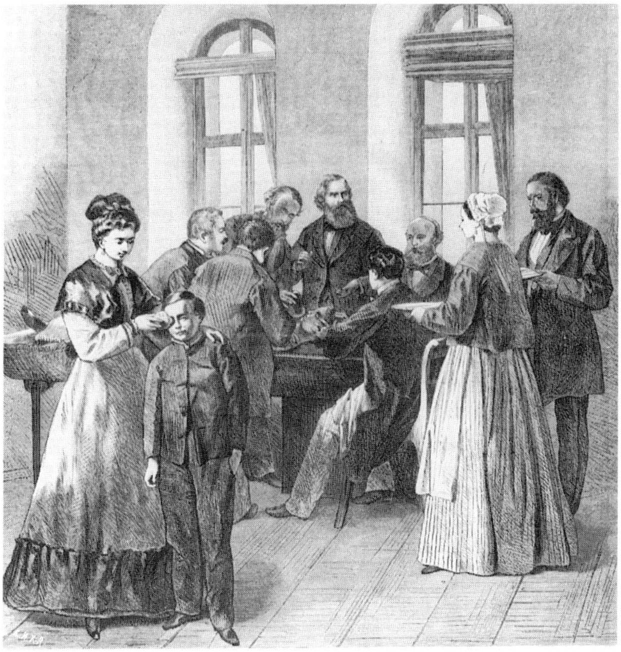

Abb. 39 *Albrecht von Graefe* beim Operieren in seiner Berliner Privatklinik, die er 1851 aus eigenen Mitteln eröffnet hatte. Trotz seines kurzen Lebens wurde er der Begründer der modernen Ophthalmologie. Holzschnitt, 1866

auf eigene Kosten 1851 in Berlin eine private **Augenheilanstalt,** die bald zum Mekka für angehende Augenärzte aus aller Welt wurde (Abb. 39). Ganz deutlich läßt sich diese Tendenz auch bei der Gründung von **Kinderkliniken** vor Augen führen, die seit 1850 in Deutschland von Ärzten oft mit Hilfe gemeinnütziger Organisationen ins Leben gerufen werden konnten. War das neue Fach einmal begründet, so errichtete man bald auch von staatlicher und kommunaler Seite entsprechende klinische Abteilungen an den Krankenhäusern und Universitätskliniken. Schließlich folgten Lehrstühle, Gesellschaften und Fachzeitschriften.

Bei dieser Erörterung der Spezialfächer empfiehlt es sich, sie in zwei Gruppen, die chirurgischen und die medizinischen, die operativen und nichtoperativen Fächer, einzuteilen. Die **Orthopädie,** eines der frühesten chirurgischen Spezialgebiete, war im wesentlichen nicht ein Produkt der Erfindung neuer Instrumente oder jener Faktoren, die das allgemeine Wachsen der Chirurgie und ihrer Spezialfächer beeinflußten, wie z. B. die Zellularpathologie, Anästhesie und Antisepsis. Ihre Entwicklung entstammte vielmehr dem aus der Aufklärung herrührenden humanitären Interesse an **verkrüppelten Kindern.** Dies geht deutlich aus dem Werk von *Nicolas Andry* (1658 – 1742), der 1741 den Ausdruck „Orthopädie" (orthos, gr. = gerade, pais, paidos, gr. = das Kind) prägte, hervor. 1790 wurde in der Schweiz von *Jean André Venel* (1740 – 1791) das erste Institut für die fachärztliche Behandlung von Kindern, die an Rachitis oder Erkrankungen des Knochenskeletts litten, gegründet.

Zu den großen Chirurgen der Periode der Krankenhausmedizin gehörten Orthopäden wie *Jaques Mathieu Delpech* (1777 – 1832), *Georg Friedrich Ludwig Stromeyer* (1804 – 1876), *Guillaume Dupuytren* (1777 – 1835), *Johann Friedrich Dieffenbach* und *William John Little* (1810 – 1894). Sie waren noch in ihrem Wirken eingeschränkt durch das Fehlen der Antisepsis und mußten sich auf **subkutane Operationen** beschränken. *Valentine Mott* (1785 – 1865) mißlang 1840 noch die Gründung eines orthopädischen Instituts in New York City, die *Heimann Berend* (1809 – 1873) in Berlin im Jahre 1840 erfolgreich durchsetzen konnte. Seit 1900 wurden überall orthopädische Universitätskliniken eröffnet. Die Entwicklung der operativen Orthopädie ging der neuen Chirurgie parallel. Auch konservative Methoden erwiesen sich als sehr erfolgreich, wie die von *Adolf Lorenz* (1854 – 1946) eingeführte Behandlung der **angeborenen Hüftluxation.**

Auch die **Physiotherapie** verdankte nach jahrhundertelanger Vernachlässigung ihre Wiederbelebung dem Zeitgeist der Aufklärung. Besondere Aufmerksamkeit wurde der **Massage** und der **Gymnastik,** die beide eng mit der Orthopädie verbunden sind, gewidmet. Für diese Methoden der Physiotherapie hatte sich bereits im Zeitalter der Aufklärung kein Geringerer als der schon genannte Dichter *Jean-Jaques Rousseau*, der für die Kinder eine naturgemäße Erziehung forderte und den Fortschritt der Zivilisation skeptisch betrachtete, interessiert. Große und bedeutende Förderer der natürlichen Heilanwendungen und der Verbesserung der öffentlichen und privaten Hygiene waren *Johann Peter Frank* in Wien, *Simon André Tissot* in Lausanne und andere. Ihr Werk wurde von den Franzosen *René Nicolas Dufriche Desgenettes* (1762 – 1837), *Charles Londe* (1795 – 1862) und *Francisco Amoros Ondeano* (1770 – 1848) und von den „Turnern", von denen *Friedrich Ludwig Jahn* (1778 – 1852) als Turnvater *Jahn* zu einer volkstümlichen Figur wurde, in Deutschland fortgesetzt.

Einen besonders starken Antrieb empfing die Gymnastik aus der Arbeit eines schwedischen Laien, *Per Henrik Ling* (1776 – 1839), der 1813 mit einer Art von medizinischem Heilturnen begann. Ein anderer Schwede, *Jonas Gustaf Zander* (1835 – 1920), führte 1865 **Trimmgeräte** ein. Darauf aufbauend entstanden dann überall in Europa, besonders in Deutschland, zur Körperertüchtigung sogenannte *Zander*-Anstalten, die häufig Vorläufer von orthopädischen Institutionen wurden.

Intensive Beschäftigung mit den hippokratischen Schriften führte in den 50er Jahren *Pierre Magne* und *Bonnet* zu einer Wiederbelebung sportlicher und turnerischer Übungen in Frankreich. Die vorherrschende skeptische Haltung auf therapeutischem Gebiet gegenüber Arzneimitteln und Aderlaß trug wesentlich zur Entwicklung der Gymnastik bei. In den siebziger Jahren begann sich *Karl von Mosengeil* (1840 – 1900) experimentell-wissenschaftlich mit diesem Gebiet der Gesundheitsförderung zu beschäftigen. Bedeutende Chirurgen wie *Billroth, Langenbeck* und *von Bergmann* zeigten intensives Interesse an der Gymnastik.

Weitere neue Disziplinen der Medizin

Die Ophthalmologie lag bis Ende des 18. Jahrhunderts weitgehend in den Händen von Quacksalbern. 1748 hatte *Jaques Daviel* (1693 – 1762) die **Staroperationen** bedeutend verbessert. Der Quäker *Thomas Young* (1783 – 1829), gleichzeitig bedeutender Physiker, Ingenieur und Ägyptologe, klärte eine Anzahl der Lichtbrechungsprobleme. *Young* entwickelte erstmals eine naturwissenschaftlich begründete Physiologie des Auges, zu der er mehrere bahnbrechende Werke vorlegte: „On the mechanism of the eye" (1801) und „On the theory of light and colours" (1802). Der erste Professor der Augenheilkunde war *Georg Joseph Beer* (1763 – 1821) in Wien im Jahre 1812. *John Cunningham Saunders* (1773 – 1810) eröffnete 1805 die erste englische Augenklinik. Die erste Augenklinik in New York City wurde gegen den Widerstand der Ärzteschaft im Jahre 1820 eröffnet. Das Gebiet dehnte sich mit der Erfindung des Augenspiegels durch *Helmholtz* im Jahre 1851 und mit den grundlegenden Arbeiten über die Brechung von *Frans Cornelis Donders* (1818 – 1889), einem bedeutenden holländischen Physiologen, weit aus.

Die Chirurgie dieses Gebietes entwickelte sich parallel der allgemeinen chirurgischen Renaissance. Sie entstand unter der Führung des schon genannten genialen Arztes *Albrecht von Graefe*s, der die **Iridektomie** und neue Operationen gegen das **Schielen** und den **Star** einführte. In den sechziger Jahren wurden Lehrstühle für Augenheilkunde gegründet und in den siebziger Jahren Augenkliniken eröffnet. Die Einführung der **örtlichen Betäubung** in die Augenheilkunde durch *Carl Koller* im Jahre 1884 ist bereits erwähnt worden („Vorläufige Mitteilung über locale Anästhesierung am Auge", 1884).

Auf dem Gebiet der **Ohrenheilkunde**, die ursprünglich mit der Ophthalmologie verbunden war, können die gleichen Entwicklungsstadien beobachtet werden: Konzentration, Erweiterung durch neue diagnostische Mittel und chirurgische Fortschritte. Typisch dafür ist die Abhandlung von *Jean Marie Gaspard* (1774–1838) über „Traité des maladies de l'oreille et de l'audition", die im Jahre 1821 veröffentlicht wurde. Der **durchbohrte Spiegel** wurde 1841 von einem unbekannten westfälischen Landarzt, *Friedrich Hofmann* (1806–1886), in Burgsteinfurt erfunden. Er wurde von *Adam Politzer* (1835–1920) aus Wien in die allgemeine Praxis eingeführt. In seinem „Lehrbuch der Ohrenheilkunde" stellt er 1893 diesen Spiegel vor, mit dem man Nasen- und Rachenhöhle ebenso wie das Trommelfell bequem unter Lichteinfall untersuchen kann.

Die chirurgische Entwicklung der **Otologie** ist eng verbunden mit den Namen von *Sir William Robert Wilde* (1815–1876) aus Dublin – Vater des Dichters *Oscar Wilde* (1854–1900) – und *Hermann Schwartze* (1847–1916) aus Halle, der in den siebziger Jahren die Warzenfortsatzoperation einführte. Diese Operation hat erst seit den vierziger Jahren des 20. Jahrhunderts ihre außerordentliche Bedeutung durch die großen Fortschritte auf dem Gebiet der antibiotischen Chemotherapie verloren. Die ersten Lehrstühle für Ohrenheilkunde in Deutschland wurden in den sechziger Jahren gegründet.

Die **Rhinologie** (Nasenheilkunde) und die **Laryngologie** (Halsheilkunde) entwickelten sich relativ spät. Unabhängige Spezialgebiete wurden sie erst, als man sie im ersten Jahrzehnt des 20. Jahrhunderts mit der Otologie verband, nachdem sich diese Disziplin von der Ophthalmologie getrennt hatte. Die für diese Entwicklung grundlegende technische Erfindung war die indirekte Laryngoskopie. Das Laryngoskopieren war bereits wiederholt versucht worden; doch das Problem wurde erst durch einen Laien, den spanischen Sänger *Manuel Patricio García* (1805–1906), durch Verwendung von Zahnarztspiegeln im Jahre 1854 gelöst. In Wien waren *Ludwig Türck* (1810–1868) und *Johann Nepomuk Czermak* (1828–1873) 1858 Pioniere der **Laryngoskopie** (Abb. 40). 1873 wurde in New York eine laryngologische Gesellschaft gegründet. Die Erfindung der örtlichen Betäubung war in den achtziger Jahren für die Entwicklung der operativen Rhinologie, für Operationen an der Nasenscheidewand und den Nebenhöhlen von großer Bedeutung. Die **Bronchoskopie** wurde 1898 von *Gustav Killian* (1860–1921) aus Mainz eingeführt und 1900 von *Chevalier Jackson* (1865–1958) aus Philadelphia weiterentwickelt.

Die Geschichte der **Oto-Rhino-Laryngologie** liefert hervorragende Beispiele für die Tatsache, daß die Grenzen zwischen den verschiedenen Spezialgebieten fließend sind. Neue Kombinationen medizinischer Fächer kommen zu allen Zeiten vor. Ursprünglich mit der Ophthalmologie verbunden, wurde die Otologie später mit der Rhinologie und der Laryngologie vereint. Und die Bronchoskopie, erst ein wichtiger Teil der Laryngologie, wird jetzt von der **Lungenchirurgie** beansprucht.

Entscheidend für die Entwicklung der **Urologie** als Spezialgebiet wurde der in Paris um 1826 eingeführte **Lithotriptor** durch *Jean Civiale* (1792–1867). *Civiale* erfand ein entsprechendes Instrument, mit dem die Harnsteine in der Blase zertrümmert werden konnten. Diese operative Methode wurde sehr schnell weiterentwickelt. Seit 1876 setzte man auch die **Endoskopie** zur Spiegelung der Blase ein. Pioniere waren auf diesem Gebiet *Joseph Grünfeld* (1840–1910) und *Max Nitze* (1848–1906), die 1876 und 1877 in Wien Zystoskope zur Beobachtung der Harnröhre und der Harnblase benutzten. Wenig später ermöglichte die sich entfaltende Labormedizin, Stoffwechsel- und Nierenerkrankungen durch biochemische Untersuchungsmethoden des Harns zu erkennen und deutlich voneinander abzugrenzen.

Die Entfaltung der internistischen Disziplinen entsprach der Entwicklung der chirurgischen Spezialitäten. Die Pädiatrie wurde wie die Orthopädie von der Philosophie der Aufklärung stark beeinflußt. Der schon erwähnte Aufklärer und Philosoph *Rousseau* hatte energisch auf die Vorzüge einer gesunden Kinderaufzucht hingewie-

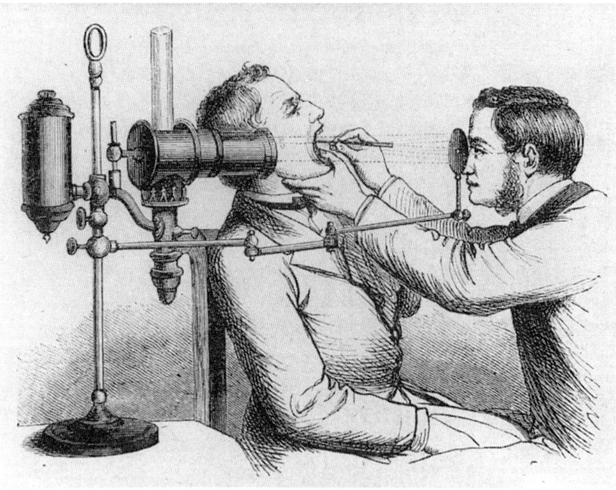

Abb. 40 Untersuchung des Kehlkopfes durch künstliche Ausleuchtung mit Hilfe einer Petroleumlampe und eines Lochspiegels. Holzschnitt um 1885

sen. Die Bücher der Pädiater *Nils Rosen von Rosenstein* 1752, von *George Armstrong* (1719 – 1789) 1767 und *William Cadogan* (1711 – 1797) 1748 sind typisch für die Epoche der Aufklärung. Da in der Kinderheilkunde die Innere Medizin auf eine bestimmte Altersgruppe von der Geburt bis zur Pubertät, wie es der Kinderarzt *Adalbert Czerny* (1863 – 1941) im 20. Jahrhundert formulierte, angewendet wird, folgte man ihrer Methodik.

Die Krankenhausmedizin wurde in der Kinderheilkunde durch den schon genannten Franzosen *Charles Michel Billard* vertreten, der vier Jahre vor seinem frühzeitigen Tod an Tuberkulose eine pädiatrische grundlegende Schrift veröffentlichte (vgl. 107/108). Sie machte ihn zu einer Art *Laennec* der Pädiatrie. In Paris standen die Weichen für die Entfaltung der Kinderheilkunde besonders günstig, da hier 1802 das **erste Kinderkrankenhaus** der Welt seine Tore öffnete. Im Laufe des 19. Jahrhunderts folgten überall in Europa Kinderkrankenhäuser wie in Wien 1848, London 1852, Basel 1862, Frankfurt 1842, Bremen 1862, Dresden 1878, Berlin 1890 oder Leipzig 1893 (Abb. 41).

Das klassische Lehrbuch der Kinderheilkunde im 19. Jahrhundert war der im Geist der Pariser Spitalmedizin gehaltene „Traité clinique et pratique des maladies des enfants“ von *Frédéric Rilliet* (1814 – 1861) und *Antoine Charles Ernest Barthiez* (1811 – 1891), das in drei Bänden 1843 in Paris erschien. In England wurde die klinische Medizin in der Kinderheilkunde durch *Charles West* (1818 – 1891) repräsentiert. Die statistischen Untersuchungen des Belgiers *Adolphe Quetelet* (1796 – 1874) trugen viel dazu bei, die biologischen Besonderheiten des Kindes den Ärzten zu erläutern. Chemische Analyse der Nährstoffe und Stoffwechseluntersuchungen brachte die **Labormedizin** für die Kinderheilkunde der zweiten Hälfte des 19. Jahrhunderts mit. Damals gewann die Untersuchung der Zusammensetzung der Kuhmilch und der Frauenmilch, die 1848 von *Franz Simon* und 1869 von *Philipp Biedert* (1847 – 1916) durchgeführt wurde, besondere Bedeutung.

Die Bakteriologie beeinflußte die Kinderheilkunde nicht weniger als die allgemeine Medizin, und die Fortschritte in **Histologie** führten zu einem besseren Verständnis der **Hämatologie des Kindesalters.** Zu den bedeutenden Pädiatern jener Zeit gehören *Johann Friedrich Wilhelm Camerer* (1842 – 1910), *Emil Feer* (1864 – 1955), *Theodor Escherich* (1857 – 1911), *Heinrich Finkelstein* (1865 – 1942), *Adalbert Czerny, Otto Heubner* (1843 – 1926) und *Thomas Morgan Rotch* (1849 – 1914). Sie be-

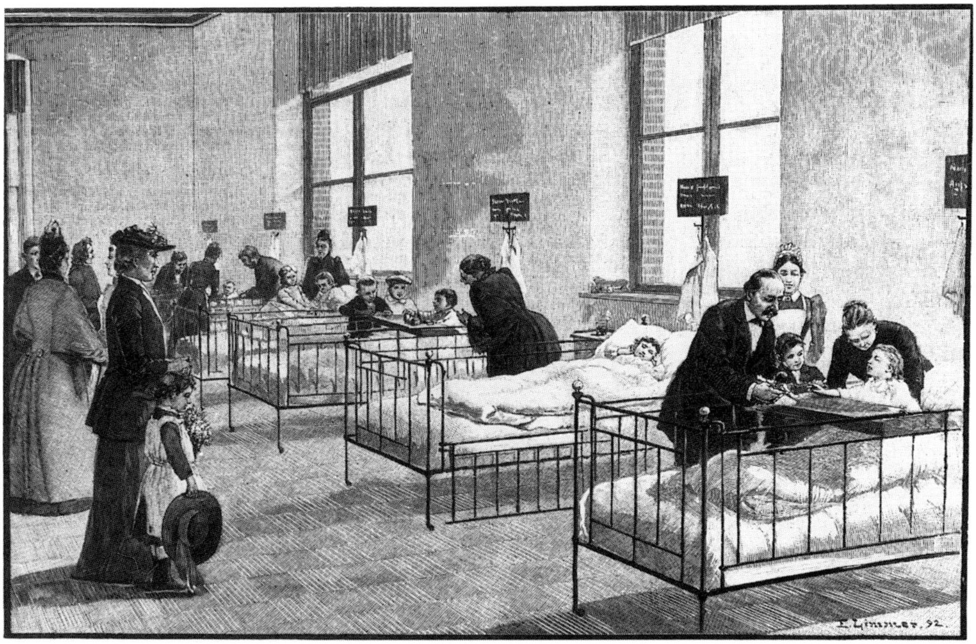

Abb. 41 Blick in ein Zimmer des Kinderkrankenhauses von Leipzig. In den Jahren von 1892 bis 1893 baute man diese Kinderklinik nach den Vorstellungen des Pädiaters *Otto Heubner* (1843 – 1926) völlig neu.
Holzschnitt nach einer Zeichnung von *E. Limmer* 1893

schäftigten sich alle vorwiegend mit den Problemen der Säuglingsernährung, die damals bei der Bekämpfung der hohen Kindersterblichkeit im Vordergrund der Pädiatrie standen.

Die **Dermatologie** kristallisierte sich im 18. Jahrhundert heraus, wie aus der Schrift „Tractatus morbis cutaneis“ von *Anne Charles de Lorry* (1726 – 1783) aus dem Jahre 1777 hervorgeht. Der eigentliche Gründer dieser Disziplin war *Jean Louis Alibert* (1768 – 1837). Doch er stand stark unter dem systematisierenden Einfluß des 18. Jahrhunderts, der bald durch den pathologischen Ansatz des englischen Arztes *Robert Willan* (1757 – 1812) verdrängt wurde. *Willan* schuf mit seinem Werk „On cutaneous diseases“ (1796 – 1808) erstmals eine einheitliche Nomenklatur, deren Prinzipien sich bis heute bewährt haben.

Der Dermatologe *Ferdinand von Hebra* von der Universität Wien, der Gründer einer bedeutenden Schule von Hautärzten, bettete dieses neue Fachgebiet auf dem soliden Fundament von Histologie und Pathologie. So führte er eine Einteilung der Hautkrankheiten ein, die die Erkenntnisse der **pathologischen Anatomie** zugrunde legte. In den Jahren von 1856 – 1876 veröffentlichte er seinen berühmten „Atlas der Hautkrankheiten“ in zehn Bänden. Die bedeutenden Rückwirkungen der Bakteriologie auf die Dermatologie zeigen sich im Wirken *Raymond Sabourauds* (1864 – 1938) und *Paul Unnas* (1850 – 1929). Nicht zuletzt reifte die Dermatologie durch eigene Kliniken und Lehrstühle in den siebziger Jahren zu einem unabhängigen Spezialgebiet heran.

Die Dermatologie war traditionsgemäß mit der **Venerologie** (von Venus, eris = Göttin der Liebe; Geschlechtskrankheiten im allgemeinen) verbunden. Die beiden bedeutendsten Kenner der Syphilis, einer damals gefürchteten Geschlechtskrankheit, waren der in Baltimore geborene Franzose *Philippe Ricord* (1799–1889) und *Jean-Alfred Fournier* (1832–1914). *Ricord* trennte die Gonorrhoe von der Syphilis und unterteilte die letztere in drei Stadien. *Fournier* wurde durch seinen statistischen Nachweis des Zusammenhangs zwischen Syphilis und **Tabes dorsalis** (Rückenmark-Schwindsucht) bekannt.

Die Begründung der Neurologie und Psychiatrie

Die Arbeit von *Ricord* zur Erkrankung des Rückenmarkes erschien fast gleichzeitig mit der des deutschen Neurologen *Wilhelm Erb* (1840–1921). *Erb* erwarb sich aber vor allem als Beschreiber einiger **neurologischer Erkrankungen** große Verdienste. Einige Erkrankungen des Nervensystems erinnern noch an seine bahnbrechenden klinischen Untersuchungen: *Erb-Charcotsche*-Krankheit = spastische Spinalparalyse; *Erb-Duchenne*-Lähmung = obere Lähmung des Armplexus. *Sir Jonathan Hutchinson* (1828–1913) untersuchte die angeborene Syphilis. Der Entdeckung der Erreger von Geschlechtskrankheiten durch *Albert Neisser, Augusto Ducrey* (1860–1940) und *Fritz Schaudinn* (1871–1906) folgten wichtige diagnostische und therapeutische Fortschritte im 20. Jahrhundert. Der starke Rückgang der Syphilis in der Zeit nach dem Zweiten Weltkrieg hat die Physiognomie sowohl der Dermatologie und Venerologie wie auch der Neurologie stark verändert. Bald sollte die Entwicklung der **Neurochirurgie** die Neurologie ebenfalls stark beeinflussen.

Die Neurologie war lange Zeit innerhalb der Inneren Medizin behandelt worden. Sie entwickelte sich auf Grund der späten Blüte der **Neuroanatomie und -physiologie** erst relativ spät zu einer selbständigen Disziplin. Da die Neurologie im 19. Jahrhundert noch weitgehend Neuland darstellte, bedeutete sie vielen ehrgeizigen Klinikern ein anziehendes Gebiet. Eine weitere Erklärung für ihre Anziehungskraft war die Tatsache, daß sie trotz ihrer Beziehungen zur sich neu etablierenden physiologischen Chemie mehr Aspekte der alten Krankenhausmedizin bewahrte als irgendeine andere Richtung der Inneren Medizin. Die deutsche **neurologische Schule,** die im Laufe des Jahrhunderts Ärzte wie *Nikolaus Friedreich* (1825–1882), *Wilhelm Erb, Ernst Leyden* (1832–1910), *Carl Wilhelm Hermann Nothnagel* (1841–1905), *Hermann Oppenheim* (1858–1915), *Heinrich Irenaeus Quincke* (1842–1922) und *Ernst Adolf Strümpel* (1853–1925) hervorbrachte, wurde von *Moritz Romberg* (1795–1843) angeführt. *Romberg* beschrieb 1846 im ersten systematischen Buch über Nervenkrankheiten auch das nach ihm benannte **Symptom der Tabes dorsalis.**

Guillaume Benjamin Duchenne (1806–1875) aus Boulogne, der Pionier der französischen Neurologie des 19. Jahrhunderts, wandte häufig **Elektrodiagnostik und Elektrotherapie** bei Lähmungen an. Er beschrieb die **bulbäre Paralyse** (*Duchenne*-Krankheit), erklärte die **Poliomyelitis** als Folge von Schädigungen der Vorderhörner und bezeichnete die Erkrankung des Rükkenmarkhinterstrangs als Ursache der Schwindsucht. Von einem unbezwinglichen Forschungsdrang getrieben, ging er vierzig Jahre lang in den Abteilungen der Pariser Krankenhäuser ein und aus. Trotz seiner herausragenden klinischen Leistungen bekam er nie eine offizielle Stellung, da sein geniales diagnostisches Verständnis während seiner Lebenszeit kaum erkannt wurde.

Jean Martin Charcot (1825–1893), ursprünglich Pathologe und sein ganzes Leben Allgemeinkliniker, wandte sein Interesse der Psychiatrie und der Neurologie zu, als er 1862 Arzt des großen Pariser Salpêtrière-Krankenhauses wurde, in dem es zahlreiche Patienten mit neurologischen Erkrankungen gab. Hier begründete er seine berühmte Klinik, zu der Studenten aus allen Teilen der Welt strömten. *Charcot*, der das Primat der klinischen Beobachtung sein Leben lang aufrechterhielt, ist wahrscheinlich der bedeutendste Kliniker jener Zeit gewesen. Als Neurologe ist er besonders bekannt wegen seiner Arbeiten über den Tabes, dessen **gastrische Krisen** und **Gelenkaffektionen** nach ihm benannt sind. Außerdem beschäftigte er sich mit der **Hy-**

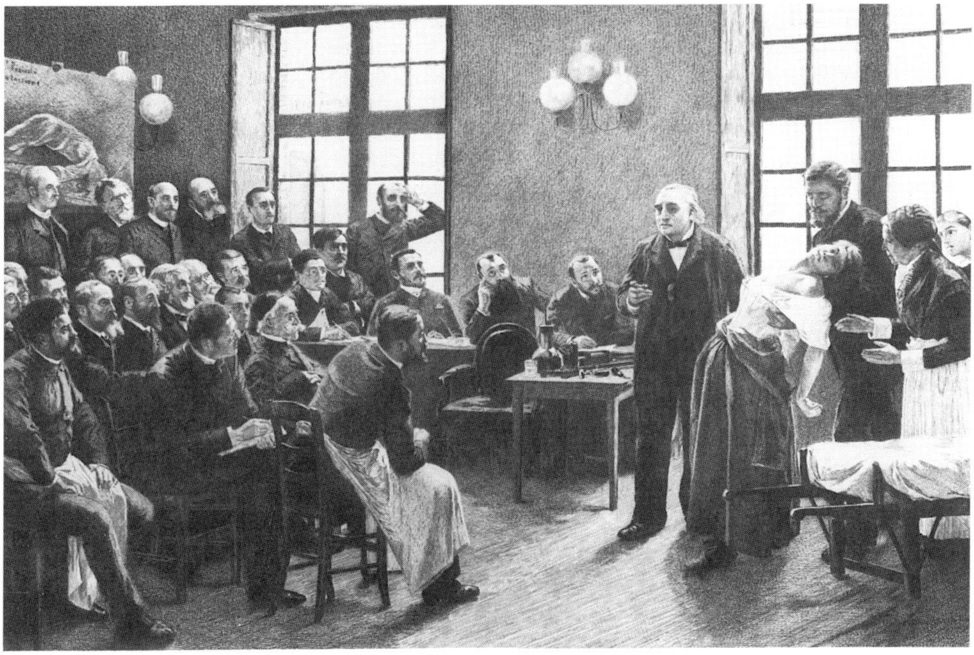

Abb. 42 Der Psychiater *Jean Martin Charcot* demonstriert in der Pariser Anstalt Salpêtrière die Behandlung von Hysterikerinnen.
Lithographie nach einem Gemälde von *E. Pirodion Brouillet* um 1885

sterie und der **Muskelatrophie.** *Charcot* machte sich auch einen Namen mit der **Hypnose-Behandlung** von sogenannten Hysterikerinnen (Abb. 42).

Die große Tradition der französischen Neurologie wurde von seinen Schülern *Pierre Marie* (1853 – 1940), *Jules Dejerine* (1849 – 1917) und *Joseph Babinski* (1857 – 1932) fortgesetzt. *Marie* beschrieb die **Akromegalie** und bezog sie auf eine Erkrankung der Hypophyse. *Babinski* ist bekannt wegen seiner Reflexuntersuchungen und seiner neuen Auffassung von der Hysterie, die die Lehren *Charcot*s verdrängten. Er beschrieb als erster den nach ihm benannten *Babinski*-Reflex am Fuß.

Von den englischen Neurologen zählt *John Hughlings Jackson* (1834 – 1911) zu den bedeutendsten seines Faches. Er untersuchte besonders die **Aphasie** und die nach Rindenschädigungen auftretenden Krämpfe (*Jackson*-Epilepsie). Er trug viel dazu bei, daß nunmehr neurologische Krankheiten mit Hilfe des Augenspiegels diagnostiziert wurden und spielte eine wichtige Rolle in der Festsetzung des Begriffs der „Integrationsstufen“ im Zentralnervensystem; eine Vorstellung, die er unter dem Einfluß der Entwicklungstheorien in der allgemeinen Biologie gewonnen hatte. Ein bedeutender amerikanischer Neurologe jener Zeit war *Silas Weir Mitchell* (1829 – 1914) aus Philadelphia, dessen **Liegekur** international angenommen wurde. Sein erstes maßgebendes Buch darüber erschien 1875: „On the rest in the treatment of nervous disease“. *Mitchell*, der als Militärarzt am amerikanischen Bürgerkrieg (1861 – 1865) teilnahm und zahlreiche bedeutungsvolle Beiträge zur Behandlung neurologischer Krankheiten geschrieben hat, war gleichzeitig ein erfolgreicher Dichter und Romanschriftsteller. *George Miller Beard* (1839 – 1883) aus New York führte den Begriff der **Neurasthenie** im Jahr 1869 ein.

Die Psychiatrie wird oft mit der Neurologie zu einem Fachgebiet zusammengefaßt. Diese von *Wilhelm Griesinger* (1817 – 1868) stammende Regelung ist durchaus logisch, da die Geisteskrankheiten letztlich

Krankheiten des Gehirns und damit des Nervensystems sein dürften. So können in der Tat in den Fällen von **progressiver Paralyse** und **seniler Demenz** typische pathologische Hirnveränderungen nachgewiesen werden. Jedoch konnten für die wichtigsten und weit verbreitetsten Geisteskrankheiten, wie z. B. **Schizophrenie, Paranoia** und die **manisch-depressiven Zustände,** die damals klarer beschrieben wurden, bis jetzt keine anatomischen oder physiologischen Grundlagen gefunden werden. Der Begriff „Schizophrenie" stammt von dem schweizer Psychiater *Paul Eugen Bleuler* (1857 – 1939), der damit 1911 den von *Emil Kraepelin* (1856 – 1926) geprägten Begriff der **„Dementia praecox"** ablöste: „Dementia praecox oder die Gruppe der Schizophrenien" (1911), heißt sein heute noch lesenswertes Buch. Über ihre Ursachen liegen keine Kenntnisse vor, die mit denen auf anderen Gebieten der Medizin verglichen werden könnten, wo man pathologische Veränderungen an Organen oder am Gewebe gefunden hat.

Dies hat sich auch bisher trotz ausgedehnter, sich über mehr als ein Jahrhundert erstreckender Forschungen nicht geändert. Die Psychiatrie ist daher gezwungen, mit anderen Begriffen und auf anderer Ebene zu operieren als die übrige Medizin. Ihre Möglichkeiten in der Diagnose und Therapie bleiben oft hinter denen anderer Gebiete zurück. Andererseits verfügt sie über den größten Wirkungskreis in der Heilkunde. Abgesehen von den Geisteskrankheiten als solchen gibt es bei fast jedem Leiden **psychosomatische Elemente,** die Übergänge zu psychiatrischen Krankheitsbildern aufweisen.

Die Psychiatrie ist bei weitem die jüngste der großen Disziplinen der Medizin. Sie konnte sich erst entwickeln, nachdem die Epoche der Aufklärung Ende des 18. Jahrhunderts die Geisteskrankheiten in die Hände der Ärzte zurückgegeben hatte und nachdem die Asyle für Geisteskranke allmählich aus einer Mischung von Zoo und Gefängnis in **„Heil- und Pflegeanstalten"** für Geisteskranke umgewandelt worden waren. Eines der ersten deutschen dieser Art von „Fachkrankenhäusern" entstand 1804 in Bayreuth als Heil- und Pflegeanstalt des Königreichs Bayern. Andererseits gliederte man in einigen Fällen auch neuerrichteten Krankenhäusern wie etwa dem in Hamburg-St. Georg 1821 eine psychiatrische Abteilung an. Erst seitdem konnten ihre Leiden und ihre Psychosen ernstlich studiert und Therapiepläne entwickelt werden. Den **Neurosen** war es etwas besser ergangen, da sie als „ambulante Krankheiten" auftraten. Sie hatten schon die Aufmerksamkeit von Praktikern wie *Sydenham, Cheyne* und *Thomas Trotter* (1761 – 1832) angezogen. Auf Grund ihrer späten Entwicklung brachte die Psychiatrie in das 19. Jahrhundert einige Kennzeichen der frühen Perioden der Medizin mit, wie etwa die Beschäftigung mit der Prognose, Klassifizierung und **spekulativen Krankheitstheorien und -systemen,** die für die Medizin des 18. Jahrhunderts so charakteristisch war.

Der geniale französische Irrenarzt *Pinel* wurde bereits erwähnt, dessen bahnbrechende psychiatrische Schrift „Traité médico-philosophique sur l'aliénation mentale ou la manie" 1801 veröffentlicht wurde. Schon seit 1794 soll *Pinel* in dem Pariser „Hôpital de la Salpêtrière", der Anstalt für geisteskranke Frauen, der er seit 1794 vorstand, **menschliche Methoden der Verwahrung** eingeführt haben, die bald von anderen Psychiatern übernommen wurden. Der englische Arzt *William Tuke* (1732 – 1822) gründete 1796 auf der Grundlage ähnlicher humaner Prinzipien in New York eine Anstalt für Geisteskranke. Auf *Pinel* folgte eine ganze Gruppe französischer Psychiater, angeführt von seinem Schüler *Jean Etienne Dominique Esquirol* (1772 – 1840). *Esquirol*s Größe liegt in seiner undogmatischen Haltung und therapeutischen Vorgehensweise. Sein Hauptinteresse galt der **klinischen Beobachtung,** nicht der Klassifizierung der Geisteskrankheiten oder ihrer Deutung ausschließlich in Begriffen somatischer oder psychischer Ursachen. Er erkannte, daß die Masturbation und andere sogenannte „Ursachen" der Geisteskrankheit in Wirklichkeit Symptome waren. *Esquirol* tat viel, um die Anstalten für Geisteskranke zu verbessern und beschäftigte sich frühzeitig mit **Statistiken** und **öffentlicher Gesundheitspflege.**

Zu weiteren Leistungen der französischen Schule gehört die Entdeckung der **progressiven Paralyse,** einer Spätform der Syphilis, durch *Antoine Laurent Bayle* (1799 – 1858) 1822. Dieses Leiden war damals sehr stark verbreitet. So behauptete *Esquirol*, daß 50 % seiner Anstaltsinsassen Paralytiker waren. *Jean Pierre Falret* (1794 – 1870) beschrieb erstmals das zirkuläre Irresein (Mémoire sur la folie circulaire, 1853/54). *Etienne Jean Georget* (1795 – 1828) hob bereits 1820 die Bedeutung des Gehirns bei Geisteskrankheiten hervor. Unter den englischen Psychiatern jener Periode war *John Conolly* (1794 – 1860), der alle Zwangsmaßnahmen für Geisteskranke ablehnte und Mitbegründer der „No-Restraint" (keine Gewalt)-Bewegung wurde. Ein weiterer Anhänger humaner Behandlungsmethoden war der Psychiater *John C. Pritchard* (1786 – 1848), der 1835 den Begriff des **„moralischen Schwachsinns"** prägte.

Mit *Wilhelm Griesinger* ging die Führung auf dem Gebiet der Psychiatrie auf die deutschsprachigen Länder über. *Griesinger* hatte sich bereits durch seine ausgezeichneten Forschungen über Infektionskrankheiten hervorgetan. Außerdem hatte er die **Hakenwurmanämie** entdeckt und war ein Förderer der neuen physiologischen, antiromantischen Medizin in Deutschland. Zuvor, zu Beginn des 19. Jahrhunderts, hatte die deutsche Psychiatrie ihre Kräfte in fruchtlosen Kämpfen zwischen den „Somatikern" und den „Psychologen" verbraucht. *Griesinger* versuchte eine Synthese, wobei er so modern klingende psychologische Begriffe entwickelte wie die **„Ich-Struktur"** oder die Wunscherfüllung durch Symptome und Symptomenentstehung durch **„Beeinträchtigung"** (Frustration). Sein Standpunkt war dynamisch, nicht rein symptomatologisch. Doch *Griesinger* neigte, wie die deutsche Psychiater-Schule nach ihm, dazu, psychische Erkrankungen auf eine **morphologisch-pathologische Veränderung des Gehirns** zu beziehen. Im Jahre 1845 veröffentlichte er sein bahnbrechendes Werk „Die Pathologie und Therapie der psychischen Krankheiten", in dem er die Diagnose und Behandlung der sogenannten Geisteskrankheiten auf eine naturwissenschaftliche Basis zu stellen versuchte. *Griesinger* war ferner ein **praktischer Sozialreformer,** der sich zugunsten seiner Patienten und ihrer sozialen Wiedereingliederung um Therapieformen durch **landwirtschaftliche Arbeiten** und um **die Familienpflege** kümmerte.

Der „Somatizismus" fand neue Unterstützung in den **Degenerationstheorien** von *Benedict Morel* (1809 – 1873) und *Jaques Moreau de Tours* (1804 – 1884), die später von *Cesare Lombroso* (1836 – 1909) verbreitet wurden. Es erschien leichter, sogenannte Stigmata zu finden, als die entsprechenden Hirnschädigungen zu entdecken. Der Erfolg, der von *Charles Darwin* begründeten **Selektionstheorie,** die die Durchsetzung des Stärkeren auf Grund besserer Anpassung an die Umwelt mit ihren Veränderungen als entscheidend für die **Evolution** ansah, stärkte diese erblich-konstitutionellen und im Grunde fatalistischen Vorstellungen. Deshalb ist es nicht erstaunlich, daß der italienische Psychiater *Lombroso* die Hypothese vom **„geborenen Verbrecher"** aufstellen konnte: „L'uomo delinquente", Mailand 1876 (Dtsch. Übersetzung: 1886).

Die heutige Klassifizierung der Geisteskrankheiten ist dem schon zuvor erwähnten *Emil Kraepelin* zu verdanken gewesen. *Kraepelin* versuchte erst, die Psychiatrie in den Grenzen der **neurophysiologischen Psychologie** *Wilhelm Max Wundt*s (1832 – 1920) zu entwickeln, der einer der Begründer der experimentellen Psychologie war. Die ausgezeichneten Laboruntersuchungen *Kraepelin*s über die Ermüdung und die psychischen Wirkungen des Alkohols haben aber nur wenig zu seiner Hauptarbeit beigetragen, die in der klinischen Beobachtung wurzelte. An *Karl Kahlbaum* (1828 – 1899) anknüpfend, addierte er nicht mehr einfach Symptome zu einem Krankheitsbild, sondern studierte vor allem den Gesamtverlauf. Seine Dreiteilung – Dementia praecox, Paranoia, manisch-depressive Psychose – scheint praktischer und der Wirklichkeit näher zu sein als alle vorhergehenden Klassifizierungen.

Gegen Ende des 19. Jahrhunderts war die Psychiatrie auf einem toten Gleis angekommen. Die vorherrschende, auf eine Gehirnerkrankung mit substantiellen, pathologischen Veränderungen bezogene Theorie der Psychiatrie hatte weder eine befriedigende Erklärung für die meisten Geisteskrankheiten noch wirksame Behandlungsmethoden geliefert. *Guillaume Marie-André Ferrus* (1784 – 1861) führte die **Beschäftigungstherapie** ein, die zwar in den siebziger Jahren allgemein angewandt wurde, aber erst nach dem Ersten Weltkrieg durch *Hermann Simon* (1867 – 1948) in Gütersloh ein wissenschaftlich fundiertes Konzept erhielt. Was es sonst an Behandlung für psychisch Kranke gab, war empirisch, dem Zufall überlassen oder symptomatisch. Selbst die erfolgreicheren heutigen somatischen Behandlungsmethoden leiden noch an den gleichen Mängeln.

Die Begründung der Psychoanalyse

Angesichts dieser therapeutischen Ausweglosigkeit und geistigen Enttäuschungen ist der gewaltige Einfluß, den die **Psychoanalyse** seit der Jahrhundertwende durch den Wiener Psychiater *Sigmund Freud* (1856 – 1939) gewann, leicht verständlich. *Freud* war ursprünglich **Neurophysiologe** und glaubte immer an eine organische Ursache der Geisteskrankheiten. Doch er hatte den Mut, auf die vorläufig vergeblichen Anstrengungen und Suche nach pathologischen Substraten zu verzichten und in der allein zugänglichen Richtung, der psychologischen, zu arbeiten, um daraus Therapiemodelle zu konstruieren. Ihm war es ein großes Anliegen, die **Dynamik der Geisteskrankheiten in psychologischen Begriffen** zu verstehen. In einer Lage und Zeit, in der noch so enttäuschend wenig getan werden konnte, war es nur natürlich, daß viele ein System begrüßten, dem praktische Erfolge und ein fortschrittlicher Charakter zugeschrieben werden konnte, so problematisch seine theoretischen Grundlagen vom naturwissenschaftlichen Standpunkt aus auch sein mochten.

Freud und seine Schule baute die moderne **Psychotherapie** insbesondere die **Psychoanalyse** auf dem Gedankengebäude *Franz Anton Mesmer*s auf, der von seinen Zeitgenossen als Quacksalber bezeichnet wurde. *Mesmer* glaubte, bei den Menschen eine spezifische **magnetische Kraft**, den sogenannten **„tierischen Magnetismus“**, entdeckt zu haben, die durch Berührungen mit dem Magneten beeinflußt werden und damit eine Heilwirkung haben könnte. Er war in seiner auf diesem System begründeten Praxis, dem „Mesmerismus“, bei dem er bald auf den Einsatz des Magneten verzichtete, außerordentlich erfolgreich (Abb. 43).

Mesmer war im Grunde weder ein Scharlatan noch ein Mystiker, sondern ein typischer Rationalist und spekulativer Systematiker aus der Tradition des 18. Jahrhunderts. Sein Unglück war, daß er zu spät geboren wurde, als die Zeit der Systeme vergangen und bereits genügend über den **Magnetismus** bekannt war, um seine Behauptungen zu widerlegen. Wie viele andere Therapeuten aller Zeiten war er nicht in der Lage zu erkennen, daß seine Erfolge nicht auf seiner nicht vorhandenen magnetischen Kraft, sondern auf starker **Suggestion** beruhten. *Mesmer* übte wahrscheinlich noch keine Hypnose aus; diese wurde von seinen Schülern, unter ihnen der französische Baron *Armand Marcie-Jacques de Chastenet Marquis de Puységur* (1751 – 1825), entwickelt.

Der **Mesmerismus** fand in England in der Person von *John Elliotson* (1791 – 1868) einen mutigen und begeisterten Verteidiger. Die wissenschaftliche Hypnose konnte erst entwickelt werden, als die Ergebnisse des Mesmerismus angenommen, die ihm zugrunde liegenden Theorien jedoch verworfen worden waren. Diese Leistung vollbrachte *James Braid* (1795 – 1860) aus Manchester, der 1843 seine „Neurypnology, or the Rationale of Nervous Sleep“ veröffentlichte. Englische Chirurgen hatten, unabhängig von *Mesmer*, die Hypnose in Indien kennengelernt. Die praktische Verwendung der Hypnose in der Chirurgie durch *James Esdailes* wurde bereits erwähnt (vgl. S.31). In Frankreich entwickelten *Ambroise Auguste Liébeault* (1823 – 1904) und *Hippolyte Marie Bernheim* (1840 – 1919) in Nancy die systematische psychotherapeutische Anwendung der **Suggestion**, während die Schule der Salpêtrière unter *Charcot* die Verwendung der **Hypnose** vorzog.

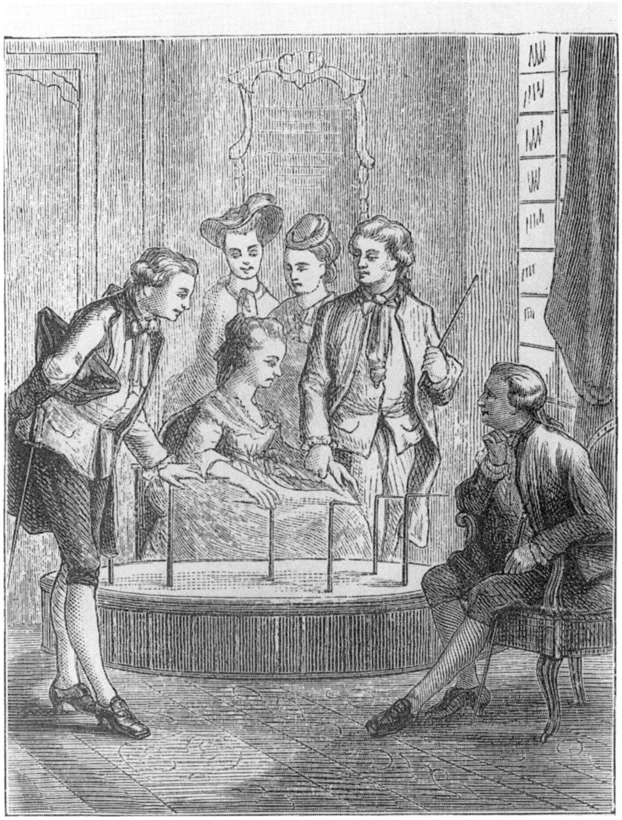

Abb. 43 „Magnetische Therapiesitzungen" nach dem Vorbild *Franz Mesmers. Mesmer* hatte in seiner Praxis in Paris seit 1778 das sogenannte Bacquet (ein mit Wasser und Glasscheiben gefüllter Behälter) zur Behandlung eingeführt. Die herausragenden Eisenstäbe wurden vor der Therapie von dem behandelnden Arzt magnetisiert und dann mit dem Patienten in Berührung gebracht. Holzschnitt aus: Ueber Land und Meer (1864)

Der junge österreichische Neurologe *Sigmund Freud* studierte die neuen psychotherapeutischen Methoden in Paris und Nancy. Nach seiner Rückkehr nach Wien begann er, zusammen mit *Joseph Breuer* (1842–1925), der 1881 mit ähnlichen Studien begonnen hatte, an den neuen Methoden zu arbeiten. Ihr Beitrag, der später **Psychoanalyse** genannt werden sollte, wurde der Öffentlichkeit zum ersten Mal 1893 in ihrem Buch über **Hysterie** vorgelegt („Über den psychischen Mechanismus hysterischer Phänomene"). Ihre Technik, wie sie in diesem Buch angegeben wird, wurde „Katharsis" genannt. Sie war bereits 1889 von *Charcot*s Schüler *Pierre Janet* (1859–1947) angewandt worden.

Freud gab später die Hypnose auf. Er trennte sich von *Breuer* und bildete sein eigenes theoretisches System aus, das in der **Domestizierung des Sexualtriebes** das Hauptproblem der Psychologie und der Psychopathologie sieht. Dank seiner Beharrlichkeit, Intelligenz und schriftstellerischen Talents hat sich seit Beginn des 20. Jahrhunderts sein System über die ganze Welt verbreitet. Ein besonderer Stellenwert kommt dabei der von *Freud* entwickelten Psychoanalyse zu, die im wesentlichen darin besteht, seelische Verhaltensstörungen, Fehlleistungen und Verdrängungen durch die Erforschung des Unbewußten und der sich im Verborgenen abspielenden Konflikte zu erhellen und zu behandeln. Elemente seines Lehrgebäudes und seines ärztlichen Vorgehens wurden bald von zahlreichen an der **Psychotherapie** interessierten Ärzten aufgenommen, differenziert und weiterentwickelt. Manche sahen in dieser Behandlungsform **seelischer Leiden** auch den uralten **Mechanismus von Beichte und Suggestion** wiederbelebt. Von *Freud*s vielen

Schülern sollen nur die beiden bedeutendsten, *Carl Gustav Jung* (1875 – 1961) und *Alfred Adler* (1870 – 1937), die ihre eigenen Systeme der **Tiefenpsychologie** entwickelten, erwähnt werden. *Adler*s „**Minderwertigkeitskomplex**" hat als wertvoller, erklärender Begriff gedient.

Dem Suchtproblem, der Abhängigkeit von Drogen (Rauschgiften) und Alkohol, steht die Psychiatrie noch immer ziemlich hilflos gegenüber. Ein grandioser Präventiv- und Reformversuch, das gesetzliche amerikanische Alkoholverbot der Jahre 1920 – 1933, die „Prohibition", erwies sich als Fehlschlag. Auch die gesetzlichen Maßnahmen, die nach dem Zweiten Weltkrieg die europäischen Länder zur Eindämmung der Drogenabhängigkeit durch strengere Abgabekontrollen und -verordnungen ergriffen haben, konnten die damit verbundene Problematik wenig lösen.

Geschichte der Krankenpflege

Im Zusammenhang mit der Entstehung der neuen Spezialgebiete sollen auch die Ursprünge der neuzeitlichen Krankenpflege nicht vergessen werden. Verbesserungen auf diesem Gebiet haben nicht wenig zu den Erfolgen der modernen Medizin beigetragen. Bis zur Mitte des 19. Jahrhunderts lag die Krankenpflege entweder in den Händen von karitativen religiösen Ordensgemeinschaften oder von ungebildeten Helfern niedriger Herkunft. Die erste evangelische **Krankenpflegeschule** für Schwestern wurde 1836 von dem deutschen Geistlichen *Theodor Fliedner* (1800 – 1864) in Kaiserswerth am Rhein eröffnet. Die *Fliedner*sche Einrichtung beeindruckte *Florence Nightingale* (1823 – 1910), eine Engländerin aus den oberen Gesellschaftsschichten, die mit unbezwingbarer Energie und großem Organisationstalent begabt war. Ihre großartigen Leistungen in den abscheulichen Lazaretten des Krimkrieges (1853 – 1856), wo sie vor allem die Hygiene zu verbessern trachtete, gaben ihr die Autorität und Macht, die Krankenpflege in den englischsprachigen Ländern neu zu beleben. Im Jahre 1859 veröffentlichte sie eines der ersten modernen Bücher zur **Krankenhaushygiene:** „Notes on hospitals". In ihm legte sie ihre Erfahrungen und Erkenntnisse, die sie nicht zuletzt während ihrer Tätigkeit im Krimkrieg gewonnen hatte, und ihre Perspektive für leistungsfähige Krankenhäuser mit einer entsprechenden Krankenpflege nieder. Sie rief 1860 im St. Thomas' Hospital in London eine Schwesternschule ins Leben, die in dem vollendeten Neubau dieses großartigen Krankenhauses im Pavillonstil einen eigenen Gebäudeflügel zugewiesen bekam. In den Vereinigten Staaten von Amerika wurde die erste Ausbildungsschule für Schwestern 1873 von *Elisabeth Blackwell* (1821 – 1910) eröffnet, die gleichzeitig als erste Ärztin in ihrem Land praktizierte (1849).

Im 20. Jahrhundert wurde die **Krankenpflege** in verschiedene Zweige unterteilt (z. B. Kinderkranken- und Intensivpflege). Weiteres **medizinisches Hilfspersonal** kam hinzu, wie Labor- und Röntgenassistentinnen, Arzthelferinnen und Fürsorgerinnen. Die medizinische Behandlung verlagerte sich mehr in die wachsende Zahl größerer und kleinerer Krankenhäuser, wo man vor allem Krankenschwestern benötigte. Im Deutschen Reich erfaßte man bei einer ersten großen Erhebung 1898 nicht weniger als 6300 Krankenanstalten. Die Belegungsfrequenz der klinischen Abteilungen nahm seit der Einführung der Anti- und Asepsis in den siebziger Jahren des 19. Jahrhunderts deutlich zu.

Einen weiteren Impuls erfuhr das Krankenhauswesen mit der einheitlichen gesetzlichen Regelung der **Krankenversicherungen** in Deutschland 1883 durch den damaligen Reichskanzler *Otto von Bismarck*, die seitdem für die Lohnempfänger zur Pflicht wurde. Neben den Kassenpatienten ließen sich auch zunehmend die sogenannten Selbstzahler in den Krankenhäusern, Universitätskliniken und Privathospitälern behandeln. Alle diese Neuerungen haben die ärztliche Behandlung wesentlich verbessert. Doch sie trugen deutlich zu einem ständigen Ansteigen der Kosten für den Bau und die Unterhaltung der Krankenhäuser und der Krankenpflege bei. Die Zahl der in den Krankenhäusern hauptamtlich tätigen Ärzte betrug 1899 etwa 1200 von 21 000 insgesamt.

18 Öffentliche Gesundheitspflege und berufliche Entwicklung der Ärzte im 19. Jahrhundert

Einer der bedeutendsten amerikanischen Ärzte, *Sir William Osler*, nannte einmal die zweite Hälfte des 19. Jahrhunderts das Zeitalter der **präventiven Medizin.** Das Zutreffende dieser Feststellung geht deutlich aus der Tatsache hervor, daß die großen Leistungen der modernen Medizin – der starke Anstieg der **Lebenserwartung** in den westlichen Ländern von 40 Jahren im Jahre 1850 auf 70 Jahre 1950 mit weiter zunehmender Tendenz – mehr auf der vorbeugenden als auf der heilenden Medizin beruhen. So wunderbar die neuen **Antibiotika,** die seit den fünfziger Jahren des 20. Jahrhunderts weltweit zum Einsatz kommen, zum Beispiel auch sein mögen, so haben sie doch nicht annähernd so viele Leben gerettet wie das prosaische Verfahren der durch *Louis Pasteur* eingeführten Erhitzung der Milch und anderer flüssiger Lebensmittel zur Konservierung, die nach ihm benannt worden ist.

Oliver Wendell Holmes äußerte bereits früh die Ansicht über die herausragende Rolle der präventiven Medizin, als er sagte: „Die Mortalitätslisten werden mehr durch die Kanalisation beeinflußt als durch diese oder jene Methode der ärztlichen Praxis." Der prosaische Charakter der präventiven Medizin hat sie zu einem Stiefkind der Medizingeschichte und öffentlichen Meinung gemacht. Auch in dem vorliegenden Buch wurde die Geschichte der vorbeugenden Heilkunde zugunsten der Entwicklung der klinischen Medizin weniger berücksichtigt.

Die Hygiene des einzelnen ebenso wie die Hygiene der Allgemeinheit verdanken der **Bakteriologie** ungeheuer viel. Dies darf jedoch nicht die Tatsache in den Schatten stellen, daß vorbeugende Maßnahmen zur Gesunderhaltung ebenso alt wie die Menschheit sind, wenn sie zuweilen auch durch ihre religiösen und philosophischen Ausschmückungen kaum erkennbar werden. Wir sind ihr begegnet in der Zeit der prähistorischen Heilkunde, in Ägypten, in Babylon, im alten Israel, in Rom und im Mittelalter. Wir haben die große Bewegung der Präventivmedizin im 18. Jahrhundert, ein Ergebnis der Aufklärungsphilosophie, beobachtet. Diese Bewegung ergab sich vielmehr als eine Folge von Wille und Notwendigkeit, etwas für die öffentliche Gesundheitspflege zu tun, als das Ergebnis neuer wissenschaftlicher Einsichten. Man kann aber mit Recht feststellen, daß diese aufklärerische, gesundheitspolitische Haltung zu Erfolgen und neuen Entdeckungen führte.

Der gleiche Standpunkt charakterisiert die erste Welle gesundheitspolitischer Maßnahmen des 19. Jahrhunderts, die **„sanitäre Bewegung"**. Sie war bereits vor den großen Entdeckungen der Bakteriologie in vollem Gange. Ihren Antrieb empfing sie aus der Nützlichkeitsphilosophie von Denkern und Sozialphilosophen wie *Jeremy Bentham* (1748 – 1832), der als Begründer des Utilitarismus, der das Glücksstreben als oberstes Gesetz für das Handeln des Menschen ansah, in die Geschichte einging. Sie erwuchs aber nicht weniger aus den Nöten der neuen Klassen von Arbeitern und Tagelöhnern, die sich aus der Industrialisierung ergaben. Pest, Lepra, Skorbut und Pocken waren aus West- und Mitteleuropa verschwunden, bevor man ihre wahre Natur erkannte. Doch blieb die allgemeine Gesundheitslage immer noch erschreckend. In den Elendsgegenden des flachen Landes herrschte **Malaria,** in denen der Stadt **Fleckfieber, Unterleibstyphus** und **Tuberkulose.** Einen besonders starken Ansporn erhielt die Entwicklung der **Präventivmedizin** durch die vier großen **Choleraepidemien,** die nach 1830 in Europa und der ganzen Welt wüteten und weder reich noch arm verschonten. *Robert Koch* nannte einst die Cholera „unseren besten Verbündeten" im Kampf für eine bessere Hygiene. Ihre dramatischen Wirkungen brachten die Gesetzgeber in der westlichen Welt wesentlich schneller dazu, progressive Maßnahmen zum Schutz der Bevölkerung zu ergreifen, als der stille Tod an Tuberkulose oder Typhus.

Die wenig hygienischen Zustände in den Fabriken wirkten sich um so schrecklicher aus, als Kinder in weitem Umfang zur Arbeit herangezogen wurden. In den Großstädten hatten um die Mitte des 19. Jahrhunderts die Todesziffern durch Epidemien und Verelendung eine solche Höhe erreicht, daß ernste Zweifel aufkamen, ob genügend Arbeiter für die industrielle Herstellung von Waren auch weiter zur Verfügung stehen würden. Es stellte sich auch die Frage, ob genügend Rekruten für die allgemeine Wehrpflicht auf dem Kontinent gefunden werden könnten. Die Elendsviertel der Großstädte waren Brutstätten für **Infektionskrankheiten** und **Epidemien,** die nicht nur die Armen bedrohten, sondern auch Leben und Gesundheit der oberen Klassen.

In England und Deutschland war die Hygienebewegung der Aufklärung gegen Ende des 18. und zu Beginn des 19. Jahrhunderts zu einem gewissen Stillstand gekommen. In Frankreich wurde sie dagegen stark gefördert, so daß dort die Verbesserung der allgemeinen wie auch der individuellen Hygiene den anderen europäischen Ländern voranging. Das Werk französischer Hygieniker, besonders *René Louis Villermé*s (1782 – 1863), regte deutsche, englische und amerikanische Autoren an. Diese französische Bewegung wurde erst in den Schatten gestellt von den großartigen praktischen Leistungen in England nach Erlaß des „General Health Act“ und Einsetzung des „General Board of Health“ im Jahre 1848.

Dies war vor allem die Leistung des englischen Sozialreformers *Edwin Chadwick* (1800 – 1890), der als parlamentarischer Verantwortlicher der „Poor Law Comission“ auf die verheerenden Verhältnisse der Unterschichten in England und Wales aufmerksam gemacht hat. Im Jahre 1842 gab er den dreibändigen „Report... from the poor Law Commissioners on an inquiry into the sanitary conditions of the labouring population of Great Britain“ heraus. Er stellte den treibenden Geist der neuen **englischen Hygienebewegung** (The Public Health Movement) dar. Als Schüler und Sekretär von *Jeremy Bentham*, der für das größte Wohlbefinden für möglichst viele kämpfte, machte er sich dessen Vorstellungen ganz zu eigen. *Chadwick*s Bericht aus dem Jahre 1842 über die Gesundheit der arbeitenden Klassen enthüllte eine sehr schlechte und gefährliche Situation. Um sie zu beheben, nahm sich die öffentliche Hand der Verbesserung der hygienischen Verhältnisse in den Städten an (Beginn der Kanalisation, Verbreitung des Wasserspülklosetts).

Wie *Chadwick* in England, so wirkte in den Vereinigten Staaten der Bostoner Kaufmann *Lemuel Shattuck* (1793 – 1859), der im Jahre 1850 seinen berühmten Bericht an die **Sanitätskommission** in Massachusetts richtete. *Chadwick*s engster medizinischer Mitarbeiter war *Southwood Smith* (1816 – 1904), ebenfalls ein Schüler *Jeremy Bentham*s. Die statistischen Angaben *Chadwick*s gründeten sich zum größten Teil auf die ausgezeichneten Statistiken von *William Farr* (1807 – 1883), der 1839 in das Statistische Amt eintrat und mit der Veröffentlichung klassischer Berichte über die Todesursachen in England begann.

Von den weiteren bedeutenden englischen Vertretern der **öffentlichen Gesundheitspflege** der Zeit war vielleicht *Sir John Simon* (1816 – 1904) am einflußreichsten. Er war der erste Stadtarzt von London und später Amtsarzt der Zentralverwaltung. Obgleich *Chadwick*s „General Board of Health“ an der irrigen **„Schmutz“-Theorie** der Krankheiten festhielt, waren seine Erfolge erstaunlich. Nach der Schmutztheorie entstanden aus verfaulenden Stoffen miasmatische Dünste, die als Ursache von Epidemien angenommen wurden. Auch diese falsche Theorie erforderte die Säuberung der Elendsviertel, und das half auf jeden Fall.

Ein viel tieferes Verständnis für die Verbreitung von Infektionskrankheiten zeigten die englischen Epidemiologen *John Snow* (1813 – 1858), gleichzeitig ein bedeutender Anästhesist, und *William Budd* (1811 – 1880). *Snow* erklärte 1849, daß die

Cholera durch Trinkwasser übertragen wird („On the pathology and mode of communication of cholera“). Er bewies 1855 diese Überzeugung in seiner klassischen Abhandlung über die Pumpe in der Broad Street. 1856 zeigte er dasselbe für den Typhus. Ein weiterer Meilenstein in der **Epidemiologie** war die Untersuchung *Peter Panums* (1820 – 1885) über **Masern** auf den Faröer Inseln im Jahre 1845.

In Deutschland entstand um diese Zeit eine starke **Hygienebewegung** unter der Führung von *Max von Pettenkofer* (1818 – 1901). *Pettenkofer*, der Begründer der modernen, mit naturwissenschaftlichen Methoden arbeitenden Hygiene, forschte bezüglich der Ansteckung unter irrigen Voraussetzungen. Der Bakteriologie stand er ablehnend gegenüber, und zwar so weitgehend, daß er 1892 eine virulente Cholerakultur herunterschluckte, ohne daß übrigens üble Folgen aufgetreten wären. Wahrscheinlich war er durch eine frühere leichte Erkrankung immun. Seine praktischen Leistungen für die **öffentliche Gesundheitspflege und die Verbesserungen der städtischen Umwelt** waren jedoch beachtlich. Er machte München durch den **Ausbau der Kanalisation** zu einer gesunden Stadt, wie *Virchow* es in Berlin durchgesetzt hatte. *Pettenkofer* ging über die Anwendung der üblichen Maßnahmen wie der Verbesserung der Wasserversorgung und des Kanalisationssystems hinaus. Selbst ein gutausgebildeter Physiologe und Chemiker, unterwarf er als erster alle Aspekte der **Hygiene einer experimentellen Analyse** und erforschte systematisch die Wirkungen von Nahrung, Kleidung und Wohnung. Im Jahre 1865 übernahm er den ersten Lehrstuhl für experimentelle Hygiene in München.

Bevor die neuen Erkenntnisse der Bakteriologie zum Tragen kamen, richteten die Hygieniker ihr Augenmerk hauptsächlich auf die Bekämpfung des augenfälligen Schmutzes und Gestankes, wie man es in den Krankenhäusern schon seit dem Ende des 18. Jahrhunderts versuchte. Wenn dies auch unzureichend war, so trug es doch viel zur Beseitigung von Krankheitsursachen und -überträgern wie Ratten, Läusen und Insekten bei. Man konzentrierte sich auf den Kampf gegen überfüllte Wohnungen, verschmutzte Wasserversorgung, schlechte Kanalisation, verfälschte Nahrung und Kinderarbeit. Gleichfalls stand die Isolierung von infektionsverdächtigen Patienten im Vordergrund. Dies trug wesentlich dazu bei, Heilstätten für Tuberkulöse seit 1870 zu errichten und die Gründung von Kinderkliniken zu forcieren.

Man forderte im Rahmen einer aufblühenden **Arbeitsmedizin** die Kontrolle gefährlicher Gewerbe, welche durch Verwendung von Substanzen wie Blei oder Phosphor **Berufskrankheiten** erzeugten. Unter der Führung von *Virchow* und *Hermann Cohn* (1838 – 1906) wurde die **Schulhygiene** stark entwickelt. *Cohn* befürwortete schon sehr früh die regelmäßige Untersuchung der Augen der Schulkinder, worüber er eine der ersten bedeutsamen Publikationen vorlegte: „Die Hygiene des Auges in den Schulen“, Wien und Leipzig 1883. Nach 1850 wurden Wasserversorgung und Kanalisation in Westeuropa verbessert. Nahrungsmittelgesetze wurden in den siebziger Jahren eingeführt. Weitere Lehrstühle für Hygiene gründete man seit den sechziger Jahren (Erlangen 1865, Heidelberg 1868, Wien 1875).

Die neuen Erkenntnisse der Bakteriologie führten in der Präventivmedizin zu beispiellosen Fortschritten. Die bisher dem Zufall überlassenen Maßnahmen konnten seitdem durch gezielte Vorkehrungen und Behandlungen gegen bestimmte Krankheiten ersetzt werden. So dämmte man die Verbreitung von Typhus und Diphtherie durch **Kontrolle der Wasser- und Milchversorgung** sowie der Keimträger und durch **Immunisierung** rasch ein. Nachdem Moskitos als Überträger des Gelbfiebers nachgewiesen worden waren, konnte *William Crawford Gorgas* (1854 – 1919) in Kuba und Panama seinen außerordentlichen Kampf gegen das **Gelbfieber** durchführen, der ihm Weltruhm brachte. Entsprechende Entdeckungen ermöglichten die wirksame Bekämpfung der Malaria. Die ersten großen Kampagnen gegen die Malaria wurden von *Sir Ronald Ross* geleitet, dem Entdekker der Übertragung der Malaria durch Moskitos. Im ganzen zeitigte der Kampf gegen die durch Trinkwasser entstehenden

Krankheiten erfolgreicher als gegen die durch die Luft übertragenen.

Die Präventivmedizin beschränkte sich nicht auf das Gebiet der Infektionskrankheiten. Das Handbuch für **Gewerbehygiene** von *Ludwig Hirt* (1844–1907), „Die Krankheiten der Arbeiter“, das in vier Bänden von 1871 bis 1878 erschien, war Ausdruck intensiver Bemühungen im Bereich der Arbeitsmedizin. In der Schilderung der verheerenden, durch Berufe verursachten Krankheiten erwarb sich *Alice Hamilton* (1869–1970) in Amerika große Verdienste.

Die Verbreitung besserer **Ernährungsmethoden** führte zu einer beträchtlichen Abnahme der Kindersterblichkeit. *David Marine* (1880–1976) griff 1917 in Amerika den Kampf gegen den Kropf auf, indem er in Gegenden, deren Wasser jodarm war, Jod einnehmen ließ. Die schon erwähnte Einführung der staatlichen Krankenversicherung in Deutschland im Jahre 1883 erwies sich als wertvolle Hilfe für die Erkennung und Behandlung ansteckender und bisher wenig beobachteter Erkrankungen.

Man verließ sich bei dem Ausbau der präventiven Heilkunde nicht nur auf gesetzliche Zwangsmethoden; auch der **Volksaufklärung** und der **Gesundheitserziehung** des einzelnen Menschen wurde zunehmende Aufmerksamkeit gewidmet. Die hygienischen Maßstäbe haben sich dadurch im Laufe von zwei Generationen mehr als je zuvor in der abendländischen Medizingeschichte verändert. **Öffentliche Badeanstalten,** sowohl zur körperlichen Reinigung wie auch zur Ertüchtigung und zum sportlichen Training, wurden allerorten von den Kommunalverwaltungen errichtet.

Der Ausbau der öffentlichen Gesundheitspflege hat Ende des 19. Jahrhunderts einen neuen Arzttyp hervorgebracht, der mehr oder weniger theoretisch-wissenschaftlich am Schreibtisch tätig ist. Zum ersten Male in der Geschichte behandelt eine große Anzahl von Ärzten nicht mehr den einzelnen Menschen, sondern beschäftigt sich ausschließlich mit der Gesundheit und der Vorsorge vor Epidemien größerer Volksgruppen. Ein anderer Typ des nichtbehandelnden Arztes ist der nur noch im Labor arbeitende Wissenschaftler, dessen Rolle seit Mitte des letzten Jahrhunderts immer wichtiger geworden ist. Wie Professuren und Nobelpreise zeigen, kann diese Rolle sogar von Nichtmedizinern übernommen werden.

Das Erscheinen des theoretisch arbeitenden und forschenden Arztes ist nur eine der vielen Veränderungen, die der ärztliche Beruf während des 19. Jahrhunderts unter dem Einfluß der neuen wissenschaftlichen Entwicklungen durchmachte. Alte Probleme, wie etwa die Trennung von Medizin und Chirurgie, waren verschwunden. Der wissenschaftliche Fortschritt hatte den sozialen Prestigeverlust, den die Ärzteschaft in den vierziger Jahren des 19. Jahrhunderts so schmerzlich empfunden hatte, gelöst. Doch aus dem wissenschaftlichen Fortschritt hatten sich auch neue Schwierigkeiten ergeben. Die ärztliche Behandlung entfaltete sich bedeutend wirksamer als vor hundert oder auch noch vor fünfzig Jahren, aber sie war auch wesentlich kostspieliger geworden. Die hohen Kosten der Ausbildung, besonders der Spezialausbildung an den medizinischen Fakultäten der Universitäten, und der medizinisch-technischen Anforderungen, wie sie durch **Elektrokardiographiegeräte, Röntgeneinrichtungen, Laborausstattungen** oder **Höhensonnen** entstanden, zwangen besonders seit dem Ende des Zweiten Weltkrieges den Arzt, bedeutend höhere Honorare zu fordern, als sein Großvater es tat. Eine Entwicklung, die bis heute nicht abgeschlossen worden ist.

Die Kostspieligkeit der ärztlichen Behandlung kann zum Teil gewisse negative Aspekte der Gesundheitssituation des amerikanischen Volkes Mitte des 20. Jahrhunderts erklären. So wurden zum Beispiel im Zweiten Weltkrieg 40 % der 22 Millionen jungen Männer bei der Musterung zum Wehrdienst aus gesundheitlichen Gründen zurückgewiesen. In einer Zeit, in der die Nachfrage für ärztliche Behandlung ständig zunimmt, ist diese aus finanziellen Gründen vielen Familien in den USA und in der Dritten Welt nicht zugänglich. Diese Verhältnisse sowie die allgemeine Tendenz zum Wohlfahrtsstaat haben zu dem Ruf nach staatlichem Eingreifen geführt.

Der Staat hat bereits überall die Behandlung der Geisteskrankheiten übernommen, deren chronischer Charakter es der überwiegenden Mehrzahl der Bevölkerung unmöglich macht, eine Therapie zu bezahlen. In einigen Gebieten Rußlands sorgte man bereits seit 1864 dafür, daß die staatliche Versorgung mit Ärzten gesichert war, und arbeitete seit der Revolution von 1917 ausschließlich mit Staatsärzten. Deutschland machte 1883 aufgrund der Initiativen des damaligen Reichskanzlers *Otto von Bismarck* die **Krankenversicherung für Arbeiter,** von der schon die Rede war, zur Pflicht. Von nun an hatten die versicherten Arbeitnehmer das Recht, im Krankheitsfall unentgeltlich behandelt zu werden. Außerdem bekamen sie ab dem dritten Krankheitstag für eine begrenzte Zeit eine Beihilfe gewährt. Es folgten 1884 das **Gesetz über die Unfallversicherung und 1889 das über die Alters- und Invalidenversicherung.** Im Jahre 1885 waren 10 % (4,4 Millionen) der deutschen Bevölkerung versichert, knapp dreißig Jahre später umfaßte die gesetzliche Krankenversicherung 13,9 Millionen Mitglieder (25 %).

Ähnliche staatlich geregelte und kontrollierte Pflichtversicherungen wurden allmählich von allen europäischen Ländern angenommen. Das englische System wurde nach dem Zweiten Weltkrieg stark erweitert. Die staatlichen Versicherungsgesetze haben nicht nur das Simulationsproblem, sondern allgemeine ethische Loyalitätsprobleme für den Arzt mit sich gebracht. Die ständig steigenden Kosten im Gesundheitssystem konnten darüberhinaus mit solchen Gesetzen kaum beeinflußt werden. In den Vereinigten Staaten verhinderten die relativ hohen Einkünfte großer Bevölkerungsteile sowie die Furcht, daß eine Pflichtversicherung für politische Zwecke mißbraucht werden könnte, bis vor kurzem Reformen. Daher waren hier die Bemühungen, den Schwierigkeiten der neuen Lage zu begegnen, bis zu den Medicare-Gesetzen von 1965 auf freiwillige Unternehmungen beschränkt, zu denen Versicherung für den Krankheitsfall und für den Krankenhausaufenthalt gehören.

Andererseits wurde in den Vereinigten Staaten ein origineller Versuch unternommen, die ärztliche Praxis den neuen Bedingungen durch die Bildung von **Gruppenkliniken** anzupassen. Die bekannteste dieser Art wurde die Mayo-Klinik in Rochester, Minnesota, die sich seit Beginn des 20. Jahrhunderts zu großer Blüte entfaltete.

Im Mittelalter verlieh der priesterliche Charakter des Arztberufes dem Medikus finanzielle Sicherheit. Seine Säkularisierung in der Neuzeit hat ihn zu einer Art Unternehmer gemacht, der auf dem freien Markt konkurrieren muß. Die Probleme, die sich aus der Konkurrenz der Ärzte ergeben, waren nicht so dringend, solange die Ärzte knapp waren und es vorwiegend mit einer kleinen Anzahl wohlhabender Patienten zu tun hatten. Mit der Entstehung des industriellen Kapitalismus nahm jedoch die Zahl der Ärzte und der Patienten zu, während die Zahl der wenigen Wohlhabenden relativ abnahm. So gab es beispielsweise im Deutschen Kaiserreich 13 728 Ärzte bei 43 Millionen Einwohnern (1876). Eine Generation später, 1898, stieg die Zahl auf 21 000 Ärzte bei 54,4 Millionen Einwohnern an. Die Konkurrenz unter den Ärzten und zwischen ihnen und Quacksalbern begann für den Beruf zu einer Belastung zu werden und das Niveau der Ausbildung zu drücken.

Die Versuche, die Konkurrenz unter den Ärzten durch ethische Gesetze zu kontrollieren, datieren aus dem 18. Jahrhundert. Ein Beispiel ist dafür das Buch des englischen Arztes *Thomas Percival* (1740–1804), das 1794 zum ersten Mal erschien und seit 1803 im angelsächsischen Raum großen Einfluß auf die sich allmählich ausbildenden **Standesorganisationen der Mediziner** nahm: „Medical ethics; or, a code of institutes and precepts, adapted to the professional conduct of physicians and surgeons", London 1803.

Im 19. Jahrhundert erhielten diese Versuche mehr systematischen Charakter. Es wurde den praktizierenden Ärzten deutlich, daß nur durch umfassende Berufsorganisationen die Ärzteschaft ihre Konkurrenz innerhalb vernünftiger Grenzen halten und den Standard auf eine Höhe erheben könnte, die die Hilfe des Staates gegen die Quacksalberei rechtfertigen würde. Die Aufgabe übernahmen anfangs in Deutschland örtliche **Ärztegesellschaften.** Später, um die Mitte des 19. Jahrhunderts, gründete man übergreifende Standesorganisationen in der westlichen Welt: 1832 die „**British Medical Association**“, 1847 die „**American Medical Association**“, und 1872 den „**Deutschen Ärztevereinsbund**“ und 1900 den „**Hartmannbund**“ in Deutschland.

19 Die Medizin in der ersten Hälfte des 20. Jahrhunderts

Ein Überblick über die Leistungen und Richtungen der Medizin während der ersten Hälfte des 20. Jahrhunderts kann nicht in demselben Sinne historisch sein, wie es die früheren Kapitel dieses Buches waren. Der Abstand von den Ereignissen ist zu kurz, und die Menge der Daten ist zu überwältigend, um ein objektives Urteil darüber zuzulassen, was bei den Leistungen der vergangenen drei Generationen von dauerndem und was nur von vorübergehendem Wert ist. Dieses Kapitel wird daher im Verhältnis nur wenige Namen und Einzelheiten nennen, um sich vor allem auf das Nachzeichnen von wesentlichen Entwicklungstendenzen zu konzentrieren.

Trotz der großartigen Leistungen des 20. Jahrhunderts sind einige der bedeutendsten und „modernsten" Merkmale der heutigen Medizin bereits ein Jahrhundert zuvor deutlich zu erkennen. Die Entwicklung der **Endokrinologie** in den achtziger Jahren des 19. Jahrhunderts wurde bereits beschrieben. Die **Regelkreislehren** von *Walter Bradford Canon* (1871 – 1945) („The wisdom of the body", 1932) knüpfen schließlich an diese Arbeiten an. Auch einige Hormone wurden im 19. Jahrhundert bereits dargestellt, so 1894 das Suprarenin durch *George Oliver* (1841 – 1915) und *Edward Albert Sharpey-Schafer* (1850 – 1935) und 1895 das Thyreoidin durch *Eugen Baumann* (1846 – 1896). Die größte praktische Leistung der modernen Endokrinologie war die **Isolierung des Insulins** durch *Frederik Grant Banting* (1891 – 1941) und *Charles Herbert Best* (1899 – 1979) aus Toronto im Jahre 1921: „The internal secretion of the pancreas", 1921 – 1922. Dies war eine Entdeckung, die zu einem vollkommenen Wandel in der Prognose des „unheilbaren" Diabetes führte. Dem Insulin sind seit den fünfziger Jahren Antidiabetika-Präparate an die Seite gestellt worden.

Kortison wurde von *Edward Calvin Kendall* (1886 – 1972) und seinen Mitarbeitern an der Mayo-Klinik in Rochester in seiner kristallinen Form als Cortin ($C_{20}H_{30}O_5$) 1934 aus der Nebennierenrinde isoliert. Es wurde zusammen mit dem ACTH (Adenocorticotropes Hormon), das im Hypophysenvorderlappen gebildet wird, von *Philipp Showalter Hench* (1896 – 1965) und seinen Schülern, die ebenfalls an der Mayo-Klinik arbeiten, für die Behandlung von Krankheiten des rheumatischen Formenkreises seit 1949 eingesetzt. *Hench* bekam für die Einführung des Kortisons in den Arzneimittelschatz zusammen mit den Entdeckern *Kendall* und *Tadeus Reichstein* (geb. 1897) 1950 den Nobelpreis für Medizin.

Wenn diese beiden neuen **Hormonpräparate** auch nicht alle an sie geknüpften Erwartungen erfüllt haben, so leiteten sie doch eine neue Ära der medikamentösen Therapie ein. Eines der heute am meisten gebrauchten Hormonpräparate ist **„die Pille"**, ein kombiniertes **Östrogen- und Gestagen-Präparat**, das von dem Biochemiker *Carl Djerassi* (geb. 1923) 1954 als „Norethisteron" erstmals hergestellt und von dem New Yorker Physiologen *Gregory Goodwin Pincus* (1903 – 1967) klinisch getestet worden ist. Sie beruhte auf der schon seit 1944 von den Gynäkologen *Werner Bikkenbach* (1900 – 1974) und *E. Paulikovics* gemachten Feststellung, daß Progesteron den Eisprung bei der Frau unterdrückt. *Pincus* führte zusammen mit *John Rock* (geb. 1890) 1960 den ersten **Ovulationshemmer** als oral einzunehmendes Medikament, die **„Anti-Baby-Pille"**, ein, nachdem es möglich geworden war, synthetische, dem Progesteron gleichende Stoffe (Gestagene), herzustellen. Im Jahre 1965 legte *Pincus* seine Forschungsergebnisse in seinem Buch „The Control of Fertility" ausführlich dar.

Von den mehr als zwanzig charakteristischen Zügen der modernen **Präventivmedizin,** die *Fielding Hudson Garrison* (1870–1935) in seiner „An Introduction to the History of Medicine" (4. Auflage 1929) angibt, ist kaum einer im Prinzip nicht bereits im 19. Jahrhundert entwickelt worden; nur der Umfang der Maßnahmen hat seitdem ständig zugenommen. Im 20. Jahrhundert wurden ausgedehnte Schutzimpfungen gegen Diphtherie, Keuchhusten, Tetanus und Kinderlähmung entwickelt. Gleichzeitig führte man einen erfolgreichen Kampf gegen Gelbfieber, Malaria und Bilharziose überall in der Welt.

Im Zweiten Weltkrieg wurden mit dem Insektenvertilgungsmittel **DDT** (Dichlordiphenyl-trichloräthan, in der Bundesrepublik Deutschland seit 1972 verboten) bemerkenswerte Ergebnisse in der **Malaria- und Fleckfieberprophylaxe** erzielt. Die überraschende Unfähigkeit der Ärzte, im Jahre 1918 mit der Grippeepidemie fertigzuwerden, die mit ihren zwanzig Millionen Opfern mehr menschliches Leben zerstörte als alle Schlachten des Ersten Weltkrieges, brachte eine große Ernüchterung mit sich. Aber sie gab zugleich Anlaß, neue Forschungsprojekte zur Klärung der **Virusinfektionen** und epidemiologischer Probleme in Angriff zu nehmen. Neue Entdeckungen in den dreißiger Jahren änderten die Auffassungen in der medizinischen Welt über Gelbfieber und Fleckfieber vollständig. Trotz der ständigen Fortschritte in der Mikrobiologie ließ die ausschließliche Betonung der Bakteriologie in der Präventivmedizin immer mehr nach.

Das Streben nach einer **„Sozialen Pathologie"**, das mit *Alfred Grotjahn* (1869–1931) um 1900 erneut begann, rückte die sozialen Faktoren, **sozialhygienische Maßnahmen** im Sinne einer umfassenden Verbesserung der Lebensverhältnisse, der bisher unterprivilegierten Bevölkerungsschichten in den Vordergrund. *Grotjahn* und andere deutsche Sozialhygieniker wie *Alfons Fischer* (1873–1936) oder *Adolf Gottstein* (1857–1941) konnten dabei auf sozialreformerischen Bestrebungen *Rudolf Virchows* aufbauen. Es entwickelte sich in Deutschland besonders seit den zwanziger Jahren eine **sozialorientierte Gesundheitsfürsorge,** die sich mit Hilfe von Beratungsstellen direkt an die betroffene Bevölkerung wandte.

Besonderes Gewicht bekamen damals die **öffentlichen Fürsorgeeinrichtungen** für die chronisch Kranken, die Tuberkulösen, Schwangeren, Alkoholabhängigen und Geschlechtskranken. Sie entstanden infolge des seit 1889 gültigen „Gesetzes, betreffend die Invaliditäts- und Altersversicherung". Im Jahre 1899 gründete man in Halle/Saale die erste **Fürsorgestelle für Tuberkulöse.** Im Jahre 1913 betreuten schon 726 Fürsorgeeinrichtungen an Tuberkulose erkrankte Bürger in Deutschland. Für an Geschlechtskrankheiten leidende Patienten richtete man seit dem Ersten Weltkrieg Beratungsstellen ein. Es gab bereits 93 im Jahre 1916. Diese fürsorgerischen Maßnahmen geschahen vor allem auf Grund der Einsicht, den Eintritt vorzeitiger Berufsunfähigkeit zu verhindern, aber auch ganz allgemein, um die gesundheitlichen Verhältnisse der versicherten Bevölkerung zu verbessern.

19.1 Die Einführung neuer medizinischer Techniken zur Diagnose und Therapie

Als *Wilhelm Konrad Röntgen* (1845–1922) im Jahre 1895 seine X-Strahlen entdeckte, kam dies einem Wunder gleich („Ueber eine neue Art von Strahlen", 1895). Wie keine andere naturwissenschaftliche Entdeckung zuvor, wurde die Methode sogleich 1896 für diagnostische Zwecke verwendet (Abb. 44). Schon vor 1900 wurden Strahlen von *Walter Bradford Cannon* (1871–1945), Harvard, bereits experimentell zur Untersuchung des Magen-Darmkanals angewandt. Auch die Anfänge der **Röntgen- und Radiumtherapie** liegen im 19. Jahrhundert. Das Radium, das lange das einzige weitere wichtige Element in der Bestrahlungstherapie gewesen ist, wurde 1898 von dem Ehepaar *Pierre Curie* (1859–1906) und *Marie Sklodowska Curie* (1867–1934) entdeckt, dem sie den Namen gaben und das bald in der **gynäkologischen Krebstherapie** eingesetzt wurde. Die jüng-

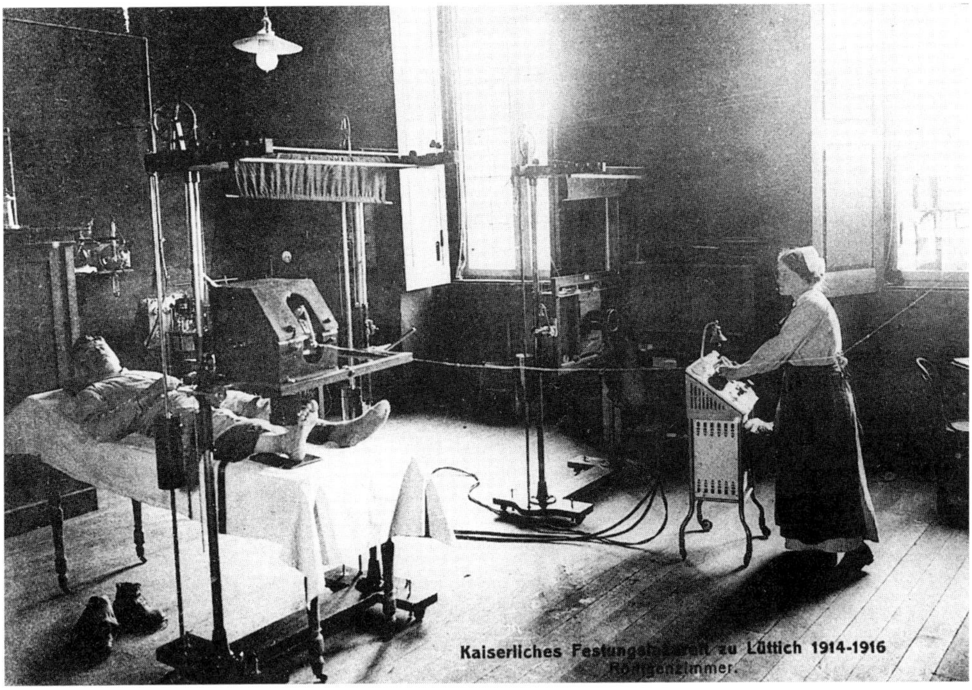

Abb. 44 Röntgenraum in einem deutschen Lazarett des Ersten Weltkrieges in Belgien. Eine Rote-Kreuz-Schwester bedient den Röntgenapparat.
Postkarte 1916

sten Fortschritte in der Atomforschung haben weitere radioaktive Substanzen, die **radioaktiven Isotope,** in Diagnostik und Therapie möglich gemacht.

Zu den diagnostischen Geräten, die tatsächlich im 20. Jahrhundert entwickelt und konstruiert wurden, gehörte der 1903 von *Willem Einthoven* (1860 – 1977) aus Leiden erfundene **Elektrokardiograph,** über den er 1903/1904 erstmals berichtete: „The strug galvanometer and the human electrocardiogram". Mit dem von ihm konstruierten Saitengalvanometer begründete *Einthoven* die Elektrokardiographie (EKG), die die bioelektrischen Ströme des Herzens aufzeichnete. Knapp dreißig Jahre später gelang es dem deutschen Psychiater *Hans Berger* (1873 – 1941), die sich im menschlichen Gehirn bildenden bioelektrischen Phänomene durch die **Elektroenzephalographie** (EEG) sichtbar zu machen. Damit konnten nun auch bestimmte pathologische Veränderungen des Gehirns (z. B. Epilepsie) mittels der graphischen Darstellung durch das EEG erkannt werden. Die wichtigsten **Blutdruckapparate** wurden schon Ende des 19. Jahrhunderts von *Samuel Siegfried von Basch* (1837 – 1905) 1881 und *Scipione Riva-Rocci* (1863 – 1937) 1896 entwickelt. *Riva-Rocci* konstruierte den Blutdruckapparat, der mit Hilfe der Quecksilbersäule und einer Armmanschette eine unblutige Blutdruckmessung auf einfache Weise ermöglichte. Sein Name wurde abgekürzt „RR" zum Zeichen für die Angabe des systolischen und diastolischen Blutdruckes.

Die bis heute andauernde Erweiterung der medizinischen Maschinen (z. B. Ultraschallgeräte, Schrittmacher, Dialyseapparate und Endoskopiegeräte) hat zum Entstehen eines speziellen Zweiges der Ingenieurwissenschaften, des Medizintechnikers („Biomedical engineering") geführt. Die Röntgenstrahlen verlieren teilweise ihre dominierende Stellung in der Diagnostik. Gleichzeitig spielt die **Computertechnik** seit den siebziger Jahren eine bedeutende Rolle in der Medizin. Die Anwendung der **Computertomographie,** ein bildgebendes Verfahren für Schichtaufnahmen, das von Computern und Digitalrechnern gestützt wird, bildet seitdem einen weiteren Höhepunkt der Röntgentechnik.

19.2 Die Geschichte der Vitamine

Die im 19. Jahrhundert entwickelte Pharmakologie und Ernährungsphysiologie nimmt immer größeren Einfluß auf die Lösung medizinischer Probleme. Anfangs stand die Suche nach neuen Medikamenten im Vordergrund. Die chemische Synthese des **Schlafmittels** „Veronal“, einem Barbitursäurepräparat, gaben *Emil Fischer* (1852 – 1919) und *Joseph von Mering* (1849 – 1908) 1903 in ihrer Arbeit „Ueber eine neue Klasse von Schlafmitteln“ bekannt. Mit diesem ersten **synthetischen Schlafmittel** erleichterten sie wesentlich die ärztlichen Therapiemöglichkeiten (z. B. bei Erregungszuständen, Eklampsie, Wundstarrkrampf). Es ergänzte das älteste künstliche Schlafmittel Chloral, das 1869 von dem Pharmakologen *Mathias Eugen Liebreich* (1839 – 1908) eingeführt worden war.

Weitere Arbeiten *Fischer*s befaßten sich mit dem Zucker, den Nukleoproteiden, Aminosäuren und Polypeptiden. Sie kennzeichneten die neueren Entwicklungen auf dem Gebiet der **Biochemie.** Die meisten Forschungen von *Fischer* und seinen Zeitgenossen beschäftigen sich mit dem Problem der Ernährung; ein Gebiet, auf dem eine der bedeutendsten Entdeckungen des 20. Jahrhunderts – die der **Vitamine** – gemacht wurde.

Nikolai Ivanovich Lunin (1853 – 1937) stellte 1881 fest, daß einer **synthetischen Diät** einige wesentliche Faktoren für ein gesundes Leben fehlen. Er arbeitete in dem Labor des deutschen Physiologen *Gustav von Bunge* (1844 – 1920), der 1887 ein bedeutsames „Lehrbuch der physiologischen und pathologischen Chemie“ herausgegeben hatte. Ein Jahr später zeigten *Kanehiro Takakis* (1849 – 1915) Untersuchungen japanischer Seeleute, daß durch eine Veränderung in der Kost die **Beriberi,** die häufigste **Vitaminmangelkrankheit** des Fernen Ostens, verhindert werden könne. Bereits 1747 hatte der Schiffsarzt *James Lind* auf die Bedeutung der Kost bei der Bekämpfung des Skorbuts in der englischen Flotte hingewiesen. Der Holländer *Christiaan Eijkman* (1858 – 1930) demonstrierte 1897 durch Fütterungsversuche an Hühnern, bei denen er polierten und unpolierten Reis verwandte, daß die Beriberi auf dem Fehlen winziger Mengen unbekannter Substanzen in der Nahrung beruhe.

Doch erst im Jahre 1906 entwickelte *Frederick Gowland Hopkins* (1861 – 1947) den Begriff der zusätzlichen Nahrungsstoffe. *Casimir Funk* (1884 – 1964) nannte sie 1912 **„Vitamine“**. Die Vereinigten Staaten übernahmen bald die Führung in der **Vitaminforschung** durch die Arbeiten von *Elmar Verner McCollum* (1879 – 1967) und *Harry Steenbock* (1886 – 1967) von der Universität Wisconsin sowie *Thomas Buss Osborne* (1859 – 1929) und *Lafayette Benedict Mendel* (1872 – 1935) von der Universität Yale. Die Wisconsin- und die Yale-Gruppe entdeckten 1913 Vitamin A und 1916 Vitamin B. 1926 wies *Joseph Goldberger* (1874 – 1929) die **Pellagra** als Vitamin-B-Krankheit nach. Der deutsche Arzt *Kurt Huldschinsky* (1883 – 1941) bewies 1919 die antirachitische Wirkung des ultravioletten Lichtes („Heilung von Rachitis durch künstliche Höhensonne“, 1919). *Elmar Verner McCollum* und *Harry Steenbock* bemerkten 1924, daß die antirachitische Wirkung der ultravioletten Strahlen auf der Tatsache beruht, daß diese ein Provitamin in Vitamin D umwandeln. Dieses Provitamin wurde von dem Deutschen *Adolf Windaus* (1876 – 1959) 1927 als Ergosterol entdeckt. Diesen Entdeckungen folgte eine weitgehende Beseitigung der Rachitis mit entsprechender Senkung der Zahl tödlicher Zwischenfälle bei der Geburt. Inzwischen wurde Vitamin B in die verschiedenen Elemente eines Komplexes getrennt. Die Vitamine C, K und E kamen hinzu. Das Gebiet der Vitaminforschung hat sich so ungeheuer ausgedehnt, daß es nicht möglich ist, in einem Kapitel, das sich mehr mit Tendenzen als mit Einzelleistungen beschäftigt, darauf weiter einzugehen.

Die **Vitaminforschung** zog zunächst nur wenige an, weil die Bakteriologie alles beherrschte und die Vorstellung, daß alle Krankheiten Folge irgendeiner Art von Mikrobentätigkeit seien, allgemein verbreitet war. Sie stand ferner im Gegensatz zu den damals herrschenden, rein quantitativen Vorstellungen über die Ernährung. Allmählich weitete sich jedoch die Erhellung der Vitamine immer mehr aus und bereicherte alle Gebiete der Medizin, insbesondere die Kinderheilkunde. Es entwickelte sich auch ein seriöses Ernährungsbewußtsein und neue Substanzen wie **Spurenelemente** spielten eine Rolle.

In das Gebiet der Ernährung gehört auch die 1926 von *George Richards Minot* (1885 – 1950) und *William Parry Murphy* (1892 – 1987) gemachte Entdeckung, daß die Ernährung mit roher Leber ein wirksames Mittel in der Behandlung der **perniziösen Anämie** ist. Wenn man zu diesen therapeutischen Leistungen (durch Seren, Hormone, Vitamine und die später um 1941 von amerikanischen Biomechanikern entwickelten **Antikoagulantien**) noch die folgenden chemotherapeutischen und chirurgischen Therapien hinzunimmt, so kann man feststellen, daß die Behandlungsmöglichkeiten im 20. Jahrhundert deutlich umfangreicher und auch erfolgreicher geworden sind.

19.3 Die Geschichte der Chemotherapie

Eine der wichtigsten Leistungen der Medizin dieses Jahrhunderts ist zweifellos die **Chemotherapie.** Die synthetischen und sonstigen Arzneimittel der Vergangenheit wurden weitgehend symptomatisch angewandt. Die wenigen spezifischen Mittel, wie z. B. **Chinin,** waren empirisch gefunden worden, und ihre Wirkungsweise war unbekannt. Seit dem Aufblühen der Biochemie und Pharmakologie Ende des 19. Jahrhunderts konnten Mittel mit bekannter Wirkung besonders zusammengesetzt werden, um Krankheiten, deren Ursache unbekannt war, zu bekämpfen. Das alte Ideal der **Arzneimittelbehandlung** näherte sich seiner Erfüllung.

Das neue Gebiet der **Chemotherapie** entstand in erster Linie durch die Tätigkeit eines bedeutenden Arztes und Naturwissenschaftlers: *Paul Ehrlich* (1854 – 1915). Schon als Medizinstudent hatte sich *Ehrlich* intensiv mit Färbemethoden, insbesondere mit der Anfärbung von lebenden Zellkulturen, mit Farbstoffen (sogenannte Vitalfärbung) beschäftigt. In den siebziger und achtziger Jahren des 19. Jahrhunderts konnte er mit seiner neuen Färbetechnik, die die Lebensprozesse der Zelle nicht schädigt, die heutige Klassifizierung der Leukozyten festlegen und dadurch die moderne **Hämatologie** begründen. Für die klinische Hämatologie leisteten *Georges Hayem* (1841 – 1933), *Rudolf Jaksch von Wartenhorst* (1855 – 1947) und *Georg Eduard Rindfleisch* (1836 – 1908) Pionierarbeiten.

Ehrlich wurde durch seine Beschäftigung mit **Vitalfärbung** zu seiner berühmten Seitenkettentheorie angeregt. Diese Theorie, die besagt, daß zwischen bestimmten Arzneimitteln und bestimmten Zellen eine besondere chemische Verwandtschaft besteht, veranlaßte *Ehrlich*, eine chemische Verbindung zu suchen, die die **Spirochaeta pallida** der Syphilis binden und zerstören würde, ohne dem unglücklichen Patienten, der von dieser heimtückischen Geschlechtskrankheit befallen war, zu schaden. Die Arbeiten über die Spirochaeta pallida stützten sich auf frühere, teilweise zufällige Beobachtungen, daß bestimmte andere pathogene Mikroorganismen wie **Trypanosomen** Farbstoffen und ihren Abkömmlingen gegenüber eine besondere Empfindlichkeit zeigen. Nachdem *Ehrlich* Hunderte von chemischen Kombinationen versucht hatte, fand er schließlich 1909 mit Hilfe seines japanischen Assistenten *Sahachiro Hata* (1873 – 1938) ein wirksames Mittel. Da es die 606. Kombination war, die versucht wurde, erhielt dieses Mittel zunächst den Namen „606", später wurde es als **Salvarsan** bezeichnet. („Die experimentelle Chemotherapie der Spirillosen (Syphilis, Rückfallfieber, Hühnerspirillose, Frambösie)", Berlin 1910). Eine weniger toxische Kombination, das Neosalvarsan (Versuchsnr. 914), wurde bis zum Aufkommen des Penicillins das unbestrittene Mittel gegen Syphilis. Aus *Ehrlich*s Seitenkettentheorie und

*Jules Jean Baptiste Vincent Bordet*s (1870 – 1961) Komplementbindungsreaktion konnte der bekannte serologische Test für die Syphilis, den der Berliner *August von Wassermann* 1906 (*Wassermann*-Reaktion) fand, entwickelt werden.

Ehrlich war ein sehr produktiver Arbeiter. Neben seinen biochemischen Untersuchungen führte er wichtige Forschungen über **Immunität, Krebs** und **biochemische Reaktionen des Urins** aus. Der anregende Einfluß seines fruchtbaren Geistes sollte noch bedeutender als seine unmittelbaren praktischen Leistungen werden. Die mit *Paul Ehrlich* beginnenden Versuche auf dem Gebiet der **Pharmakologie** und **Serologie** hätten kaum eine solche erfolgreiche Zukunft gehabt, wenn nicht schon die naturwissenschaftlichen Prinzipien für dieses Gebiet abgesteckt worden wären. Es sind vor allen Dingen die schon erwähnten deutschen Pharmakologen *Rudolf Buchheim* und *Oswald Schmiedeberg* gewesen, die die Grundlagen für die Untersuchung der Wirksamkeit von Arzneimitteln auf den Kreislauf und den gesamten menschlichen Organismus schufen. Dabei gingen sie vom **naturwissenschaftlichen Experiment** mit seinen Regeln aus:

1. Die Anwendung eines Medikamentes muß bei der Wiederholung die gleiche Wirkung zeigen;
2. der Wirkungsmechanismus eines Arzneistoffes muß soweit wie möglich geklärt werden;
3. bestimmte Medikamente müssen gezielt für bestimmte Krankheiten, auf die sie wirken, anwendbar sein.

Schmiedeberg publizierte 1883 in Leipzig sein grundlegendes Werk „Grundriss der Arzneimittellehre“. Trotzdem lag das Gebiet der Chemotherapie während der zwanzig Jahre, die *Ehrlich*s Tod folgten, trocken und war als hoffnungslos fast verlassen worden. Die einzigen wichtigen Mittel, die in dieser Periode gefunden wurden, waren das **Atebrin** und das **Plasmochin,** die beide gegen die Malaria, eine fieberhafte Infektionskrankheit, die durch Anopheles-Mükken übertragen wird und hauptsächlich in den südlichen Breiten auftritt, eingesetzt werden konnten. Es erschien unmöglich, wirksame antibakterielle Medikamente dagegen zu finden.

Das Bild wandelte sich plötzlich mit der Einführung der **Sulfonamide,** ebenfalls Abkömmlinge von Farbstoffen, durch *Gerhard Domagk* (1895 – 1964) im Jahre 1935: „Ein Beitrag zur Chemotherapie der bakteriellen Infektionen“ (Abb. 45). Für die Chemotherapie begann eine neue Ära der Hoffnungen, der Entdeckungen und des Erfolges. Zu Beginn der vierziger Jahre wurden die **Sulfonamide** teilweise von **Penicillin** und ähnlichen Mitteln, die allgemein als Antibiotika bezeichnet werden, verdrängt. Penicillin wurde bekannt als ein Schimmelprodukt mit bakterizider Fähigkeit. Die bakterizide Wirkung der Schimmelpilze war seit den Zeiten *Pasteur*s bekannt. Versuche, Arzneimittel aus Schimmelpilzen herzuleiten, waren gegen Ende des 19. Jahrhunderts häufig unternommen worden. Besonders bemerkenswert waren die Forschungen von *Rudolf Emmerich* (1852 – 1914) und *Oscar Löw* (1844 – 1941) mit Pyocyanasen, über die sie 1889 („Bakteriolytische Enzyme als Usache der erworbenen **Immunität** und die Heilung von Infectionskrankheiten durch dieselben“) berichteten. Im Jahre 1896 veröffentlichte der italienische Bakteriologe *Bartolomeo Gosio* (1863 – 1944) einen Beitrag über die antibakterielle Wirkung des Penicilliums glaucum.

Die **neue Beschäftigung mit Penicillin** geht auf eine zufällige Beobachtung von *Sir Alexander Fleming* (1881 – 1955) im Jahre 1929 zurück, als im Labor angesetzte Bakterienkulturen durch Schimmelpilze verunreinigt und in ihrem Wachstum gehemmt wurden. Die praktische Entwicklung des Präparates wurde von *Howard W. Florey* (1898 – 1968), *Ernst Boris Chain* (1906 – 1979) und anderen in Oxford arbeitenden Naturwissenschaftlern (Oxfordkreis) 1939 durchgeführt. Seit jener Zeit sind weitere Antibiotika, wie z. B. Streptomycin, Aureomycin und Chloromycetin aus Pilzen hergestellt worden.

Sulfonamide und Penicillin machten es möglich, Infektionen, die durch Streptokokken (wie etwa Sepsis und Kindbettfieber), Staphylokokken, Meningokokken, Gonokokken und Pneumokokken hervor-

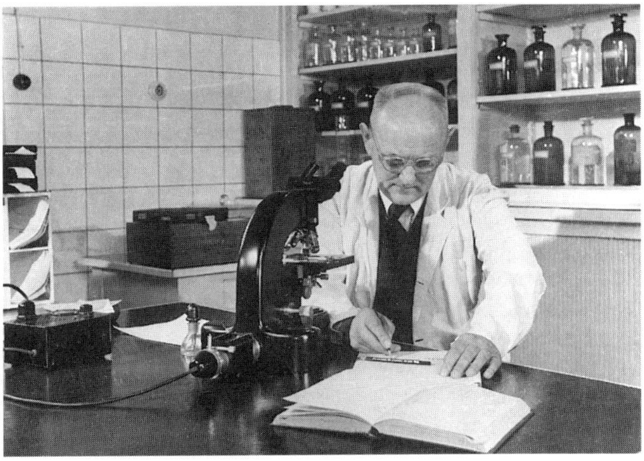

Abb. 45 *Gerhard Domagk* an seinem Arbeitsplatz in seinem Labor bei den Bayer-Werken in Wuppertal. 1935 beschrieb er die antibiotische Wirkung der Sulfonamide.
Foto um 1939.
Bayer-Archiv, Leverkusen

gerufen werden, erfolgreich zu bekämpfen. Die neueren Antibiotika haben Pest, Tuberkulose und selbst die Rickettsienkrankheiten in den Bereich therapeutischer Beeinflussung gebracht. Gegen die meisten **Viruskrankheiten** sind diese Mittel jedoch unwirksam. Außerdem haben sich in den vergangenen Jahrzehnten auf Grund der **Antibiotikatherapie resistente Keime** entwickelt, so daß man vom Hospitalismus spricht, der durch **Nosokomialinfektionen** hervorgerufen wird, die im Bereich der stationären Krankenpflege begünstigt auftreten. Dennoch ist der Fortschritt ungeheuer.

Die **allergischen Krankheiten**, die sogenannten „Idiosynkrasien“, wurden seit dem 16. Jahrhundert von den Klinikern beobachtet, wobei dem **Asthma** besondere Aufmerksamkeit gewidmet wurde. Dem 20. Jahrhundert blieb es überlassen, die Zusammenhänge dieser Krankheiten und ihrer zugrunde liegenden Mechanismen zu erkennen. In diese Zeit gehört auch die Entwicklung wirksamer therapeutischer Methoden. Die neuen Fortschritte entwickelten sich aus den Untersuchungen („De l’action anaphylactique de certains venins“, 1902) von *Charles Robert Richet* (1850 – 1935) und *Paul Portier* (1866 – 1962) über das Phänomen der Anaphylaxie. Der Ausdruck „Allergie“ wurde 1903 von *Clemens Peter von Pirquet* (1874 – 1929) geprägt, der als Kinderarzt und Bakteriologe in Wien tätig war.

19.4 Die Entwicklung der Geriatrie als eigene Disziplin der Medizin

Das Wort **„Geriatrie“** wurde zuerst von dem Amerikaner *Ignatz Leo Nascher* (1863 – 1944) im Jahre 1914 in einer Publikation über die Krankheiten des Alters und ihrer Behandlung („Geriatrics: the diseases of old age and their treatment“) verwandt. Auf den ersten Blick scheint dieses Spezialfach eine Entwicklung des 20. Jahrhunderts zu sein. Und doch ist die Beschäftigung mit Krankheiten des Alters nichts Neues in der Medizin, wie aus den Werken des *Hippokrates* 400 v. Chr. ebenso hervorgeht, wie aus der mittelalterlichen Suche nach dem „Lebenselexier“. Sie erscheint in vernünftigerer Form in der berühmten Renaissanceschrift des *Luigi Cornaro* (1467 – 1566). Im 18. Jahrhundert gab es eine ausgedehnte Literatur über diesen Gegenstand, dem auch *Christoph Wilhelm Hufeland* (1762 – 1836), berühmter Arzt der Goethezeit, in seinem bis heute immer wieder aufgelegten Buch „Makrobiotik oder die Kunst das menschliche Leben zu verlängern“ (1798) große Aufmerksamkeit schenkte. Der heutige Standpunkt wurde bereits 1867 in *Charcot*s klassischem Buch aufgezeigt, das die verschiedenen Krankheiten des Alters nach Organen erörtert und dabei pathologisch-anatomische Daten entsprechend dem Wissensstand der Zeit anwendet. Den neueren Vorstellungen – wie auch bei *Charcot* – fehlt noch immer der grundlegende Begriff der Unterscheidung **zwischen normalen und pathologischen Veränderungen im Alter.**

Zunehmendes Wissen über **Krebs** und andere Krankheiten unterstützte naturgemäß die Entwicklung der Geriatrie. Besonders wertvoll waren auch die Untersuchungen über den **Bluthochdruck,** die schon in den achtziger Jahren des 19. Jahrhunderts von Medizinern wie *Henri Huchard* (1844 – 1910), *Thomas Clifford Allbutt* (1836 – 1925) und *Samuel Siegfried von Basch* (1837 – 1905) durchgeführt wurden. Wichtige Beiträge kamen von der Bakteriologie, Endokrinologie und allen anderen neuen medizinischen Spezialgebieten der beiden jüngsten Generationen. Dennoch kam der Hauptanreiz auf die derzeitige Herausstellung der Krankheiten des Alters mit seinen Verschleißerscheinungen nicht von irgendwelchen neuen medizinischen Entdeckungen, sondern aus der sozialen Lage. Aufgrund der abnehmenden Geburtenziffer und der **steigenden Lebenserwartung** wächst seit den vergangenen Jahrzehnten der Anteil der Bevölkerungsgruppen des mittleren Alters und der Alten in allen westlichen Ländern ständig. In den Vereinigten Staaten betrug z. B. der Anteil der über 45jährigen schon vor zehn Jahren ein Drittel der Bevölkerung, während er um die Jahrhundertwende nur ein Fünftel und vor hundert Jahren nur ein Achtel der Bevölkerung ausmachte.

Auch die Geisteskrankheiten sind zu einem zunehmend akuten Problem der heutigen Gesellschaft geworden. Ihre therapeutische Beeinflussung hat im 20. Jahrhundert große Fortschritte gemacht. Die **Malariabehandlung,** die 1917 nach vierzigjähriger Forschung von *Julius Wagner-Jauregg* (1857 – 1940) aus Wien eingeführt wurde, hat sich in der Minderung der durch die **progressive Paralyse** hervorgerufenen Schäden als wirksam erwiesen. Wie das **Salvarsan** ist sie jetzt weitgehend durch die Penicillinbehandlung ersetzt worden. In den dreißiger Jahren wurden die Schockbehandlungen durch **Insulin-**, **Cardiazol-** oder **Elektroschocks** und die sogenannte „Seelenchirurgie" bei Schizophrenie und Depressionen, also ihrer Ursache nach unbekannten Psychosen, eingeführt. Die Berichte von ihren Erfolgen waren zweifellos häufig übertrieben. Glücklicherweise erlauben die seit den fünfziger Jahren eingeführten **„Psychopharmaka"** (Serpasil, Chloropromazin etc.) häufig den Verzicht auf diese recht brutalen Therapiemethoden. Sie haben durch Beruhigung der psychisch Kranken das Gesicht der Irrenanstalten völlig verändert. Über die psychotherapeutischen Richtungen im 20. Jahrhundert wurde bereits in einem früheren Kapitel berichtet. Auch gegen neurologische Erkrankungen wie die Epilepsie, gegen das Parkinson-Syndrom (benannt nach dem englischen Arzt *James Parkinson*, 1755 – 1842) wurden wertvolle neue Mittel entdeckt.

Eine weitere medizinische Richtung hat sich während der letzten Jahrzehnte unter dem Namen **„psychosomatische Medizin"** entwickelt. Die psychosomatische Medizin beschäftigt sich vorwiegend mit den psychologischen Elementen bei körperlichen Krankheiten oder Beschwerden. Die Entwicklung der psychosomatischen Medizin nach dem Zweiten Weltkrieg beruht größtenteils auf Wiederentdeckungen. Die Tatsache, daß körperliche Krankheiten oder Symptome tief durch seelische Prozesse beeinflußt, oft teilweise durch sie verursacht werden, war allen großen Klinikern, von *Hippokrates* bis *Charcot*, bekannt. Die medizinische Literatur der Vergangenheit ist voll von psychosomatischen Einzelheiten. Irrige psychosomatische Erklärungen sind sogar nicht selten, z. B. für die Pest (*Paracelsus, Stahl, van Swieten*), Typhus, Rabies, Lungentuberkulose oder Krebs.

Der letzte Fall dieser Art war der „Kuru" in Neu Guinea, der als psychosomatisch galt, bis der Bakteriologe *Daniel Carleton Gajdusek* (geb. 1923) 1957 den „slow virus" isolierte, wofür er dann mit Recht den Nobelpreis 1976 erhielt. Es erscheint unwahrscheinlich, daß die Entfaltung der Psychosomatik vorwiegend auf einer Zunahme der Häufigkeit dieser Art von Beschwerden beruht. Es scheint vielmehr, daß im letzten Teil des 19. und in der ersten Hälfte des 20. Jahrhunderts die alten Einsichten in der

Menge faszinierender objektiver Entdekkungen mit der nachfolgenden Übermechanisierung und Überspezialisierung zurücktraten. Die Ärzte sind so von der **klinischen Biochemie** bestimmt, so wissenschaftlich und so unpersönlich ausgebildet worden, daß über die Bedeutung der menschlichen Grundfunktionen, nämlich das Zusammenspiel von Seele und Körper sowie ihre Abhängigkeit voneinander, ein Spezialfach etabliert werden mußte.

Die **Differenzierung der Medizin** ist bis heute nicht zum Stillstand gekommen. In den USA zählt man mehr als sechzig, in Deutschland knapp fünfzig Gebiete, Teilgebiete und Bereiche der Weiterbildung. Die „Innere Medizin" hat sich seit 1900 meistens an den großen medizinischen Fakultäten in sieben klinische Gebiete aufgesplittert: Kardiologie, Gastroenterologie, Lungen- und Bronchialheilkunde, Endokrinologie, Hämatologie, Nephrologie, Onkologie und Psychosomatik. Die **Chirurgie** und die **Pädiatrie** haben sich ebenso in den vergangenen Jahrzehnten weiter aufgefächert.

19.5 Die weitere Entwicklung der Chirurgie

Die Chirurgie hat ihre glänzende Entwicklung im 20. Jahrhundert fortgesetzt. Die scharfen Trennungslinien zwischen Chirurgie und Innerer Medizin sind als Ergebnis einer engeren Zusammenarbeit und des wachsenden Vertrauens beider auf die gemeinsamen Grundwissenschaften mehr und mehr verschwunden. Die Chirurgen beschäftigen sich mit medizinischen Problemen und die Ärzte, besonders die Neurologen, sind teils Chirurgen geworden. Die Behandlung mancher Krankheiten, wie z. B. des Hyperthyreoidismus und des peptischen Ulkus, liegt zwischen den Bezirken der Chirurgie und der Inneren Medizin, da beide Gebiete wirksame Behandlungsmethoden nachweisen konnten. Mit der Einführung **endoskopischer Operationsmethoden** seit Beginn der achtziger Jahre ergeben sich besonders bei der Behandlung der Bauchorgane durch diese **minimalinvasive Chirurgie** weitere Zukunftschancen, die den Patienten weniger belasten und kürzere Klinikaufenthalte ermöglichen.

Die Hauptfortschritte der Chirurgie in diesem Jahrhundert liegen in der Entwicklung der **Lungen- und Hirnoperationen** und der Chirurgie des Sympathikussystems. Die Lungenchirurgie begann mit der Einführung des Pneumothorax durch *Carlo Forlanini* (1847 – 1918) im Jahre 1882. Ihre Anfänge sind eng mit dem Namen *Ferdinand Sauerbruch*s (1875 – 1951) verbunden, der 1903 über die Unterdruckkammer zur operativen Behandlung der Lungen und 1913 über von ihm am Kantonsspital in Zürich durchgeführte Phrenikotomien (Lähmung des Zwerchfells) zur Behandlung der Lungentuberkulose berichtete.

Zur Lungenchirurgie ist in den vierziger Jahren im Anschluß an das Werk von *Robert Edward Gross* (1905 – 1988), *Clerence Crafoord* (1899 – 1984) und *Alfred Blalock* (1899 – 1964) die Herzchirurgie getreten, von der noch zu reden sein wird. *Victor Alexander Horsley* (1857 – 1916), *William Macewen* (1848 – 1924) und andere führten im 19. Jahrhundert Hirnoperationen durch; zu einer Disziplin wurde die Hirnchirurgie jedoch erst durch das Werk von *Harvey Cushing* (1869 – 1939) und *Walter Dandy* (1886 – 1946). Die Chirurgie des Sympathikussystems verdankt *René Leriche* (1879 – 1955) und *Mathieu Jaboulay* (1860 – 1913) sehr viel.

Seit den Versuchen *Richard Lower*s in den Jahren 1665 und 1667 wurden Experimente zur **Blutübertragung** gemacht. Jedoch verzichtete man schon Ende des 17. Jahrhunderts fast ganz wieder darauf, nachdem sich tödliche Zwischenfälle durch die Unverträglichkeit der Blutgruppen eingestellt hatten. Obwohl 1828 der englische Arzt *James Blundell* (1790 – 1877) erstmals über eine erfolgreiche Übertragung des Blutes von Mensch zu Mensch berichtete, vermied man auch in den nächsten zwei Generationen diese Methode. Erst nach der **Entdeckung der Blutgruppen** durch *Karl Landsteiner* (1868 – 1943) aus Wien im Jahre 1900 konnte die **Transfusion** zu einem sicheren und wertvollen Routineverfahren werden. Neben der Transfusionsmedizin ist, wie schon angedeutet, die **Anästhesie** und die **Intensivmedizin** eine der Wurzeln der chirurgischen Erfolge seit dem Ende des Zweiten Weltkrieges. Mit den neuen Erkenntnissen über medikamentöse Verfahren zur Schmerzlinderung und -betäubung entwickelte sich als eine fächerübergreifende Disziplin die Anästhesiologie. In Deutschland richtete man unter der Obhut der Narkosefachärzte in den fünfziger Jahren **Intensivstationen** in den Krankenhäusern ein, die seitdem zu zentralen medizinischen Einrichtungen im Klinikbetrieb geworden sind.

19.6 Die weitere Entwicklung der theoretischen Konzepte der Medizin

Die medizinische Wissenschaft hat es bis in die jüngste Gegenwart nicht aufgegeben, nach allgemeinen Prinzipien zu suchen. Nach der epochemachenden Veröffentlichung der „Zellularpathologie" von *Rudolf Virchow* im Jahre 1858 schien die „Solidarpathologie" die „Humoralpathologie" völlig abgesetzt zu haben. Doch erfuhr die schon in der Antike entwickelte Theorie von den Körpersäften durch die Entdekkungen der Endokrinologie (Lehre von den Hormonen und den endokrinen Drüsen), die sich seit 1900 ausbildete, eine unerwartete Neubelebung. Die beiden englischen Endokrinologen *William Maddock Bayliss* (1860 – 1924) und *Ernest Henry Starling* (1866 – 1927) äußerten nach ihrer Entdekkung des Sekretins („The mechanism of pancreatic secretion") im Jahre 1902 die Theorie, daß **„Hormone"** die Körperfunktionen beherrschten. Andererseits gewannen die Anhänger der sogenannten Solidartheorie wieder Boden mit der Arbeit von *Hans Eppinger* (1879 – 1946) und *Leo Hess* (1879 – 1963) über die „Vagotonie: Klinische Studie", 1910, als deren Ergebnis sie glaubten, daß die Funktion der endokrinen Drüsen unter der Leitung des **vegetativen Nervensystems** ausgeübt würde. *Eppinger* und *Hess* konnten ihre Erkenntnisse auf der Grundlage einer ausgedehnten Untersuchung des vegetativen Systems, die von den englischen Physiologen *Walter Holbrook Gaskell* (1847 – 1914), *John Newport Langley* (1852 – 1925) und *Charles Scott Sherrington* (1857 – 1952) durchgeführt worden war, erläutern.

Der größte Teil dieser Untersuchungen war schon gegen Ende des 19. Jahrhunderts unternommen worden. Während der gleichen Zeit begann *Ivan Petrovich Pavlov* (1849 – 1936) mit der Veröffentlichung seiner Versuche über die **bedingten Reflexe,** die einen starken Einfluß auf das medizinische und psychologische Denken hatten. Zahlreiche Angriffe aus dem Lager der Humoralisten wurden durch die Untersuchungen von *Elie Metchnikoff* und *Ludwig Aschoff* (1866 – 1942) über die Bedeutung des retikulo-endothelialen Systems weitgehend entkräftet. *Hans Selye*s (1907 – 1982) **Theorie des Streß** lenkte die Aufmerksamkeit dann wieder auf den Humoralismus. Denn der gesamte Organismus reagiert auf die Streßfaktoren mit Blutdrucksteigerung, Ausschüttung von Hormonen und erhöhter sympathikotoner Anspannung. Möglicherweise wird eine weitere Synthese von Vererbungswissenschaft und Biochemie, wie sie in der sogenannten **„Molekularpathologie"** vorliegt, eine große Reihe pathologischer Vorgänge erklären. Diese Forschungsrichtung beginnt mit *Archibald Garrod*s (1857 – 1936) „Inborn errors of metabolism" (1909). In diesem Klassiker der **Vererbungslehre** legte *Garrod* dar, daß die „chemical individuality" des einzelnen Menschen auch eine Disposition für bestimmte Erkrankungen mit sich bringe. Eine Generation später vertiefte er diese Erkenntnis noch in dem Buch „The inborn factors in disease" (1939). Es ist seither gelungen, eine Reihe von Krankheiten durch vererbte Störungen des Molekülauf- und -abbaus zu erklären. So können beispielsweise verschiedene Formen der Unfähigkeit, **Phenylalanin** abzubauen, zu Idiotie, Alkaptonurie oder Albinismus führen.

Die **genetische Biochemie** wurde mit den Untersuchungen von *George Wells Beadle* (geb. 1903) und *Edward Lawrie Tatum* (1909 – 1975) eingeleitet, die darüber 1941 berichteten (Genetic control of biochemical reactions in Neurospora). *Tatum* publizierte zusammen mit *Joshua Lederberg* (geb. 1925) fünf Jahre später 1946 die bahnbrechende Arbeit „Gene recombination in Escherichia coli" in der Zeitschrift „Nature", die die Möglichkeit der Änderung des **genetischen Codes** aufzeigte und der Gentechnik den Weg wies. Mit der Anwendung gentechnischer Verfahren konnte man dann in den achtziger Jahren Humaninsulin biosynthetisch herstellen.

20 Von der Anthropologie zur Rassenhygiene des Nationalsozialistischen Regimes

In den zwanziger Jahren des 20. Jahrhunderts, als die Grundlagen der **naturwissenschaftlichen Genetik** von herausragenden Genetikern wie *Archibald Edward Garrod, Thomas Hunt Morgan* (1868 – 1945) und *Hermann Joseph Muller* (1890 – 1967) in den angelsächsischen Ländern geschaffen wurden, gewann in Deutschland eine **Rassenideologie** an Boden, die herausgesuchte Bevölkerungsgruppen mit auf wissenschaftlicher Basis beruhenden Methoden zu diskriminieren suchte. Diese Entwicklung sollte in der Ermordung bestimmter Minderheiten im Dritten Reich enden.

Die von *Charles Darwin* im 19. Jahrhundert formulierte **Evolutionstheorie** (On the origin of species by means of natural selection, 1859) wandte man vermehrt seit der Zeit der Weimarer Republik in Deutschland auf Menschen politisch an **(„Sozialdarwinismus“).** Männer, Frauen und Kinder begann man wegen ihrer Religion, einer Behinderung oder willkürlich festgestellter Andersartigkeit, die naturwissenschaftlich nicht zu überprüfen war, zu verfolgen. Man berief sich dabei bis ins 19. Jahrhundert zurückgehend auf Naturforscher, die die Theorien über die **Entstehung der Arten** aufgrund umfangreicher Naturstudien entwickelt hatten. Als bedeutsamer Vorläufer der späteren **Rassentheorien** muß der englische Naturforscher *Francis Galton* (1822 – 1911), ein Vetter von *Charles Darwin*, genannt werden, der die Vorstellung äußerte, daß das Genie erblich sei. Im Jahre 1869 schrieb er dazu sein Werk „Hereditary genius“. *Galton* entwickelte wenig später die Lehre von der **Eugenik,** ein Begriff, der von ihm erstmals 1883 in dem vieldiskutierten Buch „Inquiries into human faculty and its development“ gebraucht worden ist.

Gegenüber solchen vom **Darwinismus** geprägten Rassen- und Selektionskonzepten hatte sich schon *Rudolf Virchow* kritisch geäußert. Ausschlaggebend war dafür nicht zuletzt, daß er bei einer der größten Reihenuntersuchungen von Schülern im Jahre 1868 nachweisen konnte, daß die Kinder jüdischer Religion in Bayern häufiger blaue Augen hatten, als die gleichaltrigen Kinder christlicher Konfession. Neben *Galton* schenkte man in Deutschland seit Ende des 19. Jahrhunderts auch dem Werk von *Joseph Arthus Comte de Gobineau* (1816 – 1882) erhöhte Aufmerksamkeit. *Gobineau* hatte in seinem mehrbändigen Buch „Essai sur l'inégalité des races humaines“ (1853 – 1856) die These vertreten, daß die Rassen ungleich seien. Diese Anschauung wurde nach 1900 besonders gern von **deutschen Rassenforschern** und ihren Organisationen aufgegriffen, die zu einer Verbesserung der sogenannten „germanischen Rasse“ aufriefen. Dabei hielten sie schon sehr früh an einem naturwissenschaftlich nicht haltbaren Konzept fest, das davon ausging, „Rasse“ sei eine statische, unveränderbare Größe mit immer wiederkehrenden typischen äußeren Kennzeichen wie Körpergröße, Figuration des Kopfes oder Formen der Nase, der Ohren, des Mundes und des Kinns. Man versuchte, diese variablen Erscheinungsformen des menschlichen Individuums zu vermessen und etablierte dafür die pseudowissenschaftliche Anthropometrik. Daß sich „Rassen“ wie alles Leben und lebendige Geschehen ständig ändern, wandeln und sich in einem ununterbrochenen dynamischen Prozeß befinden, erkannten sie in ihrer Voreingenommenheit nicht oder wollten es nicht erkennen.

Mit dem Beginn des menschenverachtenden Regimes der Nationalsozialisten im Jahre 1933 verknüpfte man die **Eugenik** mit der **Anthropologie** und weitete die sogenannte Wissenschaft von der **Rassenhygiene** aus. Der Begriff der „Erbgesundheitspflege“ schlug sich in zwei inhumanen Gesetzen der nationalsozialistischen

Machthaber von 1933 „Gesetz zur Verhütung erbkranken Nachwuchses“ und von 1935 „Gesetz zum Schutze der Erbgesundheit des Deutschen Volkes“ nieder.

Die erste Konsequenz, die die öffentlichen Gesundheitsbehörden und viele Mediziner daraus zogen, war die Zwangssterilisation von Menschen, die von „Erbgesundheitsgerichten“ mutwillig zu „Erbkranken“ deklariert wurden. Schon 1934 schrieben die Mediziner *Arthur Gütt* (1891 – 1949) und *Ernst Rüdin* (1874 – 1952) sowie der Jurist *Falk Ruttke* (1894 – 1955) dazu ein ausführlich kommentiertes Werk, das Beiträge des Chirurgen *Erich Lexer* (1867 – 1937) „Die Eingriffe zur Unfruchtbarmachung des Mannes und zur Entmannung“ und des Gynäkologen *Albert Döderlein* (1860 – 1941) „Die Eingriffe zur Unfruchtbarmachung der Frau“ enthielt.

Insgesamt sind während des Dritten Reiches 360 000 Menschen mit Gewalt sterilisiert worden. Mit dem Ausbruch des Zweiten Weltkrieges erweiterte man die eugenischen Maßnahmen zur **„Euthanasie“**, um hilflose Menschen, deren Leben man für „lebensunwert“ erklärte, aus politischen Gründen töten zu können. In der Folgezeit sonderte man in den Heil- und Pflegeanstalten Deutschlands nach Maßgabe der beauftragten Ärzte psychisch erkrankte Patienten aus, um sie in speziellen Lastwagen mit Vergasungseinrichtungen oder in den Konzentrationslagern zu ermorden. Bis 1941 mußten etwa 30 000 für chronisch geisteskrank erklärte Menschen gewaltsam sterben. Danach ebbte die Tötungswelle in den damaligen Heil- und Pflegeanstalten ab, da es für die verantwortlichen nationalsozialistischen Politiker mit zuviel Unruhe bei den Angehörigen und in der Bevölkerung verbunden war.

Die teuflische Gesetzesmaschine der Nationalsozialisten erließ 1935 noch ein weiteres **„Gesetz zum Schutze des deutschen Blutes und der deutschen Ehre“**. Man begann daraufhin systematisch, besonders die Menschen jüdischer Religionszugehörigkeit als nicht artverwandt mit der deutschen Rasse auszugrenzen. Auch die sprachliche Diffamierung von dem Regime nicht angepaßten oder von ihm abgelehnten und gefürchteten Bevölkerungsgruppen, die schon Jahrzehnte zuvor begonnen hatte, trieb nun einem weiteren zynischen Höhepunkt zu. Es ist aus heutiger Sicht kaum noch begreiflich, daß diese inhumane Haltung von bis dahin anerkannten Ärzten und Biologen, die an den Universitäten als Anthropologen und Rassenhygieniker lehrten und forschten, wie *Eugen Fischer* (1874 – 1967), *Fritz Lenz* (1887 – 1976) oder *Ottmar Freiherr von Veschuer* (1896 – 1969) mitgetragen wurden. Großen Einfluß auf die politische Rassengesetzgebung gewannen sie durch zahlreiche Schriften und neugegründete Institutionen für Anthropologie wie das schon 1927 ins Leben gerufene Kaiser-Wilhelm-Institut für Anthropologie, menschliche Erblehre und Eugenik in Berlin.

Aber nicht nur mit Worten, sondern auch mit Taten durch gutachterliche Stellungnahmen und Forschungsprojekten beteiligten sich dem Regime des Nationalsozialismus treue Genetiker, Anthropologen, Psychiater, Anatomen, Physiologen und andere mit ihren Schülern am Holocaust und halfen, daß sich die Räder der Mordmaschinen bis zum Kriegsende immer schneller drehten. Gleichzeitig schufen sie auch die Voraussetzungen dafür, daß in den Vernichtungslagern („Verschrottung durch Arbeit“!) medizinische Versuche an den Inhaftierten gemacht wurden. Eines der eklatantesten Beispiele sind die **Menschenexperimente** des berüchtigten KZ-Arztes *Josef Mengele* (1911 – 1979), die er als Lagerarzt in Auschwitz durchführte. *Mengele* arbeitete zeitweilig am Berliner Kaiser-Wilhelm-Institut für Anthropologie. Die so von angesehenen Medizinern und Naturwissenschaftlern gestützten **rassenhygienischen Gesetze** zogen eine mit den Kriegsjahren zunehmende blutige Spur nach sich. Bis zur Kapitulation der Hitlerdiktatur 1945 wurden fünf bis sechs Millionen jüdische Glaubensgenossen und andere, für minderwertig erklärte Menschen ermordet.

Mit dieser kurzen Übersicht soll ein angesichts seiner Unmenschlichkeit nur schwer zu beschreibender Abschnitt der Geschichte der Medizin berührt und angesprochen werden, der von Deutschland ausging. Längst nicht alle Aspekte der Medizin im Nationalsozialismus, die man seit den siebziger Jahren zunehmend aufzuarbeiten und zu bewältigen beginnt, können hier berücksichtigt werden.

In Deutschland bürgerte sich für die Wissenschaft der Vererbung beim Menschen in der Nachkriegszeit der aus der angloamerikanischen Bezeichnung „Human Genetics" abgeleitete Begriff **„Humangenetik"** in Lehre und Forschung ein. Eine der wichtigsten Erfahrungen, die man aus der **Medizin des Dritten Reiches** ziehen kann, ist die, daß gerade der Arzt sein Tun und Handeln unter moralischen und ethischen Aspekten in jeder Epoche gar nicht kritisch genug überprüfen kann. Vorstellungen, gesetzliche Regelungen, Theorien oder Handlungen, die – auf welche Weise auch immer – gegen die Gesundheit und das Leben des Menschen gerichtet sind, muß man grundsätzlich ablehnen.

21 Die Entwicklung der Medizin seit den fünfziger Jahren

Als ein wesentliches Charakteristikum für die weitere breite Entfaltung der Medizin seit der Nachkriegszeit muß die Aufteilung der großen klassischen Fächer in weitere **Disziplinen und Subdisziplinen** herausgestellt werden. So kann man am Beispiel der Gliederung der medizinischen Fakultäten der deutschen Universitäten in den achtziger Jahren gut erkennen, daß die ursprünglich großen, unter einer einheitlichen ärztlichen Leitung zusammengefaßten Fächer wie die Chirurgie oder Innere Medizin, wie sie in der ersten Hälfte des 20. Jahrhunderts noch bestanden haben, kaum mehr vorhanden sind. Entsprechend findet man, wie schon zuvor angedeutet, statt einer Klinik für Chirurgie meistens mehrere wie etwa die für Herz- und Gefäßchirurgie, für Unfallchirurgie oder Verbrennungs- und Wiederherstellungschirurgie und statt einer Medizinischen Klinik unterschiedliche, selbständige klinische Einheiten wie etwa die für Kardiologie, Gastroenterologie, Nephrologie, Psychosomatik oder Onkologie.

Auch die erst im 19. Jahrhundert entstandenen Disziplinen wie die **Kinderheilkunde**, die **Röntgenologie** und die **Zahnheilkunde** zweigten sich im Laufe der vergangenen drei Generationen in verschiedene Fachrichtungen auf. Gleichzeitig nahmen die interdisziplinären Fächer wie **Anästhesie, Radiologie, Pathologie** oder **Klinische Chemie** an Bedeutung für die klinische Medizin zu.

21.1 Der Ausbau von Großkrankenhäusern für die Universitäten

Für die Spezialisierung der Medizin mit all ihren neuen diagnostischen und therapeutischen Möglichkeiten benötigte man wesentlich leistungsfähigere Kliniken mit umfangreichen **Operations-, Labor-, Intensiv- und Physiotherapieabteilungen.** Es machte sich deutlich ein Trend zum **Großkrankenhaus** bemerkbar, das erst durch die Gegebenheiten ärztlicher **Konsiliardienste** und **interdisziplinärer** Einrichtungen dem stationär aufgenommenen Patienten eine den medizinischen Anforderungen der Zeit entsprechende Leistung in der Untersuchung, Behandlung und Pflege zu garantieren schien. Bei der Planung neuer Krankenhäuser in den sechziger Jahren versuchte man, dieser Differenzierung der klinischen Medizin mit ihren hohen Anforderungen an die Technik für alle Bereiche (z. B. Klimaanlagen, Sterilisation, Ver- und Entsorgung, Intensiveinheiten und Kommunikation) durch Zentralisation der Dienstleistungen und Dezentralisation der reinen Krankenpflege zu begegnen.

Schließlich kam neben den hohen Anforderungen interdisziplinärer Zusammenarbeit und hygienischen Aspekten eine sich stetig weiterentwickelnde biotechnische Apparatemedizin auf die klinische Medizin und damit auf die Krankenhäuser zu. Die Institution des Krankenhauses wurde notwendigerweise zu einem durch und durch technisierten Gehäuse, um den immer größer werdenden diagnostischen und therapeutischen Möglichkeiten mit ihren Geräten gerecht zu werden. Bisher unbekannte medizinisch-technische Verfahren wie der Einbau **künstlicher Gelenke (Endoprothesen)** (1923), die bei Nierenerkrankungen angewandte **Hämodialyse** (1943), die Herz-Lungen-Maschine (1954), die **Eiserne Lunge** (1957), die Einpflanzung von **Herzschrittmachern** (1959) oder die schmerzlose, **extrakorporale Stoßwellen-Lithotripsie** bei Steinleiden (1980) gaben den Klinikern erfolgreichere Heilmethoden als je zuvor in die Hand. Die operativen Fächer erlebten besonders auf den Gebieten der Transplantationschirurgie, der Neurochirurgie und der Orthopädie einen ungeheuer raschen Aufschwung.

Begleitet wurde diese neue Blüte der klinischen Medizin durch die Ausweitung der Anästhesiologie, die die **Intensivmedizin** mitbegründete und dadurch hochtechnisierte Pflegestationen mit sich brachte. Auf diesen Intensivstationen können seit einem Jahrzehnt computergesteuerte Überwachungsanlagen die wesentlichsten Lebensfunktionen von Schwerkranken und frischoperierten Patienten kontrollieren und notfalls kurzfristig ersetzen. Technisch aufwendig ausgebaute Räume zur völligen Überwachung, Therapie und Pflege von Schwerkranken oder Frischoperierten unter Anwendung einer Fülle von Meß- und Kontrollapparaten gesellten sich in der Nachkriegszeit als zentrale Einrichtungen zu den radiologischen Abteilungen und labormedizinischen Zentren.

Isotopenmedizin, Computertomographie, Echokardiographie, Endoskopie und **Lungenfunktionstests** erweiterten darüber hinaus erheblich das diagnostische Spektrum. Die in den zwanziger Jahren begonnene sehr sensible Therapie mit Hormonen, von der schon die Rede war, bekam seit 1950 durch die Einführung der Sexual- und der Nebennierenrindenhormone (Kortisone) einen hohen Stellenwert innerhalb der Inneren Medizin, der Gynäkologie, der Dermatologie und der Urologie. Die sich daraus entwickelnde **Endokrinologie** erfordert nicht nur eine spezielle Ausbildung und Sachkenntnisse, sondern auch umfangreiche klinisch-chemische Labors, um die Anwendung von Hormonen zu überwachen.

Die Ausdehnung der medizinischen Tätigkeitsbereiche vor allem auf bisher wenig therapierbare **Verschleißerkrankungen** erweiterten ganz erheblich die Heilungschancen und Lebensdauer der Patienten und förderten gleichzeitig den Mehrbedarf an Krankenbetten. In der Bundesrepublik Deutschland gab es 1984 insgesamt 678 708 planmäßige Krankenbetten in 3106 Krankenhäusern bei einer Gesamtbevölkerung von 61 Millionen (1986). Umgerechnet standen 111,2 Betten für 10 000 Einwohner zur Verfügung. Die Aufwandskosten für den einzelnen Pflegetag betrugen 1984 DM 228,50. Zum Vergleich: Im Jahre 1906 kostete der Pflegetag im Städtischen Elisabeth-Krankenhaus Aachen kaum mehr als 3,60 Reichsmark). Die Patienten in den Kliniken wurden im Jahre 1984 von 80 627 Ärzten betreut.

Angesichts der Entwicklung der klinischen Medizin mit ihren teilweise spektakulären Fortschritten gewannen natürlich neben der Chirurgie und Inneren Medizin auch die übrigen Fächer wie die Augenheilkunde, Hals-Nasen-Ohren-Heilkunde, die Gynäkologie, Pädiatrie und Orthopädie an Bedeutung. Das Krankenhaus wuchs in der zweiten Hälfte des 20. Jahrhunderts nicht nur als **Behandlungs- und Pflegeanstalt,** sondern auch als **Forschungs- und Ausbildungsstätte** für angehende Ärzte und Fachärzte zur zentralen Institution der Gesundheitsfürsorge heran.

Es lag deshalb nahe, daß beispielsweise in der Geburtshilfe die Hausentbindung gegenüber der klinischen Geburt, bei der ein Höchstmaß an ärztlicher Kontrolle gegeben werden kann, völlig in den Hintergrund rückte. Ebenso kam es zwangsläufig von der Betreuung der Frühgeborenen im Rahmen von allgemeinen Säuglingszimmern zum Ausbau **neonatologischer** Abteilungen mit komplexen, ständig verfeinerten Überwachungsgeräten, die nicht zuletzt immer größere Erfolge auf dem Gebiet der Bekämpfung der Säuglingssterblichkeit mit sich brachten. So kamen zu den bisherigen ökonomischen Bestrebungen, das zu einem Großbetrieb herangewachsene Krankenhaus zu zentralisieren und zu rationalisieren, zusätzlich weitere Anforderungen von ärztlicher Seite, die immer breiter werdende Palette biomedizinischer Apparaturen in die stationäre Krankenpflege zu integrieren. Die Universitätskliniken bildeten sich mehr als je zuvor zu den Schrittmachern einer klinischen Medizin heraus, die die jeweils neuesten Forschungsergebnisse im akuten Notfall ebenso wie bei chronischen Krankheitsbildern rascher und sicherer als zuvor in die ärztliche Praxis umsetzen konnten. Dabei kann man allerdings nicht übersehen, daß damit die Gefahr der Überdiagnostizierung und der Übertherapierung entstand.

In der Bundesrepublik Deutschland machte man zusätzlich zu dem hohen personellen und medizintechnischen Aufwand mit dem **Krankenhaus-Finanzierungsge-**

setz (Gesetz zur wirtschaftlichen Sicherung der Krankenhäuser und zur Regelung der Krankenhauspflegesätze) von 1972 den kleineren freigemeinnützigen und privaten Krankenanstalten die Existenz ökonomisch kaum noch möglich. Von den 694741 Krankenbetten im Jahre 1968 waren 55 % in öffentlicher, 36,5 % in freigemeinnütziger und 8,5 % in privater Hand. Damit unterstützte man von politischer Seite die Tendenz zum größeren, mindestens 300 Betten umfassenden Krankenhaus mit mehreren Fachabteilungen.

Das Krankenhauswesen gelangte durch diese gesetzgeberische Maßnahme in Deutschland als kommunale oder staatliche Wohlfahrtsanstalt ganz in die Kontrolle der öffentlichen Hand. Eine gesundheitspolitische Entwicklung fand dadurch ihren Abschluß, die in den deutschen Staaten Ende des 18. Jahrhunderts begonnen hatte, als Preußen im Allgemeinen Landrecht die Krankenhäuser unter die Aufsicht und Obhut der Obrigkeit stellte. Verbunden war damit, daß in Deutschland seitdem die **gesetzlichen Krankenkassen** mit dem Krankenhaus selbst je nach medizinischer Leistungsfähigkeit die Pflegesätze, die sie bezahlen, aushandeln. Dagegen sorgte die Stadt oder das Land als Träger für die Aufbringung der Bau- und Investitionskosten. Schon in den achtziger Jahren zeichnete sich bei diesem dualen Finanzierungssystem aber ab, wie sehr damit eine Kostenlawine heranwuchs, die die öffentlichen Haushalte der Bundesländer wie nie zuvor in der Medizin- und Krankenhausgeschichte belastete.

Obwohl man gerade erst in den alten Klinikgebäuden die Schäden des Zweiten Weltkrieges beseitigt und sie weiter ausgebaut hatte, diskutierte man schon bald in der Nachkriegszeit in Deutschland kompakte Zentralkliniken für die Universitätsstädte Aachen, Berlin, Heidelberg, Köln, München und Münster in Westfalen. Ausschlaggebend waren dabei vor allen Dingen die Empfehlungen des 1957 zwischen Bund und Ländern gegründeten **Deutschen Wissenschaftsrates** von 1960, die vorhandene Bettenkapazität der damals bestehenden 18 medizinischen Fakultäten der Bundesrepublik Deutschland von 16504 auf 25750 Krankenbetten zu erhöhen. Die dreifache Aufgabenstellung der Universitätskliniken in **Krankenversorgung, Lehre** und **Forschung** wurde klar herausgestellt. Im Verhältnis sollten für die großen klassischen Fächer drei Betten für einen studentischen Ausbildungsplatz vorhanden sein.

Mit der Vollendung des Klinikums der Freien Universität Berlin nach amerikanischen Planungen im Jahre 1969 nach zehnjähriger Bauzeit besaß man zum ersten Mal in Deutschland ein Zentralklinikum. Es vereinigte nach den amerikanischen Vorbildern des **„Medical Health Center“** mit Ausnahme der Pädiatrie, Orthopädie und Psychiatrie nahezu sämtliche Fachkliniken mit den zugehörigen medizinischen Einrichtungen unter einem Dach, die für die ärztliche Ausbildung erforderlich waren. Dieses neue Großkrankenhaus mit 1430 Betten dient gleichermaßen der regulären Krankenversorgung, der medizinischen Ausbildung angehender Ärzte und des Krankenpflegepersonals wie der wissenschaftlichen Forschung.

In Aachen entstand für die 1966 neugegründete Medizinische Fakultät von 1971 – 1983 eines der am meisten diskutierten Baukomplexe unserer Zeit, das den **gesamten Fächerkanon der Theoretischen und Klinischen Medizin unter einem Dach vereinigen sollte.** Der Leitgedanke war hier wie bei den anderen Großkliniken, die bauliche und strukturelle Abkapselung der Fachkliniken und medizinisch-theoretischen Institute zu vermeiden, indem zentrale, von allen zu benutzende Einrichtungen von diagnostischen und therapeutischen Dienstleistungen wie Labormedizin, Röntgenologie, Nuklearmedizin und Physiotherapie sowie Medizinische Bibliothek und Unterrichtsstätten mit Hörsälen und Übungsräumen geschaffen wurden. Das Architektenteam *Wolfgang Weber* (geb. 1930) und *Peter Brand* (geb. 1935) entwickelte in Aachen aufgrund der Vorgaben der medizinischen Fakultät im Laufe der Planungsphase von 1968 bis 1971 nicht zuletzt wegen schwieriger Bodenverhältnisse einen völlig neuartigen Baukörper. Er nimmt die allgemeinen Dienste, Ausbildungsstätten und zentralen Einrichtungen (z. B. Medizinische Bibliothek, OP-Zen-

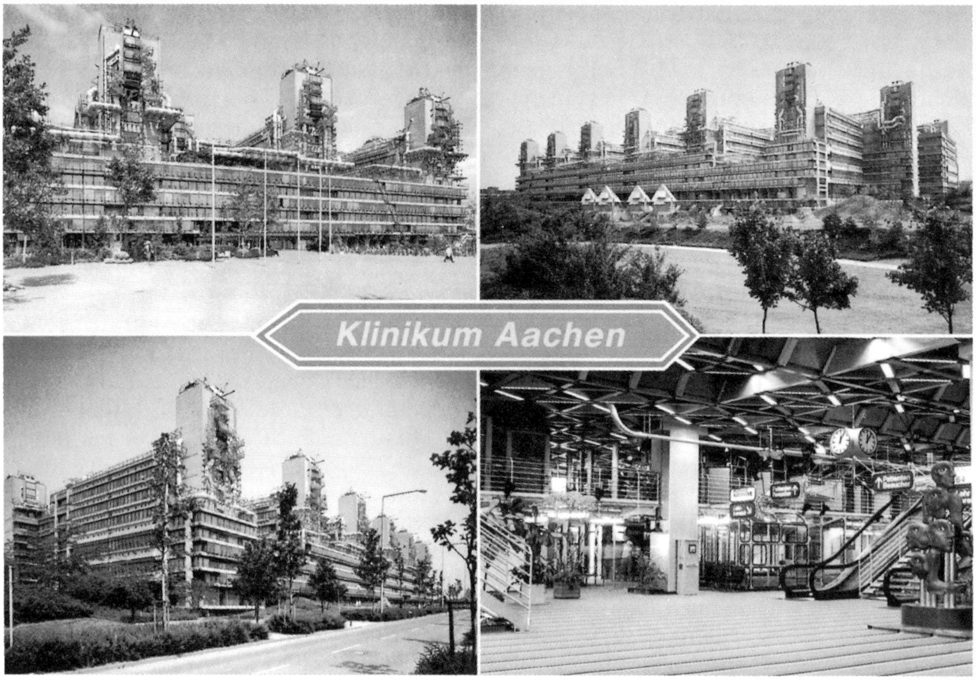

Abb. 46 Ansichten vom Gebäude der Medizinischen Fakultät der Rhein.-Westf. Technischen Hochschule Aachen. Der Gebäudekomplex umfaßt seit 1983 28 Kliniken und 18 medizintheoretische Institute. Über dem fünfgeschossigen Sockelgeschoß sind kammförmig die dreigeschossigen Abteilungen für die stationäre Krankenpflege angebracht.
Postkarte 1988

trum, Notdienste) in einem fünfgeschossigen Kompaktbau auf, während die eigentlichen Krankenstationen darüber in dreigeschossigen, kammartig angelegten Trakten liegen und der reinen Krankenpflege dienen. Das gesamte Gebäude der Medizinischen Fakultät beherbergt neben 28 Kliniken und 18 Instituten 1500 Betten, Arbeitsplätze für 3800 Beschäftigte und Studienplätze für 2400 Studenten und Auszubildende in der Pflege und anderen medizinischen Dienstleistungsberufen (Abb. 46).

In Aachen kam hiermit in Deutschland ein Planungssystem zur Verwirklichung, das der deutsch-kanadische Architekt *Eberhard Zeidler* (geb. 1926) erstmals für das „Health Science Center" der McMasters Universität in Hamilton, Kanada, in den sechziger Jahren entwickelt hatte. *Zeidler* legte seiner Krankenhausplanung für dieses kanadische Gesundheitszentrum eine Arbeitshypothese zugrunde, die ein primäres Gebäude mit den unabdingbaren Bestandteilen wie Traggerüst, Lüftungstechnologie, Rohrsystem von einem sekundären Gebäude, dessen Innenausbau variabel war, trennte. Das bedeutete völlige Entkoppelung des Tragwerks von den verschiedenen technisch-medizinischen Systemen und dem Wandel der ärztlichen und krankenpflegerischen Anforderungen. Man hatte sich das Ziel gestellt, eine größtmögliche Flexibilität in den Innenräumen zu schaffen, um dem ständigen Fortschritt der Medizin und der mit ihr verbundenen Apparaturen durch Veränderungen der Räume, durch leichte Ergänzungen oder Demontage entsprechen zu können.

21.2 Neue Möglichkeiten in den operativ-chirurgischen Fächern

Vor allem in den chirurgischen Disziplinen vollzogen sich in den vergangenen dreißig Jahren, wie schon angedeutet, erhebliche Fortschritte durch die Verbesserung der biomedizinischen Gerätschaften. Schwerpunkte bildeten dabei der Einsatz der **Herz-Lungen-Maschine,** Geräte für **mikrochirurgische Techniken** und die **künstlichen Beatmungs- und Überwachungsapparate,** die Wege zu neuen operativen Eingriffen ebneten. Die ersten großen Erfolge hatte der schon erwähnte Chirurg *Ferdinand Sauerbruch* erreicht, der in einer von ihm 1904 konstruierten **Unterdruckkammer** tuberkulöse Lungenflügel entfernen konnte. Schon kurz danach erwiesen sich aber solche umständlichen Operationen in Unterdruckkammern als überflüssig, da die **Narkosetechnik** mit Hilfe eines **Kehlkopftubus** so weit verbessert wurde, daß man den Patienten künstlich beatmen konnte. Diese neue Methodik der intratrachealen Beatmung bereitete den Operateuren über die Lungenchirurgie hinaus neue Wege, Erkrankungen des Gehirns, der Brust- und Bauchorgane mit dem Skalpell zu heilen.

Sauerbruch war auch einer der ersten Chirurgen gewesen, die Pionierarbeiten auf dem Gebiet der **künstlichen Gelenke und Extremitäten** leisteten. Im Jahre 1923 berichtete er ausführlich in seinem Buch „Die willkürlich bewegbare künstliche Hand“ über diese chirurgische Technik, die bereits seit den deutschen Bauernkriegen zur Zeit *Götz von Berlichingen*s (1480 – 1562) die Ärzte und ihre arm- und beinamputierten Patienten beschäftigte.

Fortschritte in der Herzchirurgie

Schon der deutsche Chirurg *Ludwig Rehn* (1849 – 1930) hatte 1896 erstmals am schlagenden Herzen eine Verletzung glücklich vernäht. Aber unmittelbare weitere Folgerungen knüpften sich daraus nicht. Man mußte erst einmal Erfahrungen und Kenntnisse in der Kardiologie abwarten, die sich seit der allgemeinen Einführung der Elektrokardiographie in den zwanziger Jahren zu einem immer wichtigeren Arbeitsgebiet in der Inneren Medizin entfaltete. Erst im Jahre 1939 wagte man sich wieder an Herzoperationen, als die amerikanischen Chirurgen *Robert Edward Gross* (1905 – 1988) und *John Perry Hubbard* (geb. 1903) mit großem Geschick einen bei einem jungen Menschen **offenen Ductus arteriosus botalli** unterbanden, der sich nach der Geburt nicht rechtzeitig verschlossen hatte und so den gesamten Organismus durch mangelnde arterielle Blutversorgung schädigte. Eine weitere Pionierarbeit war schließlich die komplizierte operative Behebung der sogenannten *Fallot*schen Tetralogie (benannt nach *Etienne Louis Arthur Fallot*, 1850 – 1911), durch die sorgfältigen wissenschaftlichen Untersuchungen der Kinderärztin *Helen Brooke Taussig* (1898 – 1986) und durch das chirurgische Geschick von *Alfred Blalock* (1899 – 1964), Chirurg am Johns-Hopkins-Hospital in Baltimore, **(Blalock-Taussig-Operation)** im Jahre 1944. Diese spektakuläre Operationsmethode schuf eine direkte künstliche Blutverbindung zwischen dem Aortenbogen und den Lungenarterien zur verbesserten Versorgung der Lungen. Zusammen mit *Helen Brooke Taussig* berichtete er 1945 über diese bisher nicht gewagte Gefäßoperation: „The surgical treatment of malformations of the heart in which there is a pulmonary stenosis or pulmonary atresia.“ Damit konnte man den bisher aussichtlos herzkranken Kindern, den **„blue babies“**, das Leben retten. Die weiteren Schritte der Herzchirurgie beziehen sich auf die Beseitigung von Fehlern der Pulmonararterie und der Herzklappen. Pionierarbeit beim Ersatz der Herzklappe leisteten der deutsch-amerikanische Arzt *Albert Starr* (geb. 1926) und der Chirurg *M. Lowell Edwards* am Krankenhaus von Portland, USA, die 1961 durch einen künstlichen Mechanismus **(Starr-Edwards-Klappe)** die Mitralklappe ersetzten.

Eine wesentliche Bereicherung stellte der Einsatz der **Herz-Lungen-Maschine** durch den Arzt *John Heyshem Gibbon* (1903 – 1973) bei der Herzoperation eines Mädchens dar, über die er 1954 in der amerikanischen Fachzeitschrift „Minnesota Medicine“ berichtete: „Application of a mechanical heart and lung apparatus to cardiac surgery." Bereits 1955 hatte der Münchener Herzchirurg *Rudolf Zenker* (1903–1984) mit der von *Gibbon* konstruierten Herz-Lungen-Maschine experimentiert, nachdem er die Nachteile der bisherigen Operationen am Herzen in **Hypothermie** (Unterkühlung des Patienten während der Operation auf 27 °C) erkannt hatte. Am 19. Februar 1958 kam in der Chirurgischen Klinik der Universität München unter der Leitung von *Rudolf Zenker* erstmals die Herz-Lungen-Maschine in Deutschland bei einer Herzoperation erfolgreich zum Einsatz. Die Herzchirurgie entwickelte sich in den sechziger und siebziger Jahren weiterhin schnell und erfolgreich. Von den zahlreichen operativen Möglichkeiten sei hier nur noch die von *Edward Garrett* und seinen Mitarbeitern erstmals 1973 durchgeführte **Bypass-Operation** (künstlicher Kollateralkreislauf zur Umgehung eines verschlossenen Gefäßabschnittes) an den Herzkranzgefäßen erwähnt. Diese chirurgische Methodik sollte bald angesichts der zunehmenden Erkrankungen an Arteriosklerose zu einem häufigen, sicher durchführbaren Eingriff ausgebaut werden.

Nach dem Zweiten Weltkrieg entfaltete sich die **Transplantationschirurgie** der Organe und der Gewebe (Abb. 47). Die experimentalen Grundlagen dazu waren schon unter der Führung des französisch-amerikanischen Arztes *Alexis Carrel* (1873–1944) kurz nach 1900 am Rockefeller Institute in New York geschaffen worden. *Carrel* publizierte von 1902 bis 1912 bahnbrechende Erkenntnisse über die künstliche Anastomose von Blutgefäßen („The surgery of blood vessels", 1907) und den Ersatz von Organen (Herz, Niere), die er im Experiment an Hunden gewonnen hatte. Besonders seine Arbeiten zur Gefäßnaht schufen die Voraussetzungen für die Verpflanzung der blutreichen Organe von Herz, Leber und Niere.

Die **Transplantationschirurgie des Herzens** verzeichnete Ende der sechziger Jahre die ersten, in aller Welt sofort diskutierten Erfolge, nachdem zuvor operative Eingriffe an der Leber wenig aussichtsreich verlaufen waren. So hatte man sich bereits 1963 in den Vereinigten Staaten von Amerika an

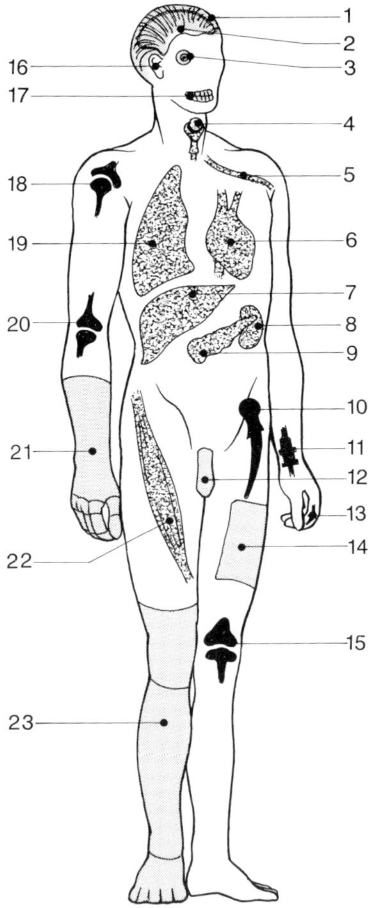

Abb. 47 Übersicht über die chirurgischen Möglichkeiten, Gelenke, Organe und Gewebe des Menschen zu ersetzen

1. Haupthaar
2. Schädeldecke
3. Auge
4. Kehlkopf
5. Blutgefäße
6. Herz
7. Leber
8. Niere
9. Bauchspeicheldrüse
10. Hüftgelenk
11. Handgelenk
12. Penis
13. Fingergelenke
14. Hautlappen
15. Kniegelenk
16. Ohr
17. Zähne
18. Schultergelenk
19. Lunge
20. Ellenbogengelenk
21. Arm
22. Muskel
23. Bein

die **Transplantation der Leber** bei einem schwerkranken Mann gewagt. Doch der dafür verantwortliche Chirurg *Thomas Earl Starzl* (geb. 1926) mußte sich nach dem plötzlichen Tod des frischtransplantierten Patienten den Mißerfolg schon wenige Tage später eingestehen. Auch die Überpflanzung eines Schimpansenherzens auf den herzkranken Patienten *Boyd Rush* durch *James Daniel Hardy* (geb. 1918) im Jahre 1964 am Medical Center Hospital der Universität von Mississippi versprach keine Zukunft. Er hatte sich zuvor schon 1963 erfolglos an eine **Lungentransplantation** gewagt.

Den Durchbruch auf dem Wege des chirurgischen Organersatzes erzielte erst *Christiaan Barnard* (geb. 1922), als er am 3. Dezember 1967 dem aussichtslos herzkranken 55 Jahre alten Lebensmittelhändler *Louis Washkansky* (1912 – 1967) das Herz der tödlich verunglückten 25jährigen *Denise Darvall* im Groote-Schuur-Hospital in Kapstadt, Südafrika, einpflanzte. Aber auch diese in aller Welt diskutierte erste Herzverpflanzung verlief nicht glücklich, da der Patient die Operation kaum drei Wochen überlebte. Aber das wagemutige Vorgehen des Kapstädter Arztes *Barnard*, der bei seinem zweiten Transplantationsversuch vier Wochen später bei dem schwer herzkranken, 58jährigen Zahnarzt *Philipp Blaiberg* (1910 – 1968) schon wesentlich erfolgreicher sein sollte, machte sehr schnell Schule, und schon ein Jahr später konnte man neben einem verstärkten Bemühen der Chirurgen, **Herzmißbildungen** zu beheben, eine Reihe erfolgversprechender **Herztransplantationen** verzeichnen, nachdem man die Abstoßungsreaktion gegenüber dem neueingepflanzten Organ immer besser zu beherrschen lernte. Mit Hilfe neuer Kenntnisse auf dem Gebiet der **Immunologie** konnte man mit Medikamenten (Immunsuppressiva), wie etwa das 1976 eingeführte Cyclosporin A, die Abwehrreaktionen des menschlichen Körpers allmählich immer gezielter unterdrücken und so das Leben der transplantierten Patienten verlängern.

Auch die Verpflanzung der Leber, die wesentlich komplizierter als die Herztransplantation ist, griff man in den 70er Jahren wieder auf. Hilfreich waren bei diesen subtilen Operationen die neuen Möglichkeiten, die sich durch die **Mikrochirurgie** ergaben. Im Jahre 1960 beschrieben die beiden Chirurgen *Julius H. Jacobson* und *Ernesto Suarez* das Zusammennähen von Kapillargefäßen durch den Einsatz eines Operationsmikroskopes („Microsurgery in anastomosis of small vessels"). Solche Operationen im mikroskopischen Bereich eröffneten aber auch die großartige Chance, abgetrennte Gliedmaßen wieder anzufügen und ihre Gebrauchsfähigkeit wiederherzustellen.

Große Entwicklungssprünge machte ebenfalls die **Neurochirurgie,** die, auf den Pionierarbeiten *Harvey Cushing*s und seines Schülers *Walter Edward Dandy* (1886 – 1946) aufbauend, die operative Behandlung von Gehirntumoren, der erkrankten Hypophyse oder die Behebung erhöhten Innendrucks im Schädel zu Routineeingriffen werden ließen.

Seit Beginn der achtziger Jahre übernimmt die Chirurgie auch die **Laser-Technik,** die verbesserte Methoden beim Schneiden und Anheften (z. B. bei Nierenoperationen oder bei der Behandlung der Netzhautablösung) bietet. Zur gleichen Zeit gehen von Klinikern in den USA die ersten erfolgreichen Versuche aus, mit Hilfe des Endoskopes Gallenblasen- und Nierenoperationen wesentlich unblutiger als bisher durchzuführen. Mit Hilfe dieser minimalen invasiven Chirurgie ist es weiterhin möglich, die Operationsschnitte zu verkleinern, das Infektionsrisiko zu mindern und die Verweildauer des Patienten im Krankenhaus erheblich abzukürzen. In den achtziger Jahren wird es auch durch den 1980 erstmals am Klinikum Großhadern in München angewandten **Lithotripter** möglich, unter Anwendung von Druckwellen Nieren- und Gallensteine unblutig zu zertrümmern und auf natürlichem Wege abzuführen.

21.3 Neue Möglichkeiten in den internistischen Fächern

In der Nachkriegszeit wurden neben den schon genannten diagnostischen Verfahren auch zahlreiche Medikamente in die Therapie neu eingeführt, die für einige Gebiete der Inneren Medizin und innerhalb der Psychiatrie sehr segensreiche Entwicklungen eingeleitet haben. Einige der wichtigsten seien hier kurz erwähnt.

Auf dem Gebiet der psychischen Erkrankungen erschlossen sich durch die Einführung der **Psychopharmaka** ganz neue Horizonte für die therapeutische Beeinflussung von psychischen Leiden, die dem Kranken beinah wieder ein ganz normales Leben ermöglichten. Als erstes verabreichte man **Lithiumpräparate** (Lithiumacetat) zur Behandlung manisch-depressiver Krankheitsphasen und in akuten, bisher klinisch schwer beeinflußbaren Erregungszuständen, so daß **körperliche Zwangsmittel überflüssig** wurden. Der australische Psychiater *John Frédérick Joseph Cade* (geb. 1912) „Lithium salts in the treatment of psychotic excitement" (1949) wandte sie erstmals an.

Als zwei weitere als Psychopharmaka wirkende Medikamentengruppen wurden 1952 das rein dargestellte **Reserpin** durch die Basler Pharmakologen *Johannes Mat Müller* (geb. 1921), *Emil Schlittler* (geb. 1906) und *Hugo Bein* (geb. 1919) und die **Phenotiazine** (Chlorpromazine) durch die französische Pharmakologin *Simone Courvoisier* und ihre Mitarbeiter den Klinikern zur Verfügung gestellt. Reserpin, das aus der Rauwolfia serpentina gewonnen wird, hatte allerdings schon 1931 in Indien, wo der Rauwolfia-Strauch heimisch ist, durch zwei indische Mediziner, *Gauneth Sen* und *Katrick Chandra Bose*, Eingang in die **Therapie von Psychosen** gefunden. Dort war die Rauwolfia schon seit Jahrhunderten als „Kraut gegen Wahnsinn" bekannt. Über die positive Anwendung des Chlorpromazin in 38 Fällen berichteten zuerst die französischen Psychiater *Jean Delay* (geb. 1907) und *Pierre Deniker* im Jahre 1952.

Damit konnte man endgültig auf die teilweise den Patienten sehr stark belastende Behandlung von Psychosen mittels des **Insulin-** (1934), des **Cardiazol-** (1935) und des **Elektroschocks** (1938), die in den dreißiger Jahren durchgesetzt wurden, verzichten. Seitdem hat die Psychiatrie eine bunte Palette von **Tranquilizern** und **Antidepressiva** in der Hand, die die Situation in den psychiatrischen Kliniken und in den Landeskrankenhäusern, die in Deutschland aus den Heil- und Pflegeanstalten hervorgegangen waren, völlig veränderten. Jegliche körperlichen Zwangsmaßnahmen (Zwangsjacke, Zwangsstuhl, Festbinden am Krankenbett), die man den unruhigen Patienten zum Schutz vor sich und anderen bisher aufgebürdet hatte, entfielen damit. Darüber hinaus kann man seitdem das autistische Verhalten depressiver Kranker erheblich verbessern.

Die Rheumatologie profitierte vor allem durch die von dem Mayo-Arzt *Hench* erstmals in Rochester erfolgreich eingesetzte Behandlung akuter Arthritiden durch **Kortison.** Seit der Einführung der **Salizylate** in die Rheumatologie 1876 war dies ein gewaltiger Fortschritt. Ebenso wegweisend war die Entdeckung von medikamentösen Antagonisten der **Beta-Rezeptoren** zur Therapie des Hochdruckes des Blutes. Diese hemmen die Wirkung des Adrenalins und Nor-Adrenalins an den zellulären Beta-Rezeptoren. Die von *James White Black* (geb. 1924) und *Julius Axelrod* (geb. 1912) Anfang der sechziger Jahre entwickelten Beta-Blocker stellten durch ihre positive Beeinflussung des Bluthochdrucks die Behandlung der Kreislauf-Erkrankungen auf eine ganz neue Basis. Erleichterung für die Diabetiker, besonders die, die in der zweiten Lebenshälfte erkrankt waren, brachte die Einführung der oralen **Antidiabetika** in Form von Sulfonamidabkömmlingen durch *Karl Joachim Fuchs* im Jahre 1955.

Großen Gewinn verschaffte allen Fächern der klinischen Medizin der Ausbau der **Antikoagulantientherapie,** über die schon 1937 der Chirurg *Donald Walter Gorden Murray* (1894 – 1976) berichtet hatte. Gleichzeitig bot sich die Möglichkeit, durch neue **Diuretika** (Mittel, die die Harnausscheidung steigern), bei denen man auf das bisher verwandte leicht toxisch wirkende Quecksilber verzichtete, Herzkrankheiten wirkungsvoll zu behandeln. Zuerst hatte in Berlin *Paul Saxl* (1880 – 1932) im Jahre 1920 mit einem quecksilberhaltigen Medikament Herzkrankheiten durch Entwässerung behandelt. Dies war aber mit schädlichen Nebenwirkungen verbunden.

Die **Kardiologie** erlebte mit der Weiterentwicklung der Herzdiagnostik einen gewaltigen Aufschwung. Sie bekam durch die Verfeinerung der Elektrokardiographie, die Einführung der Sonographie und nicht zuletzt durch den Herzkatheterismus die wesentlichen Impulse zur endgültigen fachlichen Verselbständigung.

In den fünfziger Jahren gewann die Entdeckung des Berliner Chirurgen *Werner Forssmann* (1904 – 1979), der 1929 zum ersten Mal am eigenen Körper den Versuch wagte, einen Katheter über die Armvene in die rechte Herzkammer zu schieben („Die Sondierung des rechten Herzens“), hohe Aktualität. Die Herzspezialisten *André Frédéric Cournand* (1895 – 1988) und *Dickinson Woodruff Richards* (1895 – 1973) entwickelten darauf aufbauend die **Herzkatheterisierung,** die heute zur Routine geworden ist. Entscheidend war damit, daß man nun eine leicht durchzuführende Methodik hatte, Durchflußmengen und Druckverhältnisse des Blutes im Herzen zu messen. Dadurch erreichte besondes die Herzchirurgie bei Kindern mit angeborenen Herzmißbildungen einen ungewöhnlichen Aufschwung. Man konnte so durch eine frühe Diagnose einen rechtzeitigen chirurgischen Eingriff vornehmen lassen, der den herzkranken Kindern ein normales gesundes Leben ermöglichte.

Die verbesserten Methoden der Herzdiagnostik eröffneten ebenso die Chance, lebensbedrohende **Herzrhythmusstörungen** durch die **Implantation von Pacemakers** zu heilen. Sorgfältige kardiologische Untersuchungen schufen so die Voraussetzung für die erfolgreiche chirurgische Einpflanzung des Herzschrittmachers, der die Herzaktionen nach Erkrankung des Reizleitungssystems (Arrhythmien) mit Hilfe einer kleinen elektrischen Batterie steuerte. Die erste operative Einbettung eines einpflanzungsfähigen Schrittmachers unter der Brusthaut, der mit dem Herzmuskel über Kabel in Verbindung stand, gelang *William Chardack* mit seinen Mitarbeitern *Andrew A. Gage* und *Wilson Greatbatch* im Jahre 1959. Sie berichteten ein Jahr später darüber in der Zeitschrift „Surgery“: „A transitorized, self-contained, implantable pacemaker for the long-term correction of complete heart block.“ Diese neue Methode, Überleitungsstörungen des Herzens zu beheben, öffnete den Kardiologen und Herzchirurgen ein weites, interdisziplinäres Feld.

In der Nachkriegszeit begann sich ebenso die **Nephrologie** immer mehr zu verselbständigen. Obwohl schon seit dem 19. Jahrhundert bedeutende Internisten wie der schon erwähnte Londoner Arzt *Richard Bright, Max Hermann Friedrich Löhlein* (1877 – 1921) und *Franz Volhard* (1872 – 1950) die diagnostischen und therapeutischen Kenntnisse der Nierenkrankheiten erheblich erweitert hatten, erschloß sich doch erst mit dem künstlichen Ersatz der Niere ein Neuland, das vielen kranken Menschen das Leben rettete. Wenn auch schon in den zwanziger Jahren von dem Gießener Internisten *Georg Haas* (1886 – 1971) versucht worden ist, die Funktion der menschlichen Niere zu ersetzen, so gelang dies doch erstmals dem niederländischen Arzt *Willem Johan Kolff* (geb. 1911). Am 17. März 1943 konnte er im Krankenhaus von Kampen/Niederlande einer 29jährigen Patientin, die an Nierenversagen litt, durch einen von ihm konstruierten **künstlichen Dialyse-Apparat** das Leben retten.

Das bis heute gültige Prinzip der von *Kolff* entwickelten **Hämodialyse** besteht darin, das ungerinnbar gemachte Blut von Stoffwechselschlacken (z. B. Harnstoff) zu befreien, die durch die kranken Nieren nicht mehr ausgeschieden werden können. Durch die künstliche Dialyse, deren biochemisches Filtersystem sehr rasch verbessert wurde, war es nun möglich, viele bisher hoffnungslos nierenkranke Patienten das Leben zu verlängern. Aber abgesehen von dem Problem, daß bis in die siebziger Jahre kaum genügend künstliche Nieren zur Verfügung standen, bildete die stundenlange Prozedur der mehrmals in der Woche durchgeführten Blutreinigung von durch die Niere nicht mehr ausgeschiedenen Giftstoffen eine hohe Belastung für den Patienten. Deshalb wirkte sich die Verbesserung der **Nierentransplantationen** nach den ersten Erfolgen durch den Chicagoer Chirurgen *Richard Lawler* (1895 – 1982) mit seinen Mitarbeitern 1950 und *Joseph E. Murray* (geb. 1919) mit Mitarbeitern 1954 in Boston (an eineiigen Zwillingen) schon seit den siebziger Jahren sehr segensreich aus. Um in Europa genügend Nierentransplantate zur Verfügung zu haben und die Spender- und Empfängerverträglichkeiten rasch zu koordinieren, richtete man dafür in Leiden/Niederlande 1967 ein europaweit orientiertes Zentrum (Eurotransplant) ein.

Seit dem Zweiten Weltkrieg entwickelte sich die **Rehabilitation** von Patienten, die langfristige Nachsorge nach schweren Erkrankungen, umfangreichen operativen Eingriffen oder chronischen Krankheitsverläufen, zu einem selbständigen institutionellen Bereich. Nicht zuletzt durch die **orthopädische Ersatzteil- und Transplantationschirurgie** entstand das Bedürfnis, in besonders eingerichteten Langzeit-Krankenhäusern den betroffenen Kranken nach der Operation eine gezielte medikamentöse und psychosomatische Therapie zur Wiedereingliederung in den Familien- und Berufsalltag zukommen zu lassen. Häufig haben diese Aufgaben der Rehabilitation Krankenhäuser übernommen, die ursprünglich als Sanatorien für Tuberkulöse, als allgemeine Erholungsanstalten in Kurorten Ende des 19. Jahrhunderts oder als Heilstätten für rheumatische Leiden (z. B. Landesbad der Versicherungsanstalt Rheinprovinz in Aachen, 1912) ins Leben gerufen worden waren. Die Tuberkulose konnte seit 1944 durch das **Streptomycin** endgültig kausal bekämpft werden. Die Streptomyces-Bakterien, von denen das die Tuberkulosebazillen tötende Streptomycin gewonnen wird, waren von dem amerikanischen Mikrobiologen *Selman Abraham Waksman* (1888 – 1973) nach unermüdlichen Untersuchungen von Bodenbakterien 1943/1944 gefunden worden. Damit erübrigte sich die bisherige, auf Naturheilverfahren aufgebaute Tuberkulosetherapie mit ihrer Heilstättenbewegung, die hauptsächlich auf die Stärkung der eigenen Abwehrkräfte des Lungen-Patienten ausgerichtet gewesen war.

Rehabilitationskliniken nehmen seitdem zunehmend Patienten auf, die beispielsweise die akute Phase eines Herzinfarktes, einer Bypass-Operation, den chirurgischen Ersatz des Hüftgelenkes, neurologische Erkrankungen oder die Behandlung eines komplizierten Unfalles im Krankenhaus überstanden haben und nun bis zur völligen leiblich-seelischen Wiedergenesung eines weiteren Erholungszeitraumes ärztlicher Kontrolle bedürfen. Die Entwicklung der medizinischen und **psychosomatischen Rehabilitation** und Nachsorge nach schweren Erkrankungen, der Umstimmungstherapie bei chronischen Krankheitsprozessen der Lunge, der Haut oder der Gelenke sowie einer stabilisierenden, immunabwehrstärkenden Behandlung bei bösartigen Krankheitsverläufen ist längst nicht abgeschlossen. Hier spielt auch die Diskussion über die **alternativen Heilmethoden,** über eine vorwiegend **vegetarische Ernährung** und **absoluten Verzicht auf Alkohol- und Nikotingenuß,** eine große Rolle, deren Ausgang noch gar nicht abzusehen ist.

Seit den sechziger Jahren beginnt auch zunehmend die psychosomatische Medizin sich als eigenständiges Fach zu etablieren und Einfluß auf die klinische Therapie zu nehmen. Schon in der Biedermeierzeit benutzte der deutsche Psychiater *Johann Christian Heinroth* (1773 – 1848) die Bezeichnung **Psychosomatik,** die später von *Freud* und seinen Schülern aufgegriffen worden ist. Sie meinten damit den Einfluß der seelischen Konstitution und Erlebnisfähigkeit auf körperliche Krankheiten. Der Begriff der **„psychosomatischen Medizin“** geht auf den Wiener Mediziner *Felix Deutsch* (1884 – 1964) zurück, der dazu 1922 ausführlich Stellung nahm: „Das Anwendungsgebiet der Psychotherapie in der inneren Medizin“ (1922). Darunter versteht man eine **ganzheitliche Betrachtungssweise des menschlichen Organismus.** Die psychosomatischen Behandlungskonzepte beziehen sinnvoller Weise bei körperlichen Leiden – beispielsweise bei Magengeschwüren, Asthma, Migräne, Rheuma oder Neurodermitis – auch psychogene Faktoren ein, die sozialer, familiärer und persönlich-emotionaler Art sind. In Deutschland setzen sich eigene psychosomatische Abteilungen und Kliniken an den Universitäten erst seit den siebziger Jahren durch. Ein Pionier auf diesem noch sehr jungen Gebiet war die Klinik für Innere Medizin der Universität Ulm, nachdem sie 1967 von dem Internisten und Psychosomatiker *Thure von Uexküll* (geb. 1908) übernommen wurde.

Seit der Nachkriegszeit beschäftigt man sich verstärkt mit der Erforschung der Ursachen und Heilung der **Krebserkrankungen.** Sie stehen nach den Herz-Kreislauf-Leiden an zweiter Stelle der Statistik über die Todesursachen in der westlichen Welt. Bis heute hat man kein Heilmittel dagegen gefunden, obwohl man in den vergangenen Jahrzehnten immer wieder glaubte, unmittelbar vor der Entdeckung eines chemischen Mittels gegen die bösartigen Tumore des menschlichen Organismus zu stehen. Die **Onkologen** nehmen gegenwärtig übereinstimmend an, daß die Genese des Krebses multifaktoriell bedingt ist. Dies bedeutet, daß neben einer genetischen Disposition äußere Faktoren in Form von chemischen Substanzen, Viren und anderen Umwelteinflüssen dafür verantwortlich zu machen sind.

In der **Arbeitsmedizin** war es schon lange bekannt, daß der Umgang mit bestimmten Stoffen wie etwa mit Teer **Hautkrebs** hervorrufen kann. Andererseits bewies *Michael Anthony Epstein* (geb. 1921) 1964, daß eine bestimmte Form des **Herpes-Virus,** der sogenannte Epstein-Barr-Virus, den Burkitt-Tumor (benannt nach dem englischen Tropenarzt *Denis Parsons Burkitt* (geb. 1911), ein malignes Lymphom bei afrikanischen Kindern hervorrufen kann. Außerdem haben Langzeitstudien gezeigt, daß bestimmte toxische Stoffe Krebs erzeugen können, wie das Nikotin im Zigarettenrauch bei längerer Einwirkung Lungenkrebs erzeugt oder nitrithaltige Lebensmittel karzinogen wirken können. Dasselbe gilt für die Einwirkung **radioaktiver Strahlung,** die eine deutliche karzinogene Wirkung auf den menschlichen Organismus hat. Besonders ausgerüstete Kliniken für **Onkologie** zur Behandlung und Erforschung der Krebsleiden entstehen seit den achtziger Jahren in Deutschland, nachdem die erste „Tumorklinik" schon 1969 in Essen gegründet worden ist.

Sehr vielversprechend haben sich bei der Bekämpfung des Krebses die **Vorsorgeuntersuchungen** erwiesen. Ein Pionier auf diesem Gebiet war der amerikanische Gynäkologe *George Nicholas Papanicolaou* (1883 – 1962), der schon 1928 nachwies, daß man mit Hilfe von Vaginalabstrichen in den abgenommenen Zellen erkennen kann, ob sich bösartige Veränderungen an der Gebärmutter ankündigen. Diese bedeutungsvolle Entdeckung wurde erst allmählich allgemein anerkannt und in der Nachkriegszeit schließlich zur Routine-Vorsorge ausgebaut.

Der gesundheitlichen Vorsorge wird insgesamt noch weitere Bedeutung beigemessen werden, wenn man dem Menschen, der am Ende des 20. Jahrhunderts in der westlichen Welt mit 76 bis 78 Jahren durchschnittlich fast dreißig Jahre älter wird als seine Großeltern um 1900, eine gesunde zweite Lebensphase nach dem 50. Lebensjahr ermöglichen will. Denn mit dem Älterwerden des Menschen nehmen auch die typischen Leiden des Alters zu, so etwa die Verschleißerscheinungen wie die der Gelenke, des Gefäßsystems, des Herz-Kreislaufsystems oder des Skeletts. Noch mehr, als dies bisher zu beobachten ist, wird eine allgemeine **Gesundheitsaufklärung auf richtige Verhaltens- und Ernährungsgewohnheiten,** auf die **Vermeidung von Noxen und Infektionskrankheiten** jeder Art sowie die Möglichkeiten der **präventiven Medizin** hinzuweisen haben.

21.4 Ausblick

Blickt man zum Schluß nochmals zurück, so kann man wohl behaupten, daß der medizinische Fortschritt während der vergangenen vier Generationen seit 1880 unglaublich erfolgreich war. Dabei steht an der ersten Stelle der Erfolge die Bekämpfung der Infektionskrankheiten durch die antibakterielle **Antibiotika-Therapie,** deren Wirkungsweise kausal ansetzt. Zum anderen haben sich **Impfungen** zur Verhütung von Infektionskrankheiten von der Einführung der Vakzination gegen die Pocken durch *Edward Jenner* 1798 bis zur aktiven Immunisierung gegen die Kinderlähmung durch *Jonas Edward Salk* (geb. 1914) und *Albert Bruce Sabin* (geb. 1906) 1953 und 1954 außerordentlich segensreich bewährt.

Andererseits sind noch viele Probleme ungeklärt, und außer den Antibiotika-Medikamenten wirken die meisten Heilmittel nicht an der Ursache der Erkrankung, sondern lindern hauptsächlich die **Symptome und die Schmerzen.** Aber noch schwerwiegender sind die **Nebenwirkungen,** die auch mit den neueingeführten Pharmaka verbunden sind. Die schon seit der Antike bekannte Erfahrung, daß jedes Heilmittel auch zu einem das Leben bedrohenden Gift werden kann, zeigte sich selbst bei der in den fünfziger Jahren euphorisch begrüßten antibakteriellen Therapie. So mußte man bereits früh bei den Penicillinpräparaten die Erfahrung machen, daß bei der Einnahme der Patient gegen dieses Antibiotikum bis zur Lebensbedrohung allergisch werden kann. Außerdem bewirkt ein übermäßiger, kritiklos angewandter Einsatz der keimtötenden und -hemmenden Mittel, daß die Bakterien resistent werden, die sich dann übermäßig schädigend im Körper vermehren.

Inzwischen weiß man, daß fast alle Bakterien in der Lage sind, sich auf Dauer gegen jede Art medikamentöser Behandlung zu behaupten, indem resistente Keime entstehen. Noch wesentlich schwieriger ist die Therapie bei durch Viren erzeugten Erkrankungen, für die man bisher noch keine wirksamen Medikamente gefunden hat. Diese Tatsache bereitet auch der Bekämpfung der weltweiten **AIDS**-Infektion (Aquired Immune Deficiency Syndrome), dessen Virus 1983 durch die Virologen *Luc Montagnier* (geb. 1933) am Pasteur-Institut in Paris und *Robert Gallo* (geb. 1937) an den National Institutes of Health in Bethesda/Washington nachgewiesen wurde, so schwierige Probleme. Bisher gibt es nur Medikamente, die das Leben der AIDS-Kranken nach Ausbruch der Krankheit erleichtern, jedoch nicht wesentlich verlängern können.

Welche schweren Nebenwirkungen Medikamente auch haben können, hat sich beim Einsatz des **Schlaf- und Beruhigungsmittels Thalidomid** gezeigt, das in den Jahren von 1959 – 1962 unter dem Handelsnamen „Contergan“ in Deutschland gern therapeutisch verordnet wurde. Viel zu spät erkannte man, daß bei der Verordnung dieses Medikamentes neben Polyneuritiden schwere embryonale Mißbildungen wie die **Dysmelien** (melos, gr. = Glied; Fehlbildungen der Extremitäten) gehäuft auftraten und daß es kaum heilbare Nervenschädigungen hervorrufen kann. Im Jahre 1963 kam es zu einem aufsehenerregenden Prozeß über die Abgabe und Anwendung dieses Medikamentes und seiner vermuteten teratogenen Wirkung bei der Einnahme in den ersten drei Monaten der Schwangerschaft.

Ein weiteres Dilemma bedeutet die hohe Zahl der **Unfälle,** die vor allem durch den Autoverkehr in den urbanen Zentren unter dem Einfluß der westlichen Zivilisation hervorgerufen werden. In der Bundesrepublik Deutschland allein wurden im vergangenen Jahrzehnt jährlich 8000 bis 13 000 Menschen durch Verkehrsunfälle getötet. Außerdem trägt gerade das Auto mit seinen Auspuffgasen (Benzpyren, Kohlenmonoxyd, Stickstoffe) erheblich zur **Verunreinigung der Luft** bei (bis zu 30 %). Aber auch andere Konsumgewohnheiten wie das Rauchen und Alkoholtrinken belasten mit ihren gesundheitsschädigenden Wirkungen die klinische Medizin. Man könnte für die westlichen Länder, deren Reichtum sich in einem steigenden Konsumverhalten ausdrückt, mit Recht behaupten, daß wir von den Krankheiten der Armut zu denen des Wohlstandes „fortgeschritten“ sind.

Man sollte auch heute bei allem erstaunlichen medizinischen Fortschritt in Diagnostik und Therapie daran denken, daß für viele Krankheiten noch keine grundlegenden Erkenntnisse über deren Ursache gefunden worden sind. Deshalb kann die Behandlung nur **symptomatisch,** die Symptome bekämpfend, sein. Der große Arzt und Forscher *Jakob Henle* stellte schon vor mehr als hundert Jahren die Frage, die auch heute noch gilt: „Oder hat jemand etwas anderes als Wörter, um den nächsten Grund des Rheumatismus, der Hysterie, der krebshaften Krankheiten zu bezeichnen?“. Doch im ganzen erweckt die jüngere Medizingeschichte insbesondere vor dem Hintergrund früherer Jahrhunderte große Hoffnungen, daß noch viele offene Fragen geklärt und somit viele Krankheiten noch wirksamer behandelt werden können.

Wirklich lohnend kann eine solche Entwicklung allerdings nur dann sein, wenn die soziale Kluft zwischen medizinischem

Wissen und der Möglichkeit, sie der Mehrzahl der Bevölkerung in aller Welt nutzbar zu machen, überbrückt werden kann, wenn außerdem unsere Zivilisation in der Lage ist, den Katastrophen, die sie vor allem durch die **globale Umweltverschmutzung** und **Seuchen** bedrohen, Einhalt zu gebieten, wenn der hohe Standard ärztlicher Therapie im Sinne des humanen Geistes der Heilkunde, den Hippokrates schon vor 2500 Jahren forderte, allen Menschen zugute käme. Dann hätte sich all die Mühe der langen traditionsreichen Geschichte der Heilkunde erst recht gelohnt, die die Grundlage und Wege für unsere heutigen, vor wenigen Generationen noch unglaublichen Möglichkeiten in der Diagnostik und Therapie geschaffen hat.

Nobelpreisträger in Medizin und Physiologie von 1901 bis 1990

Die Tendenzen der Medizin im 20. Jahrhundert werden recht gut durch die Namen von Forschern beleuchtet, die den Nobelpreis für Medizin und Physiologie seit dessen erster Verteilung im Jahre 1901 erhielten. Deshalb geben wir nachfolgend eine Liste dieser Nobelpreisträger zwischen 1901 und 1990.

1901 *Emil von Behring,* Serumtherapie
1902 *Sir Ronald Ross,* Entdeckung der Malariaübertragung
1903 *Niels R. Finsen,* Phototherapie
1904 *Iwan Petrowitch Pawlow,* für verdauungsphysiologische Arbeiten
1905 *Robert Koch,* Tuberkulosearbeiten (u.a. Entdeckung des Tuberkelbakteriums, 1882)
1906 *Camillo Golgi* und *Santiago Ramon y Cajal,* Bau des Nervensystems
1907 *Alphonse Laveran,* Protozoen als Krankheitserreger
1908 *Paul Ehrlich* und *Elie Metchnikoff,* Immunität
1909 *Theodor Kocher,* Schilddrüse
1910 *Albrecht Kossel,* Nukleine
1911 *Allvar Gullstrand,* Dioptrik des Auges
1912 *Alexis Carrel,* Gefäßnaht und Organtransplantation
1913 *Charles Richet,* Anaphylaxie
1914 *Robert Barany,* Vestibularapparat
1915 – 1918 nicht verliehen
1919 *Jules Bordet,* Immunität
1920 *August Krogh,* kapillarmotorische Regulation
1921 nicht verliehen
1922 *Archibald Vivian Hill* und *Otto Meyerhof,* Chemische Muskelphysiologie
1923 *Frederick Grant Banting* und *John James Richard McLeod,* Entdeckung des Insulins
1924 *Willem Einthoven,* Elektrokardiographie
1925 nicht verliehen
1926 *Johannes Fibiger,* Einfluß der Nematoden (Faden-Würmer) auf Karzinombildungen
1927 *Julius Wagner-Jauregg,* Malariabehandlung der progressiven Paralyse
1928 *Charles Nicolle,* Flecktyphus
1929 *Christian Eijkman* und *Sir Frederick G. Hopkins,* Vitamine
1930 *Karl Landsteiner,* Blutgruppen
1931 *Otto Heinrich Warburg,* Atmungsfermente
1932 *Sir Charles Scott Sherrington* und *Edgar Douglas Adrian,* Neurofunktion
1933 *Thomas Hunt Morgan,* Chromosomen als Vererbungsträger
1934 *George H. Whipple, George Richard Minot* und *William Parry Murphy,* Leberbehandlung der perniziösen Anämie
1935 *Hans Spemann,* Organisatoreffekt bei Embryonalentwicklung
1936 *Sir Henry Dale* und *Otto Loewi,* Chemische Übertragung von Nervenimpulsen
1937 *Albert von Szent-Györgyi,* Vitamin C
1938 *Corneille Heymans,* Atemsteuerung
1939 *Gerhard Domagk,* Prontosil
1940 – 1942 nicht verliehen
1943 *Carl Pieter Henrik Dam* und *Edward Albert Doisy,* Vitamin K
1944 *Joseph Erlanger* und *Herbert Spencer Gasser,* Nervenfaserfunktion
1945 *Sir Alexander Fleming, Ernst Boris Chain* und *Sir Howard Walter Florey,* Penicillin
1946 *Hermann Joseph Muller,* Mutation durch Röntgenstrahlen
1947 *Carl Ferdinand* und *Gerty Cori,* Glykogenstoffwechsel; *Bernardo Alberto Houssay,* Hypophysenvorderlappenhormon
1948 *Paul Hermann Müller,* DDT
1949 *Walter Rud. Hess,* Zwischenhirn, *Egas A. Moniz,* Leukotomie
1950 *Philip Showalter Hench, Tadeusz Reichstein* und *Edward Calwin Kendal,* Kortison
1951 *Max Theiler,* Gelbfieber
1952 *Selman Abraham Waksman,* Streptomycin
1953 *Hans Adolf Krebs,* Zitronensäurezyklus; *Fritz Albert Lipmann,* Coenzym A
1954 *John Franklin Enders, Frederick Chapman Robbins* und *Thomas Huckle Weller,* Züchtung des Polyomyelitisvirus
1955 *Axel Hugo Thorell,* Oxydationsfermente
1956 *Werner Forssmann, André Cournaud* und *Dickinson W. Richards,* Herzkatheterisierung

1957 *Daniel Bovet,* Blockierung muskelerregender Substanzen
1958 *George Wells Beadle, Edward Laurie Tatum* und *Joshua Lederberg,* Chemie der Gene
1959 *Severo Ochoa* und *Arthur Kornberg,* Biologische Synthese der Ribonukleinsäuren
1960 *Frank Macfarlane Burnet* und *Peter Brian Medawar,* Erworbene immunologische Toleranz
1961 *Georg von Békésy,* Innenohr
1962 *James Dewey Watson, Harry Compton Crick* und *Hugh Frederick Wilkins,* Nukleinsäuren
1963 *Sir John Carew Eccles, Andrew Fielding Huxley* und *Alan Lloyd Hodgkin,* Ionenmechanismen bei Nervenreizung
1964 *Conrad E. Block* und *Feodor Lynen,* Cholesterolkontrolle
1965 *André Lwoff, Jacques Monod* und *François Jacob,* Bakteriengenetik
1966 *Francis Peyton Rous* und *Charles Brenton Huggins,* Forschungen über Virusinfektionen und Krebsentstehungen und zur Behandlung des Prostatakrebses
1967 *Haldan Keffer Hartline, George Wald* und *Ragnar Granit,* Physiologische Chemie des Auges (Lichtrezeptoren)
1968 *Robert W. Holley, Har Coband Korana* und *Marshall W. Nirenberg,* Interpretation des genetischen Kodes und seiner Funktion in der Proteinsynthese
1969 *Max Delbrück, Alfred D. Hershey* und *Salvador E. Luria,* Replikationsmechanismus und genetische Struktur der Viren
1970 *Julius Axelrod, Ulf von Euler* und *Bernhard Katz,* Humorale Transmission im Nerven
1971 *Earl Wilber Sutherland,* Mechanismen der Hormonaktion
1972 *Gerald M. Edelman* und *Rodney R. Porter,* Chemische Struktur der Antikörper
1973 *Karl von Frisch, Konrad Lorenz* und *Nikolaas Tinbergen,* Verhaltensforschung beim Tier
1974 *Albert Claude, Christian de Duve* und *George E. Palade,* Zellstruktur und Funktion
1975 *David Baltimore, Renato Dulbecco* und *Howard Tenin,* Interaktion zwischen Tumorvirus und genetischem Material
1976 *Baruch Samuel Blumberg* und *Daniel Carleton Gajdusek,* Hepatitis B and Kuru (virale Enzephalopathie im Osten Neuguineas)
1977 *Rosalyn S. Yalow,* Radioimmunassay; *Roger C. L. Guillemin* und *Andrew Schally,* Isolierung von Peptidhormonen des Gehirns (Hypothalamus)
1978 *Werner Arber, Hamilton Smith* und *Dan Nathans,* Restriktionsenzyme (für die Gentechnologie entscheidend)
1979 *Allan Mc Leod Cormack* und *Godfrey Newbold Honksfield,* Computertomographie
1980 *Jean Daussat, Barny Bencerraf* und *George D. Snell,* Genetische Immunitätskontrolle
1981 *Roger W. Sperry,* Spezialisierte Hemisphärenfunktion, *David H. Hubel, Torsten N. Weisel,* Informationenverarbeitung im visuellen System
1982 *Sune Bergström, John R. Vane* und *Bengt Ingemar Samuelson,* Erforschung der Struktur und des Stoffwechsels der Prostaglandine
1983 *Barbara Mc Clintock,* Entdeckung der springenden Gene
1984 *Niels K. Jerne, Georges J. F. Köhler* und *Caesar Milstein,* Struktur und Regelmechanismus des Immunsystems
1985 *Michael S. Brown* und *Joseph L. Goldstein,* Entdeckungen über den Cholesterinstoffwechsel (Klärung der Ursache über die familiäre Hypocholesterinamie)
1986 *Rita Levi-Montalcini* und *Stanley Cohen,* Entdeckung der Wachstumsfaktoren
1987 *Susumu Tonegawa,* Genetische Grundlagen der Antikörpervielfalt
1988 *Gertrude Elion* und *George Hitchings,* Antimetaboliten des Nukleinsäurestoffwechsels; *Sir James Black,* Rezeptorenblocker
1989 *Michael J. Bishop* und *Harold E. Varmus,* Entdeckung des zellulären Ursprungs der retroviralen Onkogenese
1990 *Joseph E. Murray,* erfolgreiche Nierentransplantation, und *E. Donnall Thomas,* Einführung der Knochenmarkstransplantation

Literatur

Ackerknecht, Erwin H.: Geschichte und Geographie der wichtigsten Krankheiten. Stuttgart 1963.

Ackerknecht, Erwin H.: Kurze Geschichte der Psychiatrie. 2. Aufl. Stuttgart 1967.

Ackerknecht, Erwin H.: Therapie von den Primitiven bis zum 20. Jahrundert. Stuttgart 1970.

Antall, József: Bilder aus der Geschichte der europäischen Heilkunde und Pharmazie. Budapest 1981.

Artelt, Walter: Einführung in die Medizinhistorik. Ihr Wesen, ihre Arbeitsweise und ihre Hilfsmittel. Stuttgart 1949.

Aschoff, Ludwig, Paul Diepgen u. *Heinz Goerke:* Kurze Übersichtstabelle zur Geschichte der Medizin. 7. Aufl. Berlin, Göttingen, Heidelberg 1960.

Bernal, John Desmond: Die Wissenschaft in der Geschichte. Berlin 1967.

Bleker, Johanna: Die Geschichte der Nierenkrankheiten. Mannheim 1972.

Blohmke, Maria u. *Hans Schaefer* (Hrsg.): Erfolge und Grenzen der modernen Medizin. Frankfurt am Main u. Hamburg 1966.

Bromberger, Barbara, Mausbach, Hans u. *Klaus-Dieter Thomann:* Medizin, Faschismus und Widerstand. Köln 1985.

Castiglioni, Arturo: A History of Medicine. 2. Aufl. New York 1958.

Chiari, Otto: Heilkunde im Wandel der Zeit. Zürich 1953.

Clarke, Edwin: Modern Methods in the History of Medicine. London 1971.

Corsi, Pietro u. *Paul Weindling* (Hrsg.): Information Sources in the History of Science and Medicine. London 1983.

Deichfelder, Karl: Geschichte der Medizin. Wiesbaden 1985.

Deichgräber, Karl: Der Hippokratische Eid. 3. Aufl. Stuttgart 1972.

Diepgen, Paul: Geschichte der Medizin. Die historische Entwicklung der Heilkunde und des ärztlichen Lebens. 3 Bde. Berlin 1949 – 1955.

Eckart, Wolfgang: Öffentliche Gesundheitspflege in der Weimarer Republik und in der Frühgeschichte der Bundesrepublik Deutschland. Öff. Gesundh.-Wes. 51 (1989) 213 – 221.

Eckart, Wolfgang: Geschichte der Medizin. Berlin 1990.

Eckart, Wolfgang (Bearb.): Original-Prüfungsfragen mit Kommentar GK 2: Geschichte der Medizin. 6. Aufl. Weinheim 1990.

Edelstein, Ludwig: Der hippokratische Eid. Zürich u. Stuttgart 1969.

Eulner, Hans-Heinz: Die Entwicklung der medizinischen Spezialfächer an den Universitäten des deutschen Sprachgebietes. (Studien zur Medizingeschichte des neunzehnten Jahrhunderts; Bd. 4). Stuttgart 1970.

Fischer-Homberger, Esther: Geschichte der Medizin. 2. Aufl. Berlin, Heidelberg, New York 1977.

Foucault, Michel: Die Geburt der Klinik. Eine Archäologie des ärztlichen Blicks. München 1973.

Friedrich, Hannes u. *Wolfgang Matzow* (Hrsg.): Dienstbare Medizin. Ärzte betrachten ihr Fach im Nationalsozialismus. Göttingen 1992.

Garrison, Fielding Hudson: An Introduction to the History of Medicine. 4. Aufl. Philadelphia u. London 1929.

Glasschab, H. S.: Das Labyrinth der Medizin. Irrwege und Triumphe der Heilkunde. Hamburg 1961.

Goerke, Heinz: Arzt und Heilkunde. Vom Asklepios-Priester zum Klinikarzt. 3000 Jahre Medizin. 2. Aufl. München 1987.

Goerke, Heinz: Medizin und Technik. 3000 Jahre ärztliche Hilfsmittel für Diagnostik und Therapie. München 1988.

Goltz, Dietlinde: Studien zur altorientalischen und griechischen Heilkunde. Therapie – Arzneibereitung – Rezeptstruktur. (Beihefte zu Sudhoffs Archiv; Bd. 16). Wiesbaden 1974.

Haeser, Heinrich: Lehrbuch der Geschichte der Medizin und der epidemischen Krankheiten. 3. Aufl. 3 Bde. Jena 1875 – 1882.

Harig, Georg u. *Peter Schneck:* Geschichte der Medizin. Berlin 1990.

Helfer, Otto u. *Rolf Winau:* Männer und Frauen der Medizin. 6. Aufl. Berlin, New York 1986.

Herzog, Rudolf: Die Wunderheilungen von Epidauros. Leipzig 1931.

Hoffmann-Axthelm, Walter: Die Geschichte der Zahnheilkunde. 2. Aufl. Berlin 1985.

Huard, Pierre u. *Ming Wong:* Chinesische Medizin. München 1968.

Hühnerfeld, Paul: Kleine Geschichte der Medizin. Frankfurt am Main 1956.

Huerkamp, Claudia: Der Aufstieg der Ärzte im 19. Jahrhundert. Vom gelehrten Stand zum professionellen Experten. Das Beispiel Preußens. (Kritische Studien zur Geschichtswissenschaft; Bd. 68). Göttingen 1985.

Illhardt, Franz Josef: Medizinische Ethik. Berlin 1985.

Imhof, Arthur E. (Hrsg.): Der Mensch und sein Körper. Von der Antike bis heute. München 1983.

Jetter, Dieter: Das europäische Hospital. Von der Spätantike bis 1800. 2. Aufl. (DuMont Dokumente). Köln 1987.

Jetter, Dieter: Geschichte der Medizin. Stuttgart u. New York 1992.

Kaul, Friedrich Karl: Die Psychiatrie im Strudel der „Euthanasie". Ein Bericht über die erste industriemäßig durchgeführte Mordaktion des Naziregimes. Frankfurt 1979.

Koch, Eugen: Ärzte, die Geschichte machten. 4. Aufl. Augsburg 1989.

Kollesch, Jutta u. *Diethard Nickel* (Hrsg.): Antike Heilkunst. Ausgewählte Texte aus dem medizinischen Schrifttum der Griechen und Römer. Leipzig 1983.

Kriz, Jürgen: Grundkonzepte der Psychotherapie. München, Wien u. Baltimore 1985.

Krug, Antje: Heilkunst und Heilkult. Medizin in der Antike. München 1985.

Kudlien, Fridolf: Ärzte im Nationalsozialismus. Köln 1985.

Labisch, Alfons: Homo Hygienicus. Gesundheit und Medizin in der Neuzeit. Frankfurt u. New York 1992.

Lässig, Heinz E. u. *Rainer A. Müller:* Die Zahnheilkunde in Kunst- und Kulturgeschichte. Köln 1983.

Laín Entralgo, Pedro: Arzt und Patient. Zwischenmenschliche Beziehungen in der Geschichte der Medizin. München 1969.

Leibbrand, Werner: Heilkunde. Eine Problemgeschichte der Medizin. (Orbis Academicus; Bd. II/4). Freiburg u. München 1954.

Leitner, Helmut: Bibliography to the Ancient Medical Authors. Bern, Stuttgart u. Wien 1972.

Lichtenthaeler, Charles: Der Eid des Hippokrates. Ursprung und Bedeutung. 12. Hippokratische Studie. Köln 1984.

Lichtenthaeler, Charles: Geschichte der Medizin. 4. Aufl. Bd. 1 – 2 in einem Band u. Erg.-Bd. Köln 1987 – 1988.

Lüth, Paul: Geschichte der Geriatrie. Dreitausend Jahre Physiologie, Pathologie und Therapie des alten Menschen. Stuttgart 1965.

Lüth, Paul: Ende der Medizin? Endeckung der neuen Gesundheit. München 1984.

Lyons, Albert S. u. *R. Joseph Petrucelli:* Die Geschichte der Medizin im Spiegel der Kunst. Köln 1980.

Mannebach, Hermann: Hundert Jahre Herzgeschichte. Berlin 1988.

Mette, Alexander u. *Irena Winter* (Hrsg.): Geschichte der Medizin. Berlin 1968.

Meyer-Steineg, Theodor u. Karl Sudhoff: Geschichte der Medizin im Überblick mit Abbildungen. 4. Aufl. Hrsg. von *Benno von Hagen.* Jena 1950.

Mitscherlich, Alexander u. *Mielke, Fred* (Hrsg.): Medizin ohne Menschlichkeit. Dokumente des Nürnberger Ärzteprozesses. Frankfurt 1978.

Müller-Hill, Benno: Tödliche Wissenschaft. Die Aussonderung von Juden, Zigeunern und Geisteskranken 1933 – 1945. 2. Aufl. Hamburg 1985.

Müri, Walter (Hrsg.): Der Arzt im Altertum. Griechische und lateinische Quellenstücke von Hippokrates bis Galen mit der Übertragung ins Deutsche. 3. Aufl. München 1962.

Murken, Axel Hinrich: Lehrbuch der Medizinischen Terminologie. Stuttgart 1984. 2. Aufl. München 1986.

Murken, Axel Hinrich: Vom Armenhospital zum Großklinikum. Die Geschichte des Krankenhauses vom 18. Jahrhundert bis zur Gegenwart. 2. Aufl. (DuMont Dokumente). Köln 1991.

Murken, Axel Hinrich u. *Christa:* Von der Avantgarde bis zur Postmoderne. Die Malerei des 20. Jahrhunderts. München 1991.

Murken, Axel Hinrich u. *Heinz Rodegra:* Geschichte der Arbeitsmedizin. In: Handbuch der Arbeitsmedizin. Hrsg. von *Johannes Konietzko* u. *Heinrich Dupuis.* Bd. 1. Landsberg, München u. Zürich 1989, Kap. I-1, S. 1 – 14.

Neuburger, Max u. *Julius Pagel* (Hrsg.): Handbuch der Geschichte der Medizin. 3 Bde. Jena 1902 – 1905.

Nipperdey, Thomas: Deutsche Geschichte 1866 – 1918. Bd. 1: Arbeitswelt und Bürgergeist. 2. Aufl. München 1991.

Norman, Jeremy M.: Morton's Medical Bibliography (*Garrison* and *Morton*). 5. Aufl. Hampshire 1991.

Pagel, Julius Leopold: Geschichte der Medicin. 2 Bde. Berlin 1898.

Paracelsus, Theophrastus: Sämtliche Werke. Abt. 1: Medizinische, naturwissenschaftliche und philosophische Schriften. Hrsg. von *Karl Sudhoff.* 14 Bde. München u. Berlin 1922 – 1933.

Paracelsus, Theophrastus: Vom Licht der Natur und des Geistes. Eine Auswahl. Hrsg. von *Kurt Goldammer.* Stuttgart 1979.

Peiper, Albrecht: Chronik der Kinderheilkunde. 2. Aufl. Leipzig 1955.

Pfeffer, Marina Elisabeth: Einrichtungen der sozialen Sicherung in der griechischen und römischen Antike unter besonderer Berücksichtigung der Sicherung bei Krankheit. (Versicherungsforschung; Bd. 5). Berlin 1969.

Porter, Roy u. *Andrew Wear* (Hrsg.): Problems and Methods in the History of Medicine. London, New York u. Sydney 1987.

Reicke, Siegfried: Das deutsche Spital und sein Recht im Mittelalter. Nachdr. d. Ausg. 1932. 2 Teile. (Kirchenrechtliche Abhandlungen; 111/112 – 113/114). Amsterdam 1970.

Rothschuh, Karl E.: Geschichte der Physiologie. Berlin, Göttingen u. Heidelberg 1953.

Rothschuh, Karl E.: Konzepte der Medizin in Vergangenheit und Gegenwart. Stuttgart 1978.

Rothschuh, Karl E.: Naturheilbewegung – Reformbewegung – Alternativbewegung. Stuttgart 1983.

Schadewaldt, Hans: Geschichte des Diabetes mellitus. Berlin, Heidelberg u. New York 1975.

Schipperges, Heinrich: Moderne Medizin im Spiegel der Geschichte. Stuttgart 1970.

Schipperges, Heinrich: Paracelsus. Der Mensch im Licht der Natur. Stuttgart 1974.

Schipperges, Heinrich (Hrsg.): Geschichte der Medizin in Schlaglichtern. Mannheim, Wien, Zürich 1990.

Schmidt, Gerhard: Selektion in der Heilanstalt 1939 – 1945. Frankfurt am Main 1983.

Schumacher, Joseph: Antike Medizin. 2. Aufl. Berlin 1963.

Seidler, Eduard (Hrsg.): Die Geschichte der Pflege des kranken Menschen. 5. Aufl. Stuttgart 1980.

Shryock, Richard Harrison: Die Entwicklung der modernen Medizin. Stuttgart 1940.

Sigerist, Henry E.: Krankheit und Zivilisation. Geschichte der Zerstörung der menschlichen Gesundheit. Frankfurt am Main u. Berlin 1952.

Sigerist, Henry E.: Große Ärzte. Eine Geschichte der Heilkunde in Lebensbildern. 3. Aufl. München 1954.

Sigerist, Henry E.: Anfänge der Medizin. Von der primitiven und archaischen Medizin bis zum Goldenen Zeitalter in Griechenland. Zürich 1963.

Singer, Charles Joseph: A short History of Medicine. 2. Aufl. hrsg. von *E. Ashworth Underwood.* Oxford 1962.

Sournia, Jean-Charles, Poulet, Jacques u. *Marcel Martiny* (Hrsg.): Illustrierte Geschichte der Medizin. Dt. Ausg. hrsg. von *Richard Toellner.* 9 Bände. Salzburg 1980 – 1984. Sonderausg. 6 Bände. Salzburg 1986.

Stobrawa, Franz F.: Die ärztlichen Organisationen in der Bundesrepublik Deutschland. Entstehung und Struktur. (Ämter und Organisationen der Bundesrepublik Deutschland; Bd. 52). Düsseldorf 1979.

Sudhoff, Karl: Kos und Knidos. Erschautes, Erforschtes und Durchdachtes aus der südöstlichen Aegaeis. München 1927.

Tennstedt, Florian: Porträts und Skizzen zur Geschichte der Sozialpolitik in Deutschland. Kassel 1983.

Thom, Achim u. *Genadij Ivanovic Caregorodcev:* Medizin unterm Hakenkreuz. Berlin 1989.

Thorwald, Jürgen: Macht und Geheimnis der frühen Ärzte. Ägypten, Babylonien, Indien, China, Mexiko, Peru. München u. Zürich 1962.

Thorwald, Jürgen: Die Geschichte der Chirurgie. Stuttgart 1965.

Thorwald, Jürgen: Die Patienten. Zürich 1971.

Tutzke, Dietrich (Hrsg.): Geschichte der Medizin. 2. Aufl. Berlin 1983.

Vasold, Manfred: Pest, Not und schwere Plagen. Seuchen und Epidemien vom Mittelalter bis heute. München 1991.

Venzmer, Gerhard: 5000 Jahre Medizin. Von vorgeschichtlicher Heilkunde zum ärztlichen Computer. Bremen 1968.

Virchow, Rudolf: Die Cellularpathologie in ihrer Begründung auf physiologische und pathologische Gewebelehre. Nachdr. d. Ausg. Berlin 1858. Hildesheim 1966.

Wiench, Peter (Hrsg.): Die großen Ärzte. Geschichte der Medizin in Lebensbildern. München 1982.

Personenregister

Sachregister

In der Regel sind die im Text hervorgehobenen Stichwörter im Register aufgenommen worden.